服部安子が応える！
認知症ケアの真髄

浴風会ケアスクール校長
日本大学歯学部医療人間科学教室非常勤講師
服部安子

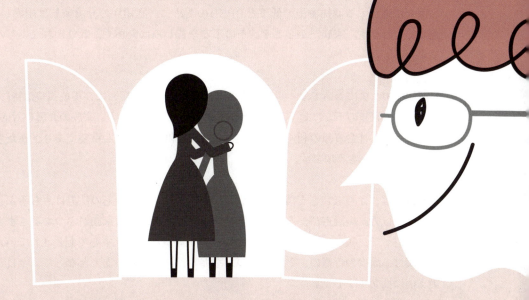

フジメディカル出版

推薦のことば

　本書の著者である服部安子先生は、認知症ケアにおけるわが国屈指の現場のオピニオンリーダーであり、これまで関わってこられた多くの事例で、介護家族や介護を担う人たちを支え導いてこられました。その服部先生が満を持して本書を出版されたことは、誠に喜ばしいことです。

　認知症とは一つの状態をいい、いくつもの症状が集まった症候群です。その症状は、中核症状と行動・心理症状（BPSD）に大きく分けられます。中核症状とは認知機能障害であり、記憶障害、見当識障害、実行機能障害、判断力低下、大脳巣症状（失行、失認など）のことで、BPSDはそのような認知機能障害を有する一人の人間が周囲との反応のなかで示すさまざまな精神症状や行動障害のことをいいます。

　徐々に進行する認知機能の低下とBPSDのために、認知症の介護家族は困惑し疲弊し、途方にくれます。家族だからこそ、その不安や苦しみは大きく、計り知れないものとなります。

　認知症のケアにおいては、認知症のご本人・家族への支援および環境調整は特に重要で、なかでも、家族の不安に対する医療者からの支援は不可欠です。家族の介護や対応の仕方、経済的支援、社会資源の利用などに関する情報提供もたいへん重要であり、私たち医療関係者が配慮すべき事項です。

　本書では、介護家族を支援する医療者に向けて、介護や対応の仕方はもちろん、経済的支援の受け方、施設選び、そして看取りまで、認知症の介護家族がぶつかるさまざまな状況を想定して、Q&A形式でそれらの一つ一つを簡潔に見開き中心で記載されています。その言葉は、読者の皆様の、ときに気づきを促し、ときに心の支えとなって、今日からの介護支援に役立つはずです。

　そして、本書は、30余年の長きにわたって、一つ一つの事例に心から寄り添い、介護家族の声なき声や思いに応え続けてきた著者の、ほとばしる"現場魂"がつくりあげた、まさに"認知症ケアの真髄"と呼べるものです。認知症のご本人・家族の支援業務にかかわる方々のみならず、高齢者の医療・看護・福祉にかかわるすべての職種の方々にも、大いに貢献できるものと確信いたします。

新井 平伊
順天堂大学大学院医学研究科 精神・行動科学教授
日本老年精神医学会前理事長
認知症予防財団理事長

本書を推薦します

　この本は、認知症にかかわりと関心のある方すべての疑問に応える、全方位型のテキストです。

　著者は、浴風会ケアスクール校長として、30年にわたる介護現場の実践者、研究者として「認知症なんでもあり」「本人も家族もかけがえのない人生を生きてここにいる」ことを体感してきました。人間への愛情と、いのちそのものへの敬意が根底にあるので、具体的に悲惨な状況が述べられていても、決して落ち込みません。紙面を通して多くの仲間に出会った感じがします。

　平和と豊かさを享受し、私たちは前代未聞の長寿を手にしました。認知症が加齢とともに頻発する症状ならば、この世代初代である私たちがどのように認知症に対応してともに生きるか、人間の価値を賭けて時代から問われている気がします。

　この本は、今、認知症の方を介護する専門職、困り果てたご家族に向けて書かれていますが、私はもっと広く、現代を生きる人の教養書として読んでほしいと思いました。

　認知症への情報を求めている人は多種多様。不安に駆られる初期のご本人から、時々刻々の変化に戸惑う家族。家族関係の愛し方ももつれ具合も一つとして同じではありません。介護保険、医療保険のありがたさとややこしさ。多職種協働にもコツが必要です。本書は、どのページから読んでも、Q&Aのどの質問から読んでも、認知症の一つの問題点だけでなく、その背景の社会と家族、法律や制度の変化と現状が的確に伝わってきます。

　私はこの本を、認知症に関する富士山のような本だと思います。360度、裾野が広がっていますから、だれにでも美しい目標が見えます。「人間の尊厳」という目標が、だれか一方に犠牲を強いることなく語られているので、だれでも、もうちょっとの挑戦が可能です。

　Q&A形式の100問を超える質問の答えをたどっていくと、だれにも必要な最新の情報を得ながら、一方で人々のなかにいる不思議な安らぎが得られます。こうした本にありがちな上から目線のお説教がありません。私はもう80代の高齢者ですから、まず第4章「究極の施設・事業所選び」から読み始めました。人間本来の願いの上に最新の情報が並び、私の消費者としての力量は大幅にアップした感じです。

　だれでも、どこからでも登れる、登山口たくさんの富士山のような本書によって、世界トップレベルの長寿国日本の実践が、世界の認知症の方々の幸せを支え、長寿を心から喜びあえる文化を創造することを確信しつつ願っています。日本の認知症対応が、世界文化遺産になりますように。

樋口 恵子
評論家
NPO法人「高齢社会をよくする女性の会」理事長
東京家政大学名誉教授／同大学女性未来研究所長

はじめに

　2025年、日本は超高齢社会のピークを迎えます。厚生労働省は、そのとき、認知症高齢者の数は700万人を超えると推計しています。
　超高齢社会を迎えたわが国にとって、認知症は避けて通れない社会問題になっています。医療技術の進歩や介護技術の振興、また家族の献身的な介護により、いまでは介護される期間が10年以上続くことも珍しくなくなりました。認知症高齢者等への施策は年々充実しつつありますが、家族への支援なくして認知症介護は成り立ちません。

　認知症の症状は多種多様で、その症状は一定していません。そのため、病名を受け入れること、病状の進行とともに認知症の人の言動に振り回され傷つくこと、家族間の意見調整や施設、病院側との葛藤などの問題は、依然として介護家族を悩ませています。介護を終えた後であっても、介護を担っていたときに体験した負の出来事が心の痛手となって、悲嘆反応から抜けられずうつ状態になる家族もいます。家族の苦悩は病態によって異なりますし、同じ家族といえども置かれた立場や介護状況によっても悩みは千差万別です。認知症介護の長い年月のなかで、家族は病気の進行状況に合わせていくつもの山坂を越えなければならないのです。
　認知症介護の渦中にいる専門職、介護家族は、情報収集する時間も限られています。本書をあえてＱ＆Ａにしたのは、困ったときに、その状況のページを開けば、ヒントを得、前に進めるのではと思ったからです。

　私は介護の現場で30年にわたって相談業務にあたり、介護家族と伴走しながら認知症の人への支援をしてきました。前述のとおり、認知症の人や介護家族の千差万別の悩み、苦しむ姿を目の当たりにしてきました。そんな長年の経験のなかで私が痛感したことは、たとえ介護される立場であっても「その人らしさ」が日常生活に反映されなければ、人は「生を生きた」と感じることができないのだということでした。

　その後、介護の最前線はもちろん、特別養護老人ホーム（特養）や老人保健施設（老健）の新規起ち上げや運営、在宅介護家族や施設入所者家族の相談業務、そして現在の講師職などさまざまな仕事をするなかで、たくさんの方の老後の生活や死の瞬間に立ち会いました。「素晴らしい死」を迎えられたと私が感じたケースはどれも、家族の想いと介護のプロフェッショナルの尽力を支えに、介護されながらも自らの人生を全うした人ばかりでした。

　ある方は、定年をまだ２年も残した段階で突然自分を襲った脳梗塞を恨み、自分の人生を呪って自暴自棄になりました。荒れて、介護者である妻に手を上げることが続いたため施設に入所することになったのです。ところが、施設入所の直後に妻を亡くし、そのショックが荒んだ心に追い討ちをかけました。
　その後、その方に活力を取り戻させたのは、大好きな麻雀でした。同じく麻雀好きなドクターや介護職員を巻き込んで麻雀に興ずるうちに、少しずつ暗い表情が取れ、脳梗塞の

はじめに

　遠因であったであろう現役企業人時代の激務の話なども聞かせてくれるようになり、心穏やかに過ごすことが多くなりました。最期は、腹部大動脈瘤破裂を起こし、熱い気質そのままに一瞬にして飛び立って行かれました。

　またある方は、私が所属する老人保健施設にすでに植物状態で移って来ました。本来ならば受け入れがたい病状ですが、縁があってのことでしょう。鼻腔経管栄養でかろうじて「生かされて」いるような状態で、前の老人病院では余命1～2カ月と宣告されていました。そんななか、職員たちはその方の口がかすかに動くことを発見し、その事実を励みに家族とともに「天国に旅立つ前に、大好きなアイスクリームをなめさせてあげたい」と、2カ月後のクリスマスに向け、一丸となって口腔ケアと嚥下訓練に尽力しました。
　そして2カ月後、開かなかった目が開くようになり、アイスクリームばかりか、口腔ケアと嚥下訓練の成果でついには重湯まで…。元教員だったその方は、2カ月どころか2年を施設で暮らし、小学校唱歌がテープから流れるなか、安らかに息を引き取られました。

　どちらの例も、人としての尊厳と誇りを取り戻したのちに亡くなられたことは、幸せなことだったと思います。絶望的な気持ちのまま、あるいは回復できる活力が残されているにもかかわらず植物状態のまま最期を迎えていたら…きっと無念な思いもあったことでしょう。
　家族も同じです。「幸せな介護」「納得のいく介護」が果たせなかったら、自責の念や後悔の気持ちとともに自分だけ「取り残されて」しまうのですから、もっと辛いと言えるかもしれません。そうならないためにも、介護する人、される人双方にとって実りある介護人生にしたいものです。

　この本は、筆者が30年の現場経験で試行錯誤しながら得たものをまとめています。認知症介護家族はもちろん、医師や看護師や介護支援専門職、行政等々、介護家族からの相談にあたっている専門職に向けて書いています。
　本書を通じて、老後とそのケアについての理解を深め、認知症介護のありようを学んでいただければ幸いです。

　新しい時代の介護は、看られる側の「尊厳を保持」する介護だと私は考えています。それは同時に、看る側に心身の消耗を強いるものであってはなりませんし、看る側の尊厳をも保持するものでなければなりません。
　生き生きとした介護生活は、看る側にも看られる側にも「よい人生だった」という想いを残します。仕事や自分らしい暮らしとの共存を果たせるワーク・ライフ・バランスという考え方の下、新時代の介護をみなさんが実践できるよう願っています。

2018年8月

服部 安子

目次

推薦文 ii
はじめに iv
読者の皆様へお断り xii

第1章　もしかして認知症では!?

- Q1-1　認知症の初期には、日常生活においてどんなことが起きますか? 2
- Q1-2　同じことを何度も聞いてくるときは、どう対応するべきですか? 4
- Q1-3　都合のいい「嘘」や「言い訳」を平気で言います。なぜですか? 6
- Q1-4　電話に出て「はい」と答えていますが、
相手や話は覚えておらず、詐欺が心配です 8
- Q1-5　衣服を着替えようとしなくなりました 10
- Q1-6　ゴミの出し方もわからなくなり、隣の庭に捨ててしまいます 12
- Q1-7　年がら年中探し物をしています 14
- Q1-8　雨が降った後、どこからか傘を集めてきます 16
- Q1-9　認知症の人はどのようなことを感じ取っているのですか? 18
- Q1-10　認知症の早期診断・早期発見はどうして重要なのですか? 20
- Q1-11　「どこも悪くない」と受診拒否。どうやって病院に連れて行けばよいでしょうか? 24
- Q1-12　「アルツハイマー」と告知されたとたん、家から出なくなりふさぎ込んでいます 26
- Q1-13　認知症になる前に家族が整理してやっておくことはありますか? 28
- Q1-14　自分が認知症になる前の備えとしては何をしておけばよいのでしょうか? 30

第2章　困った症状への対応はどうすればいい?

- Q2-1　「バッグがない」「財布がない」と騒ぎ、嫁の私が盗んだと決めつけます 34
- Q2-2　あらゆるものをあちこちに隠してしまい、大切な書類が見つかりません 36
- Q2-3　「家に帰りたい」と言うので家に帰ると、「家に帰りたい」と言います 38
- Q2-4　夕方になると「家に帰る」と言って、必ず出て行ってしまいます 42
- Q2-5　退職しているのに「会社に行く」と出かけてしまいます 44
- Q2-6　散歩に出かけると、戻って来られなくなってきました 46
- Q2-7　出かけても迷子にならず、同じ所を何度も行ったり来たりしています 50

目 次

Q2-8	今さっき食べたのに、食べたことを忘れてしまいます	52
Q2-9	冷蔵庫の物や乾物まで全部食べてしまいました	56
Q2-10	毎日同じ「牛乳」と「卵」ばかり買ってきます	58
Q2-11	入浴を嫌がるのですが、どうすればいいですか？	60
Q2-12	一人暮らしで、訪問販売の人が来ると即座に契約してしまいます	63
Q2-13	夜、急に私を見て「敵がいる」と追い回します	66
Q2-14	夜中になると起き出して雨戸を開けたりするので、まったく眠れません	68
Q2-15	鏡に向かうと急に大声を張り上げたり、唾をかけたりしてきます	70
Q2-16	夕方になると、(亡き)夫が浮気をしていると言って近隣の家に押し入ってしまいます	72
Q2-17	出ないにもかかわらずトイレに何度も通います	74
Q2-18	手に便が付いているのはなぜか？	76
Q2-19	別の場所をトイレと間違えて放尿・放便をします	78
Q2-20	職員さんやお嫁さんに抱きついたり、性的に嫌なことをしてきます	81
Q2-21	ティッシュなどを食べてしまいます。見ていると悲しくなります	84
Q2-22	施設から、「暴力を振るうので出て行ってください」と言われました	88
Q2-23	最後の旅行かと思うのですが、何に注意すればよいでしょうか？	90
Q2-24	車の運転をやめさせたいのですが、やめようとしません	94

第3章　家族支援

Q3-1	認知症の介護家族が介護するうえで心しておくことはありますか？	100
Q3-2	骨折で入院が必要ですが、医師が認知症を理由に治療を拒否します	102
Q3-3	男性が介護するときの落とし穴はありますか？	104
Q3-4	認知症介護での口腔ケアを教えてください	106
Q3-5	介護家族の心の動きはどのようになっているのでしょうか？	108
Q3-6	親が認知症になってしまいました。仕事を辞めたほうがよいのでしょうか？	114
Q3-7	介護のために自分の趣味の時間もなくなり、生きがいもなくなってきました	118
Q3-8	愛情はあるのに妻一人の介護も辛く思うときがあります	120
Q3-9	認知症の母の介護と育児でつぶれそうです	122

目 次

Q3-10	遠距離介護をしていますが、地元では「なぜ引き取らないのか」と冷たく見られます	126
Q3-11	介護専門職ですが、実母への介護では辛く当たってしまいます	129
Q3-12	認知症になった母をきつく注意する認知症の父が心配です	132
Q3-13	実母の認知症に、「顔も見たくない」「早く死んでくれ」と思うように…	134
Q3-14	夫婦二人暮らしです。介護する自分が倒れたらと思うと夜も眠れません	136
Q3-15	ご近所との隣人関係が希薄で、認知症になった家族が嘲笑されているように感じます	138
Q3-16	介護で心が重くなり、ストレスによるうつ病と診断されました	140
Q3-17	認知症の親の介護は長男夫婦がするものですか？ 経済的にも厳しいです	144
Q3-18	自分の親の介護なのに夫は嫁の私に任せきりで、親戚が文句ばかり言ってきます	146
Q3-19	認知症になったら、お金の管理はどうすればよいでしょうか？	148
Q3-20	成年後見制度で悪質な訪問販売などの被害を防げると聞きました	150
Q3-21	認知症の親を直接介護していた子は、多く相続できるのですか？	152

第4章　究極の施設・事業所選び

Q4-1	介護保険を利用できる家族の支援先にはどんなところがありますか？	156
Q4-2	要介護認定の上手な受け方はありますか？	158
Q4-3	よいケアマネジャーの見分け方はありますか？	160
Q4-4	介護保険の不満・苦情はどこに言えばよいのでしょうか？	162
Q4-5	認知症の人を預かってくれる施設にはどのようなものがありますか？	164
Q4-6	心も体も疲れ果てています。そんな理由で施設に預けてよいのでしょうか？	166
Q4-7	よいショートステイ・お泊りデイ等の見分け方はありますか？	168
Q4-8	特別養護老人ホームには、どうすれば入れるのですか？	174
Q4-9	在宅介護と施設介護のメリット、デメリットは？	178
Q4-10	介護には、どのようなかたちがありますか？	182
Q4-11	「あんなところ」と言って、デイサービス（デイケア）に行きたがりません	186
Q4-12	「あんなところ」「こんなところ」へ入れてしまった自分を責めています	190
Q4-13	施設にいったん入所すると、もう在宅には戻れないのでしょうか？	194

目次

Q4-14　在宅から施設等への入所は、どの時期を考えたらよいでしょうか?……………196
Q4-15　入所した施設・病院によって、認知症の症状が軽減することはあるのですか?……200
Q4-16　入所する介護施設の違いを教えてください……………………………………………203
Q4-17　入所施設を選ぶときの注意点を教えてください……………………………………206
Q4-18　究極のよき施設・事業所の見分け方を教えてください……………………………208

第5章　終末期はどう迎えればいい?

Q5-1　認知症の人の終末期ケアについて教えてください……………………………………216
Q5-2　認知症の人の終末期の症状はどうなりますか?…………………………………………218
Q5-3　いったんおむつになったらもう外せないのですか?……………………………………220
Q5-4　骨折をするともう歩けなくなるのですか?………………………………………………224
Q5-5　言葉も出なくなってしまいました。もう何もわからないのでしょうか?……………228
Q5-6　寝たきりになって天井ばかり見ています………………………………………………230
Q5-7　入所した親に毎日面会に行っているのに、嫁いだ娘の名前しか言いません………232
Q5-8　認知症になって気をつける病気は何でしょうか?………………………………………234
Q5-9　終末期の医療をどうすればいいか教えてください……………………………………236
Q5-10　食べる量が少なくなってきました。また時間がかかり居眠りをしてしまいます…240
Q5-11　医師から胃ろうを勧められました。本当に必要ですか?……………………………242
Q5-12　胃ろうを始めたら、もう胃ろうは外せないのでしょうか?…………………………244
Q5-13　認知症の看取りはどうなりますか?……………………………………………………248
Q5-14　施設での看取りについて教えてください………………………………………………252
Q5-15　在宅で看取りはできますか?……………………………………………………………256
Q5-16　痰の吸引や胃ろうをするようになっても在宅で看ることはできますか?…………258
Q5-17　自分らしい旅立ちの準備には、どのようなものがありますか?……………………262
Q5-18　後悔しない介護をするにはどうすればいいですか?…………………………………266
Q5-19　心穏やかに看取るためにはどうすればいいでしょうか?……………………………268
Q5-20　遺族へのグリーフケアはどうすればいいでしょうか?………………………………271

＜資料＞

1 認知症の基礎知識

Q1	そもそも認知症って何ですか？	274
Q2	認知症はどのように診断するのですか？	275
Q3	認知症は治る？ 遺伝するの？ 予防法は？	276
Q4	中核症状と行動・心理症状（BPSD）について教えてください	278
Q5	通常のもの忘れと認知症のもの忘れは違うのですか？	279
Q6	認知症とうつ病はどう違うのでしょうか？	279
Q7	若年性認知症について教えてください	280
Q8	軽度認知障害（MCI）について教えてください	281
Q9	記憶障害とはどのようなものですか？	282
Q10	見当識障害とはどのようなものですか？	283
Q11	実行機能障害とはどのようなものですか？	284
Q12	幻覚、妄想について教えてください	285

2 医療・福祉の専門職へ向けて（著者の講演記録）

- BPSD：ケアの実践—認知症の方のアセスメント—
  （「第18回認知症を語る会」講演集より転載） 287
- 日本における認知症政策の状況と課題、展望
  （H.C.R.2014 国際シンポジウム報告当日原稿を一部改変） 294

3 認知症介護家族の心のメッセージ

「家族として、最も介護がつらかったこと（だった）出来事はどんなことですか？」 300
　（「認知症介護家族の心のメッセージ集」より）

おわりに 308
索　引 312

―― <読者の皆様へお断り> ――――――――――――――――――――
・本書に出てくる「徘徊（はいかい）」という言葉は、近年「ひとり歩き」などに言い換
 える自治体もあり、見直そうという取り組みも始まっていますが、本書では医療用語
 としてそのまま用いています。
・本書に記された認知症介護に関連する制度・公的サービスや法律は、本書発行後に改定・
 変更されているかもしれませんので、利用や相談に際しては、ケアマネジャーなどの
 専門職、あるいは市区町村の担当窓口に必ず確認してください。

第1章
もしかして認知症では!?

Q1-1 認知症の初期には、日常生活においてどんなことが起きますか?

認知症の初期はほとんどが記憶の障害から始まります

　認知症というと、徘徊や物盗られ妄想、弄便などが先に思い浮かぶかもしれませんが、こういった症状が出るのは病態が進んでからです。初期に現れるサインとしては、「人や物の名前が出てこない」「置き忘れやしまい忘れが多くなる」「何度も同じ話をする」などの記憶障害に類するもののほか、漢字を忘れ、誤字、脱字だらけ(失書)、衣服をうまく着られない(失衣)、電化製品が使えない(失行)、相手を間違える(失認)、固有名詞が出てこない、会話ができない(失語)などの知的な障害、そのほか、「物事への興味が薄れる」「外出することが億劫になる」「表情が乏しくなる」などといったことが目につくようになります。

　また、買い物に行きお金を払うという習慣的な行動はできているのに、計算ができない(失算)自分を見られたくないというプライドから紙幣を使って支払いをするので、財布の中はいつも、つり銭の小銭で溢れていることが多くなります。また、冷蔵庫に何が入っているのかを覚えていないために、冷蔵庫にすでにある食品を何度も買い込んでくるということが多くみられるようになってきます。賞味期限が切れた物を貯め込んで、整理整頓ができなくなってきたり、火事が心配だからと用意したIHの調理器具も使用方法がわからないため使わなくなり、料理をしなくなってお惣菜ばかり買ってくるようにもなります。そのころには、通帳を紛失するなどなくし物も多くなり、再発行や近隣とのトラブルも増えてきます。

小さな変化を見逃さないよう、認知症の人の日常生活を観察しましょう

　認知症になると、習慣的な行動と目の前の事象の総合的な判断ができなくなるため、行動がチグハグになってしまいます。家族が少し気にかけていると、明らかに認知症の人の生活の変化がわかります。

　例えば、趣味のサークルに行かなくなることが半年くらいの間に増えたり、家では困惑した表情または気負った表情で過ごすようになったり、少しのことに反応し、怒りっぽくなったなどの態度の変化もみられるようになります。また、急に料理の味つけが変わったり献立が毎回同じになったり、洋服を変えない、入浴もしなくなるなどで気がつくこともあります。一緒に暮らす家族だからこそ、このように日常生活の中から気がつくことがたくさ

んあります。

しかし、家族だからこそ「まさか!?」というひいき目が邪魔することもあります。「小さな変化」は早期発見にもつながりますので、見逃さないようにしましょう。

「まだ大丈夫」は、危険信号です。何もしないでいると、どうにもならなくなるときが来ます

この時期ですと、まだ早急の対応が必要な段階ではないため、家族は認知症についての情報収集ができます。仕事を持っているとなかなか時間が取れないかもしれませんが、まめに情報を得て施設を回っておくなどの備えをしておくことが大切です。これができていると、のちの介護生活への家族の心構えが違ってきます。

また、早い時期から介護のプロと連携を持つことが大切です。「今はまだ大丈夫そう」と何もしないでいると、どうにもならなくなるときが来ます。事態が急変したときにはその対応に追われ、施設を回ることもできなくなってしまうからです。

コラム

介護は突然やってくる

もの忘れをしたり、つじつまの合わないことを言うようになっても、自分の身の回りのことはできているので、介護申請をせずに様子を見ていたHさん（78歳、男性／アルツハイマー型認知症／要介護2／介護者：息子）。

あるとき自宅の庭で転倒し、腰部を圧迫骨折して入院します。その病院のベッドでHさんは転落防止策として拘束帯を着用させられたことで、看護師に暴力を振るってしまいました。また、それが理由で翌日退院を促されてしまいます。

Hさんは自宅に帰って来ましたが、息子夫婦は共働きのため、2、3日なら夫婦が交互に休むこともできますが、それぞれ要職に就いていることもあり、それ以上は休めません。安静を強いるも寝ていられず、有償のホームヘルパーさんをお願いしても大声と暴力であたってしまいます。その後も家族は、入所可能な施設を四方八方探しましたが、介護サービス事業者からは、やはり暴力を理由に断られてしまいます。

最終的に選択したのは、医療保護入院…。Hさんは人が変わったようにおとなしくなったものの、家族は面会が辛くてたまりませんでした。もっと早く申請していれば、デイサービスやショートステイなどを利用しながら、さまざまな関わり合いの中で集団生活に慣れていける方法を模索できた…と悔やまれました。

その3カ月後、Hさんは介護施設へ入所することができ、笑顔が出てきました。

Q1-2 同じことを何度も聞いてくるときは、どう対応するべきですか？

これが認知症の特徴のひとつだと理解しましょう

　認知症の人は、誰かに言われたこと、自分が言ったことを覚えておらず、何度も同じことを聞いたり、言ったりします。20～30秒ごとに同じことを聞いてくることもあります。原因は、記憶障害が起きており短期記憶を保つことができないからで、自分がたった今聞いたこと、話したことを覚えておくことができません。覚えておくことができないので、同じことを何度も聞き返します。

　周りの人にとっては10回目の質問であっても、本人としては初めてする質問なのです。認知機能（記憶）の障害が原因なのに、それで叱られてはますます自分の存在が不安になり、疑問や怒りも生じてしまいます。

　もともとの性格が几帳面であったり、寂しさから関係性を保とうとして、たまたまそれしか話題がないために、同じことを何度も聞いてくることもあります。

認知症の人の恐れや不安を増幅させないようにしましょう

　「同じことを何度も聞くな！」と言わないでください。

　認知症の人は自分の置かれている立場を理解しています。認知症になっていろいろ忘れていく、それを家族に指摘される、自分の存在が壊れていく、脅かされていることを本人が一番知っています。自分の周りにいる人との関係が壊れてしまうのではないかと、心の中は恐れや不安でいっぱいになっているのです。そのために、初期の認知症では、一番身近な介護者と何らかの方法で関係性を保とうとする行動が多くみられます。

　しかし、ここで介護者が表面だけの症状にひとつひとつ真剣になり、本人に説明を繰り返すなどの対応をしていくと、認知症の人のこのエネルギーに引きずられ、介護者は消耗していくだけになってしまいます。

何度も同じことを聞いてくるときの対応

　毎日の介護生活の中で、認知症の人と向かい合って会話をするときに、一瞬でよいので、言葉と言葉の間に少し間を置いて、ゆっくりはっきり話しましょう。毎日の日常的なことなので、介護家族がこのような対応をするのは難しいことですが、認知症の人は向かい合ってくれたという安堵感から、しばらくの間は落ち着くなど効果があります。また同じことを尋ねられたら、今度はこちらもまた同じように、初めて聞いたように対応しましょう。
　表1-1に、してはならないことを5つ挙げました。ぜひ励行してください。

表1-1　認知症の人にしてはならないこと

① 認知症の人を特別な存在として見る
② ばかにする
③ 叱る・怒る
④ 否定する
⑤ 拘束する

◆介護家族の声
〜いつ来るの?〜

　デイサービスの職員が来ることを伝えると、
「いつ来るの?」
話が終わらないうちから、また、
「いつ来るの……」
と、何度も同じ話を繰り返してきます。
　2、3回は平然と応えることができるのですが、つい、
「さっきも言ったでしょ!」
と声を荒らげてしまいます。
　病気とわかっていても、介護するほうが疲れてしまいます。

（介護者:嫁／アルツハイマー型認知症／要介護2）

Q1-3 都合のいい「嘘」や「言い訳」を平気で言います。なぜですか?

嘘は真実

　その場では約束に返事をしておきながら、あとになると「そんなことは言ってはいない」と言って家族を困らせることがよくあります。認知症になる前の記憶は保持されているために昔のことはよく覚えていますが、認知症になると記憶障害によって、時間とともに、主に新しい情報から消えていってしまいます。

　認知症の人の「嘘」や「言い訳」等は、決して相手をだまそうと悪意で言っているのではありません。自分の行動を覚えていないだけで、家族を困らせようとしているわけでもありません。本当に覚えていないのですから、「それは自分のしたことではない」というのは当然で、認知症の人にとっては真実なのです。

　認知症の人の強い拒否反応や言い訳は、介護者からの問い詰めに対する防衛本能であることも多くあります。何度も何度も注意することは認知症の人の不安を増幅させるだけで、安心を与えることにはつながりません。

なぜ、嘘を言うのか?

　認知症の人は、不安になると自分を守るために取り繕います。家族に同じことを何度も注意されると、本当に自分がしたことなのか、そうではないのか混乱して、とても不安になってしまい、自分を守るための自己防衛反応手段として取り繕うことがあります。これは人間の才覚といってよいものです。

　認知症の人に限らず、人は誰でも自分を守るための自己防衛反応の言動をします。認知症の人は、不安のあまり過敏なまでに自己を正当化し、自分を守ろうとします。それをわかったうえで、認知症の人の「嘘」に向き合うことも必要です。

肯定的に受け止めましょう

　嘘をついているわけではありませんから、認知症の人の言動を否定することは不安を増幅させるだけです。難しいことなのですが、問い詰めるようなことはせずに、目の前の言動に捉われず、こちらが一歩下がって、肯定的に受け止めましょう。

　介護している家族にとっては、「自己防衛できる能力があるのなら、本当はわかっているのでは？」と思いたくなるのも仕方がありません。しかし実際は、精一杯の「思考」の自己防衛ができる機能がまだ保たれている、と思ったほうがよいでしょう。

　嘘や言い訳に対して決して怒ったり叱ったりせずに、認知症の人の心の中を十分に理解して、穏やかに対応するほうが得策です。

◆介護家族の声
〜寒い日でも水まき〜

寒い日でも何度も道路に水まきをします。
「私はやっていないよ」
「雨が降ったのでは？」
などと、明らかに水まきをしている姿を見られているのに、とぼけます。
　自分でわかってとぼけている、都合のよい嘘をついているとしか思えません。
　認知症ではないのではないかと、義母を疑ってしまいます。

（介護者：嫁／アルツハイマー型認知症／要支援2）

Q1-4
電話に出て「はい」と答えていますが、相手や話は覚えておらず、詐欺が心配です

瞬時の対応はできるが、忘れてしまっている

電話に出ることはできるし、その瞬間は相手の話に合わせた電話応対もできますが、電話が終わるとすぐにその記憶は消えてしまいます。このため、誰からなのか、そして話の内容は覚えていないので、聞かれても答えることができないのです。

電話の内容を確認するには

認知症の人が電話に出るのを引き止めると、「自分が出るのに横から電話を取って!」などと怒るので、家族がそばで話を聞けるようにスピーカーや子機を使ったり、録音機能がある電話にするとよいでしょう。"オレオレ詐欺"の対策にもなります。

株取引の悪用から、なけなしの財産を守るために

電話では、認知症の人の病状の進行度合いは見えません。昔から電話で証券会社と株取引をしている方が多くいますが、電話で簡単に取引できてしまうところは株取引の手軽さであり、怖さでもあります。認知症の人の判断能力が低下してきたときに、成年後見制度を申請したり、事前に銀行や証券会社等に申し入れをしておくことも必要です。

詐欺防止対策のために

子どもや孫を装ってお金を要求する「振り込め詐欺」、役所からの還付金があるので先にお金を振り込んでくれといった「還付金詐欺」などの被害が増えています。これらのトラブルにおいて、犯人が被害者に接触してくる手段はほとんどが自宅への電話です。

このような詐欺被害を防止するには、電話を受けると「この電話は振り込め詐欺防止のため会話内容を録音しています」といったアナウンスが流れる機能が付いた電話機等を用意するとよいでしょう。なお、一部の地区では警察が無料で撃退機器を貸し出している場合もありますので、問い合わせてみてください。

不審者に関する地域の情報を集めておく

　高齢者を狙った犯罪は多発しています。被害に遭われる方は一人暮らしであったり、軽度の認知障害であったりします。同じ地域で何件かで起きている場合は、犯罪者によって地域をくまなく調査されている可能性もありますので、オレオレ詐欺等の被害に遭わないためにも、隣近所と不審者の情報交換をしておくとよいでしょう。

行政、民間、地域がさまざまに連携する「見守りネット」

　最近、銀行や証券会社による、こうした詐欺に遭わないための商品開発も進んでいます。大きな被害にならないための対策として、少しの金額で商品やサービスを活用できるなら、使ったほうがよいでしょう。

　地域の協力者が、「あの家は、洗濯物がもう何日も干しっぱなしだ」「怪しい業者がときどき訪れているようだが、悪徳商法に引っかかっていないだろうか」など、日ごろの生活の中で気がついたことを報告すると、支援センターが当該宅を訪問したり、家族に連絡をとったりする仕組みにしているところもあります。また、民生委員らが高齢者宅を定期的に訪問する、あるいは電話連絡を行うといった、もう少し積極的な手段で安否確認サービスを行っている地域もあります。

　また、最近は自治体が民間業者のサービス網を利用・委託して行っている例も増え、住民主体で、地域の新たな支え合い活動が各地で模索され、行われています。

　地域の関わりが希薄で、地域社会が構築されにくい現代社会においては、改めて地域づくりが問われています。

Q1-5 衣服を着替えようとしなくなりました

判断力や実行機能の低下が原因です

　認知症の人は、脳の神経細胞の障害に伴って思考判断力が低下するとともに、無気力になることが多くみられます。何をするにも気力がなく、また同じ服や下着を何日着ていても、不潔だという感覚がなくなってきてしまいます。

　また、感情の揺れも大きく、着替えを促すと急に怒り出したりして不穏になっていくこともあります。下手をすると何カ月も同じ汚れた服のままで取り替えず、着替えを拒否することがあります。このようなときはまた、入浴も同様に拒否します。

　認知症の人が入浴を嫌がることが多いのは、入浴する際、衣服を着脱しなければならないのに、自分はできなくなっているということを人に見られたくないというプライドが大きく関わっています。

　衣服の着脱という行為は、どの服から、どの順番で、どのように手をかけて、足を上げ下げして、服のどちらが表なのか裏なのか、前なのか後ろなのかなどの判断をしながら行っています。健常者にとっては当たり前にできることだと思うかもしれませんが、認知症の人の場合は、複雑な衣服であればあるほど、どのように着脱するのか戸惑ってしまうのです。衣服の着脱行為は、判断機能と実行機能がうまく調和して行われますが、認知症になると、これができなくなります。

　認知症の人はこれまで当たり前にできていたことができなくなったことを、人様にさらけ出せないプライドがあるのです。「なぜ人前で洋服を脱ぐ必要があるのか」ともっともなことを言って体裁を保ち、とりあえず身の回りのことができている人として振る舞います。

一動作ずつさりげなくサポートする

　私たちは、出かけるときや朝起きたときに、一日の気温や天気、出かける場所や時間帯、用事の内容、気分等に応じて、その日着る服に思いをめぐらせ、身体で覚えた記憶（手続き記憶）に基づいて段取りよく、歯を磨く、顔を洗う、食事をする、着替えるなどを自然に行います。例えば、「お呼ばれのときは出かける直前に着替えるようにしよう」などと、着脱の順番や時間等を決めて着替えたりもします。

認知症の場合、これらの一連の流れを考えることができなくなってきます。つまり、目的に合った行動ができなくなってくるのです（失行）。着る順番に洋服を並べておいても、いろいろ触っているうちにわからなくなって、イライラが違うかたちとなって表れてきます。一枚一枚さりげなく手渡し、下着等はできるだけシンプルに着脱のしやすいものに換え、ブラウスやワイシャツ等を着る場合には本人が「できない」と戸惑う前に、「ボタンが硬いね」などと言いながら、さりげなく手伝うことです。その瞬間の成功体験を大切にし、できることをほめて、できないことに目が向かないようにすると、プライドが満たされていくことがあります。

着替えにまつわる介護者の気持ちと対応

　介護者の心の中に「否定的な見方」や「あきらめ」「介護がつらい」「介護は大変だ」という思いが生まれるのも十分わかります。認知症初期の方には、口は達者、歩行もできている、なのに衣服の着脱はできずに「着替えない」…、という状況がみられます。それだけ見てしまうと、24時間、日々の休まらない介護では、「甘えているのか」「できない振りをしているのか」などと感じてしまい、それが介護者の言動にも表れて、双方の感情がぶつかり合うようなことも起きてしまいます。

　家族なら、少々のぶつかり合いはあることでしょう。しかし、特に介護職員の場合は、不用意にその場の感情だけでぶつかり合わず、専門性を持って対応することが必要です。感情のぶつかり合いの多くは、介護する人が認知症の人を「できない人」「何もわからない人」と決めつけた態度や言葉を発することが問題です。「なぜできないのか」を理解していれば、できないことがあっても見方や対応が違ってくるはずです。

　認知症の人は、目に見えない相手の感情に対して敏感に反応し、防衛本能で抵抗してくることを踏まえておきましょう。なかなか難しいことですが、まず認知症の人のプライドを尊重し、怒ったり、叱ったりせず、また、服の着脱などを急かせたり、焦らせたりしないようにすることが重要です。

気分を変えるために外出の計画をする

　家にいて、「あれこれ考えてもできなくなった面倒な衣服を着替えることに抵抗される」ことなどが続くと、介護者も本人も嫌な気持ちだけが残ってしまいます。しかし、認知症の人も快、不快の感情はしっかりと持っているので、その感情を捉えて対応することができれば、お互いに少しでも心地よい明るい気持ちで時間を過ごすことができるようになります。本人の好きだった場所、例えばデパートでの買い物へとか、お芝居を観に行くというような楽しい外出の提案をし、その明るい雰囲気の中で一気にお手伝いをしながら着替えさせるなど、気分転換を利用することも大切です。

Q1-6 ゴミの出し方もわからなくなり、隣の庭に捨ててしまいます

認知症の人は、場所・時間や善悪がわからなくなります

　認知症の人は自分のいる場所や時間、そして相手が誰かがわからなくなってしまう見当識障害や、物事を判断・理解するのに時間がかかったり、善悪の判断がつかない、判断障害等が出てきます。

　例えば、ゴミを出す場所、ゴミを出す曜日は忘れてしまっているのです。しかし、ゴミを捨てなければならないという習慣的行動は残っていますから、目の前にあるから、目の前をきれいにするために、ゴミは捨てます。しかし、昔は空き地にゴミを捨てていたという時代の方もいます。少し広い土地があれば、それは隣の庭ではなく空き地という記憶に置き換わって見え、「隣の庭にゴミを捨てるのは隣の家に迷惑だ」という判断・理解もできなくなっているので、空き地だと思って捨ててしまったりするのです。

　また、そうして隣の庭に投げ込んだゴミも、ゴミ捨てをしたこと自体をすぐ忘れてしまうため、注意しても自分の記憶にないことなので、やっていないと否定します。

ゴミを捨てさせないために、識字能力を活用しましょう

　認知症の人は早期から物の名前が出てこないことがありますが、識字能力は認知症の進行の中等度くらいまで保たれていることが多くあります。このため、識字能力が残っていることを上手く利用し、誤ったゴミ捨てをさせないようにすることも可能です。

　ただし、文字は読めても、その内容を理解することは難しくなっています。

ゴミを捨てさせない工夫

　ゴミを捨てる庭に、『ゴミは、ここに捨ててはいけません。ゴミは隣のバケツに捨ててください』と貼り紙を貼っておき、すぐ横に『ここにゴミを入れてください』と大きく示し、バケツを置く工夫をします。このように、識字能力を活用することです。
（この識字能力の活用は、高学歴や文章や手紙を書くことが好きだった認知症の人には、とても落ち着くアクティビティにもなります。）

第1章 もしかして認知症では!?

コラム

筆者の苦い失敗談　認知症の人の識字能力を生かす！

　元警察官で認知症のAさんをショートステイでお預かりしたときのこと。
　夜、施設内を歩くAさん。本人曰く「巡回をしている」とのことでした。その途中、廊下に赤い消火灯を見つけ、『強く押す』と書いてあったためにボタンを押してしまいました。夜中にもかかわらず消防車が駆けつける「火事騒動」になり、近所を巻き添えにした大失敗があります。
　その後すぐに職員と工夫し、消火栓の『強く押す』ボタンに赤いシールをつけて文字を隠し、問題は解決しました。

　集団行動になじめず、大声を上げて困らせていた元弁護士のMさん。そこで、職員がデイサービスの一角に小さな机と椅子と古い六法全書を用意したコーナーを作りました。
　すると、もうすでに文字らしきものは書けないのですが、赤ペン青ペンを持って、夢中で線を引いています。「法律わからないので教えてね」と言うと、言葉もままならないのですが、六法全書を広げて活字を追い、何かを説明してくれます。
　その後は、どんなにうるさいデイサービスルームでも大声を上げることなく、勉強の姿で、黙々とすごい集中力を発揮して過ごされていました。

Q1-7 年がら年中探し物をしています

探しているときの認知症の人の気持ち

　しまい忘れ、置き忘れ、紛失は、認知症の初期によく起こります。何かを探しているときに時間がどんどん過ぎてしまい、あれはここにしまってある、これはここに置いたなどと、頭の中で整理されていたものも、時間の経過によってバラバラになってしまうのです。頭の中で整理整頓ができなくなってきたときは、探している間も探している物を忘れ、探している行動だけが意識に残り不安が増していくため、余計に焦ってしまいます。

　『ウォーリーを探せ』という絵本がありましたが、頭の中はまるでウォーリーを探し出す前の画のような混沌とした状態になっています。探している間も、探した場所や探している物を忘れ、視界に入った物も頭の中に保持できなくなるので、手当たりしだい探していきます。そのころには整理整頓どころか、周囲が物であふれ、ゴミ屋敷になってしまうこともあります。そして見つかったときには、意外と最初に探したところにあったと思ったりします。

　そして、これらが進んでくると、なくなった物は盗まれたと思い、なくなった物に執着して特定の身近な人を犯人と決めつけ、その人が犯人だと確信していることが多く、これが物盗られ妄想に発展していきます。

　男性よりも女性に多く起こるといわれています。特に、元気なときにしっかり者で家庭を守ってきた方や、シングルで自分の住活設計を組み立ててきた方などに多くみられる傾向です。介護として自分のテリトリー（守ってきた領域）に身近な人がずけずけと入ってくることがお世話には見えず、荒らされていると捉えるのです。ほとんどは女性に起こるといわれています。大した金額ではない物でも、あの人が盗んだ、隠した、という認知症の人にとっての確信的な事実が許せなくなっていきます。

対応

　本人は自分の記憶に障害があるとはまったく思っていません。なぜなら記憶がすっぽり抜け落ちているのですから、怒られても責められてもまったく理解できません。

探し物を少なくする工夫

　認知症の人は思いがけないところに物を隠したりします。例えば、財布は大事な物だから泥棒に見つからないように隠しておくとして冷蔵庫や押し入れの中に入れたりします。「財布がどこにもない」と騒がれると家族はそれに付き合わされて、たび重なると疲弊してしまいます。

　このようなことをできるだけ防ぐためには、例えば、認知症の人が日常使用するメガネ、鍵、財布、携帯電話などを一つの袋か小さなバッグやウエストポーチにまとめて入れ、いつもに身に着けさせたり、見える位置に専用の箱を用意したりすることで、そこを探せば必要な物が出てくるようにするという方法も考えられます。

　そして、できるだけ生活スタイルをシンプルなものにしていきましょう。使わない食器や衣類、靴、書類などは、思い切って捨てることです。

元気なときから、身辺整理のすすめ

　高齢者には、これまでの生活や仕事、趣味の物、子どもの思い出の品（洋服・靴・鞄等）などを捨てられず、荷物いっぱいで暮らしていることも多くあります。一人暮らしであっても、3LDKもあるどの部屋にも身動きが取れないほど溜め込んでいたり、ことに年金暮らしになると「もったいない」と思い捨てられず、むしろ溜め込んでしまう傾向にあります。

　あの世に逝くときには、限られた物しか持って行けません。また、身体の機能が落ちて入所施設に入ることになったとしても、ベッドとクローゼットしか置けないようなワンルームがほとんどです。元気なときから、大切な思い出の品は人にあげたり、ネットオークションに出したりして、整理しておく必要があります。

　整理整頓しても、たくさんのあちこちの引き出しにしまったりしないで、一つの大きな箱に入れて片づけるなど、シンプルに、物をできるだけ持たず、限られたスペースで限られた物で営む生活の工夫も必要です。

　「認知症かな？」と思ったときには、早めに家族（介護者）とともに身辺整理をすることです。

Q1-8 雨が降った後、どこからか傘を集めてきます

原因となるのは不安や不快な気持ち

　認知症の人は、介護者からみるとゴミとしか思えないような物を集めたり、家に溜め込んだりすることがあります。これは「収集癖」といわれる症状です。

　このような収集癖は、認知症の人の自分自身の認知機能が保てない不安や人が自分をバカにしているような不快感などによって引き起こされた強迫行為（不安や不快を打ち消すために繰り返し行う行為）の一つとして考えられています。

　認知症の人が断りなく人の物を盗る「盗み」と、判断能力ある人が意図的に人の物を盗む「盗み」は違います。認知症の人の、物を見て『ほしいから手に取る』という行動は、その行動自体に抑制がきかない状態です。善悪の判断や抑制する力は脳の前頭葉の機能に関係があり、前頭側頭型認知症、アルツハイマー型認知症、脳血管性認知症など、この部分に障害を負ってしまった場合に多くみられます。

不安や不快感の原因を探る

　収集癖がどうして出てきたのかを理解できない家族は苦慮します。収集癖の症状が表れるとき、認知症になってきた自分に不安を感じて、寂しさや孤独な気持ちが物への執着に向かい、孤立した状態をつくっています。

　原因として考えられるのは、これまで気負って生活してきた一人暮らしの方に多くみられ、現在置かれている自分の存在そのものに、やることなすことを周りから注意されたりして自信をなくし、"心の揺らぎ"を感じていることなのです。この心の揺らぎを安定させるため、物に執着するのです。

　施設でも、家族が持ってきたビニールの買い物袋におしぼりやタオルを目いっぱい詰め込んで、不安そうに歩き回っている認知症の人の姿がありました。その施設は、職員のほとんどが血走った顔で走り回っていて、利用者さんと向かい合うことが少ないようでした。

　収集癖の対応は、病識を理解し、「ここにいても大丈夫！あなたは大切な人なんだから」という仲間としてのメッセージを伝えられるコミュニケーション能力に長けた人との関係を構築することが先決です。

第1章　もしかして認知症では!?

孤独・孤立感の解消…隣近所も巻き込んで

　収集癖によるトラブルを防ぐため、認知症の人がよく行くスーパーや隣近所には事情を話して理解と協力を依頼し、不都合な事態には連絡をいただけるようにしておきましょう。

コラム

ゴミ屋敷のWさん

　天井いっぱいまでゴミを集めてしまい、近隣とのトラブルになったWさん（アルツハイマー型認知症／要介護2）。被害妄想も強く、窓にも目張りの板を張っていました。

　あるとき、自分の家の前に置いてあったゴミに引っかかり転倒。足首を骨折し、動けなくなってしまったため、救急車で病院へ運ばれました。手術を拒否したことから、ほどなく自宅に戻りますが、すべての介護サービスを拒否。食事もとれなかったため、通院と食事づくりと買い物は訪問介護員（ホームヘルパー）を渋々受け入れました。訪問介護員は、必要な物以外には触らないようにと、ハラハラしながらの食事づくり。失禁もひどいため、入浴サービスを開始する話も出ますが、自宅のお風呂はゴミでいっぱい。やむなく、デイサービスの入浴のみを利用することになりました。

　徐々にデイサービスの入浴の回数が増えていき、職員と談笑する姿がみられるようになると、ゴミには執着しなくなっていきました。デイサービスの利用は入浴のみと本人は決めていましたが、送迎や入浴に関わった職員が「宝物見せて」「これは高くて見せられない」「高いなら見ないわよ、私にも買えそうなものある？」「これどうだ？」などと"楽しい会話"を何度か繰り返すうちに、物に対する執着がなくなっていきました。

「Wさんの家の前にある植木鉢、素敵ね。施設にいただけませんか？」
「あ、いいよ」
などの会話をさりげなく繰り返し、最後には、
「掃除好きのホームヘルパーさんが掃除したいって」
「いいよ」
「立ち会う？」
「立ち会わないから、住めるようにしてくれ」
と言うまでになりました。

　片づける間はショートステイを利用していただき、2回ほど車で送迎して立会いを求めましたが、「寒いから施設に帰るよ」と早々に退席。そのタイミングで、急ピッチで役所の方、業者の方、ホームヘルパー、ご近所さんと総動員で片づけました。

　その後、Wさんは在宅からデイサービスへ通うことになりました。

Q1-9 認知症の人はどのようなことを感じ取っているのですか?

認知症でも心は生きています

認知症の人の心の中は、わからないことの不安や恐怖でいっぱいです。初期の認知症では、本人自身が「忘れてしまう自分」に気づき、今後の自分の姿を想像して恐れたり、戸惑ったり、不安に感じたりしています。また、感受性が豊かなため、「人の輪の中に入れない」「仲間外れにされている」という疎外感や、介護者のイライラなども敏感に感じ取ります。介護者はそのことを理解することが大切です。

自尊心・誇りを持っています

喜怒哀楽の感情のほかに、自尊心や誇りも持っています。認知症だから感情をなくしてしまうということはありません。むしろ敏感になっている、と言えます。ですから、「さっきも言ったじゃない」「なんでわからないの」といった否定や叱責は、自尊心や誇りを深く傷つけるので、避けましょう。

認知症の人の心の中を想像してみましょう

感情を敏感に感じ取ります

認知症の人が困った行動や言動をするときは、心の中でどんなことを思っているのでしょうか。例えば、家族から叱られたときに思っていることはどうでしょう（図1-1）。

「いい加減にしてよ！」「まったくどうしようもないんだから！」と叱られて

➡「この人は私をばかにしている。この若造が、生意気だ！」
➡「どうして、知らない人から、こんなに怒られなくちゃならないんだ！」
➡「なんで怒っているのか、まったくわからんよ…」
➡「誰に向かって言っている言葉だ」

図1-1

答えは4つとも正解です。認知症の人は「なぜ叱られたのか」という理由や原因を理解することが困難です。そのため、「妻が」「息子が」「ばかにするように叱った」という、とげとげしい感情だけが残り、自分のプライドを傷つける冷たい仕打ちと捉えます。そして、悪感情を募らせて認知症の行動・心理症状（BPSD：周辺症状ともいいます）である暴言や暴力等が出てしまい、日常生活に影響を及ぼすのです。

敬意を持って接する

認知症の人は、介護する人の言葉の端々を読み取ることに長けています。これはどの高齢者に対しても言えることですが、特に認知症の人には敬意を持って接し、良好な関係を築くことが、結果的に認知症の行動・心理症状を抑制し、自分の介護を楽にするということを覚えておきましょう。

たとえ認知症になったとしても、心は生きています。一瞬一瞬のとき、目と目を合わせて人間と人間の心の交流、つながりを持ってほしいと思います。

「そばについているから大丈夫」と安心感を与え、「人間、誰もがみんな不安に思って生きていること」「すべての人間が覚えていたら、世の中は天才だらけよ…」などと不安感を取り除き、「私がいるから大丈夫」と「人としての」関係を深めていくことが有効でしょう。

◆**介護家族の声**
　　　～ずっと、友達でいてね～

病気になりたてのときに書いていた妻の日記を見ました。
「私は、ばかになってしまった」
「これからが怖い」
「みんな、ずっと、私の友達でいてね！」
もっと早く知っていれば…。
本人の前で、「何やっているんだ！」と叱責していた自分が恥ずかしくなりました。

（介護者：夫／アルツハイマー型認知症／要介護5）

Q1-10 認知症の早期診断・早期発見はどうして重要なのですか？

治るタイプの認知症もあります

　現在の医学では、認知症を治す薬はまだありません。治らないなら受診しても仕方がないと思うかもしれませんが、原因疾患によっては治る認知症があります（p.276参照）。認知症になるには原因となる疾患があります。何の病気で認知症の症状が現れているのかを早期に診断することは、治療可能な認知症を手遅れにさせないために重要です。

認知症の早期発見のために

　「ぼけたんじゃないの？！」という家族の一言が、いくら家族とはいえ、冗談が冗談で済まないときがあります。本人が、「最近はもの忘れが多くなった」など不安に感じている場合はなおさらです。ふだんの生活をよく観察し、本人がどう感じているかを読み取りながら、早めに専門医の診断を受けましょう。
　「まさかうちの親が…」と、認知症である現実を認めたくない気持ちは、家族としては当然の感情です。だからといって、そのまま何もせずにいると、その後に続く介護生活にとってマイナスに作用します。
　認知症の症状を加齢による老化現象と思い込んで受診が2年も3年も遅れ、認知症である本人に対して周りが強い言葉を使ったり、本人の行動を否定したりして症状を悪化させてしまったりするケースがよくあります。発見の遅れは、対応の誤りを招いて認知症を重度化させ、介護も困難にさせるのです。早期発見と早めの診断が何より重要です。

認知症の急変には、要注意！

　認知症の症状が急変するのには原因があります。便秘が続いていて気持ちが悪く、自分で肛門に手を入れて衣服や室内を汚すこともあります。また、一番多いのは脱水です。電解質の異常をきたし、急に認知症のような症状が出てしまうので注意が必要です。夏ばかりではなく冬も、エアコンを使用するため、脱水になることがあります。
　認知症の人は体調が悪いことを自ら表明できないので、いつもと様子が違う場合には、何かしらの原因を探り、観察し、早めの受診・診断・対応をしていきましょう。

チェックシートを活用し、スムーズな診察につなげましょう

　図1-2のチェックシートは、介護認定調査のときや診察を受けるときに、本人がいないところで事前に記入しておき、調査員や医師等に渡せるようにしておくとよいでしょう。診断や介護保険の認定調査の特記事項に反映されていきます。

　チェックシートを提出することで、専門家の知見から認知症である本人に必要以上のストレスを与えたり本人のプライドを損ねないようなスムーズな診察へつなげたり、要介護認定の訪問調査時の資料に使えるなど、有効に活用できます。

○	項　目	○	項　目
	同じことを何回も話したり、尋ねたりする		以前はてきぱきできた家事や作業に手間取るようになった
	置き忘れや、しまい忘れがある		計画を立てられなくなった
	出来事の前後関係がわからなくなった		複雑な話を理解できない
	服装など身の回りに無頓着になった		興味が薄れ、意欲がなくなり、趣味活動などを止めてしまった
	水道栓やドアを閉め忘れたり、後片付けがきちんとできなくなった		前よりも怒りっぽくなったり、疑い深くなったりした
	同時に二つの作業を行うと、一つを忘れる		大切な物を盗まれたと言う（家族のみ）
	薬を管理してきちんと内服することができなくなった		

図1-2　認知症に気づくチェックシート
（山口晴保研究室ホームページ：認知症初期症状11質問表（http://yamaguchi-lab.net/）より改変）

　チェックシートだけで認知症かそうでないかを判定できるわけではありませんが、4項目以上に印がつくようなら、早めに認知症専門医にかかるようにしましょう。なぜなら、認知症には治る認知症と治らない認知症があるからです。原因となっている疾患を調べ、初期段階での治療を始めることによって、認知症にならないで済む可能性もあります。

　認知症の初期には、「もの忘れは目立つけれどもふつうの生活が送れる」という、「軽度認知障害」の段階があります。必ず認知症へと移行するわけではなく、対処次第ではその後の認知症への移行を遅らせることができます。

認知症と診断されたら、早めに介護の専門職とつながりを持ちましょう

　認知症と診断されたら、家族はその後の長い介護生活をどうするか、在宅か施設入所かなど、不安を抱えながら過ごしていかなければなりません。これらの不安を相談できる介

護の専門職と早めにつながりを持つことは、介護生活を送っていくうえでとても重要です。

　認知症かなと思ったら、早めに介護の専門職とつながることをお勧めします。なぜなら、認知症の症状は刻一刻と変化するからです。さまざまな症状に一人悩みながら対応することは、明かりの見えないトンネルにいるような状況で、介護家族を苦悩の中に陥れてしまいます。

　認知症の初期は歩行や言語能力も保たれているため、"介護≒寝たきり"のイメージが先行していると、「まだ看られる」と思ってしまいます。しかし、認知症の初期だからこそ、これまでと人格が豹変したかと思わされたり、つじつまの合わない言動に振り回されたりします。本人は、多くの場合、周りの人へ与える精神的ダメージやさまざまな症状が理解できないので、個と個の葛藤により疲弊してしまいます。

　専門職とつながることで、そのときどきの症状に応じた相談やサービス、医療情報等の提供を受け、介護家族の苦悩を共に理解してもらえる環境で、伴走してもらうことになります。

　認知症介護は、それぞれの人生を丸呑みしてしまうほど心身共にエネルギーが必要とされるもので、大方は介護者も共に年を重ねて体力的にも衰えていく現実を考え、よく話し合っておきましょう。

◆介護家族の声
～豆腐丸ごと一丁～

　留守を頼んでいた母親が生乾きのまま洗濯物を取り込むようになりました。注意すると「雨が降って来そうだったのよ」と言い訳をします。
　そして、とうとう夕飯時にお豆腐が丸ごと一丁、ケースのまま鍋に入っていたのにはびっくりしました。
　孫曰く、「このごろおばあちゃんのご飯、変な味していたよ…」

　　　　　　　　　（介護者：娘／アルツハイマー型認知症／要介護1）

～親をばかにして！～

　おかずが毎日冷奴、みそ汁の具も同じ、味も薄かったり、妙な味がしたり、しまいには真っ黒焦げの魚が出てきたりするので、
　「ぼけたんじゃないの？」
と言ったとたん、すごい勢いで、
　「親をばかにして！」と怒ってきました。

　　　　　　　　　（介護者：息子／脳血管性認知症／要支援2）

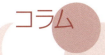

介護施設における認知症の症状例と対応に関する調査

　全国の特別養護老人ホームでのアンケート調査結果（対象人数のうち要介護3、4、5が約95％を占める）によると、認知症のタイプ別の顕著な行動・心理症状（BPSD）の順位は次のとおりで、徘徊や無気力、そして介護への抵抗が多いことがわかります。

● 原因疾患の診断名別　顕著な行動・心理症状（BPSD）

	アルツハイマー型認知症 (n=372)	脳血管性認知症 (n=133)	レビー小体型認知症 (n=12)	前頭側頭型認知症 (n=5)	混合型認知症 (n=11)	認知症 (n=443)	全体 (n=1143)
1位	徘徊	無気力	無気力	徘徊	昼夜逆転	徘徊	徘徊
2位	介護への抵抗	介護への抵抗	妄想	介護への抵抗	徘徊	妄想	介護への抵抗
3位	無気力	暴言	幻視・幻聴	抑うつ	介護への抵抗	介護への抵抗	無気力
4位	帰宅願望	昼夜逆転	抑うつ	無気力	無気力	帰宅願望	妄想
5位	昼夜逆転	妄想	介護への抵抗	妄想	暴言	無気力	帰宅願望

（公益社団法人全国老人福祉施設協議会：特別養護老人ホームにおける認知症高齢者の原因疾患別アプローチとケアの在り方調査研究，2011）

　このような介護施設における認知症の人の行動・心理症状（BPSD）の多くは、介護専門職やほかの患者との対人関係における不満・不安・心配・プライドの毀損などから生じています。
　このため、介護施設においては認知症の人の物理的環境や対人関係に配慮するとともに、介護職員が認知症の人への接し方や話し方に留意することにより、症状の改善を図ることが重要となります。

Q1-11 「どこも悪くない」と受診拒否。どうやって病院に連れて行けばよいでしょうか?

本人を病院に連れていくには

　初期の認知症の人は病識がないため、「私はどこも悪くないのに、なぜ病院へ行くのか」と言ったり、まだ活字も読むことができるので、診察室の前に来たところで「なぜ、精神科なのか」などと怒り出したり、帰ろうとしたりします。受診するだけのことですが、介護者は大変な労力を使うことが多くあります。

始めの一歩の「一言」

　本人を不安にさせずに診察を受けてもらうためには、本人の生活歴や文化、価値観などを尊重しながらの誘導的支援が何よりも大切です。

　本人が「まだまだ若い者には負けられない」と気丈な人なら、「○○さんは日本のために頑張って働いてきたので、国から健康診断の案内が来ていたわよ。○○さんには元気でいてもらいたいものね」「お父さん長生きだから、会社が人間ドックの券をくれたんだよ。○月○日までだって、それまでに行こうよ」などと話すことで、受診へ誘導することもできます。

　また、目的は本人に診察を受けさせることですが、「私(介護者自身)が調子悪いみたいで、何かあるとみんなの面倒が見られなくなるので、○○さん、一緒に病院へ行って話を聞いていてもらえませんか?」などと伝えて、介護者が病院に行くことを強調しながら一緒に病院に行ってもらう誘導もよい方法です。病院ではタイミングを見計らって、「ついでだから○○さんも診てもらうと私も安心だわ」ともっていくと自然に誘導できます。

専門医がいる病院で受診しましょう

　診察や通院する病院は、認知症に詳しい専門医がいるところが望ましいでしょう。専門医は多くの認知症の人を診察していますので、本人の自尊心を損ねることなく質問などに配慮でき、さまざまな方法で検査等を行うことに長けています。

　軽度認知障害のうちに、適切かつ専門的な診断・治療を受けるに越したことはありません。「もの忘れ外来」「老人科」といった看板を掲げる病院、(脳)神経内科、神経科、認知症対

応の精神科も認知症の専門科です。ここで注意すべき点は、正しい判断を得るために、精神科の中でも認知症を多く診ている医院・病院等を受診することです。

どうして虚勢を張るのか

　初期の認知症では分別機能が保たれていることもあり、いざ病院の診察室に入ると、「病院を拒絶していた家での姿」とは打って変わり、医療職の前では紳士淑女のように対応することもよくあります。「困ったことはない」「どこも悪いところはない」「どこも悪いところはないんだけど、娘がうるさいので」と、実際とは違う言動をすることが多くあります。

　実は、この時期こそ、認知症の本人がもの忘れなどに一番困惑し、不安に感じていることが多いのです。まして負の情報には敏感に反応するので、「私はできています」と精一杯の虚勢を張ってしまいます。それで、正しい情報が伝わらないことが多くあります。自分に自信がないので、何かあると「ばかにされてたまるか」という意識から、そして自分が正しいのだということを主張するために、過剰な自己防衛をします。これが、できないのにできると言ってしまう言動になるのですが、精一杯の自己防衛なのです。

　こんなとき、「いいえ、いつもはそんなこと一人ではできません」と家族が訂正したりすると、本人のプライドが傷つき「そんなことはない」と頑なになって、紛糾します。家族や周囲の人は本人に不安感を与えるような対応は避けてください。怒ったり追及したりすると、感情が高ぶって余計に自己主張を強くさせるだけでなく、本人に自分が間違っているという不安感を起こさせ、さらに病状を進行させてしまうことにもなります。

認定調査時や受診時に正確な情報を伝えるために

　しかし、いくら認知症の人の気持ちを考えるとは言っても、介護保険の認定調査時や医師の受診時に正しい情報が伝わらず、そのときの本人の言動がその人のいつもの状態であると誤認されるのは困ります。認知症の現在の状況を正しく伝えておかないと、その後の介護サービスや適切な治療方法への影響が大きくなってしまいます。

始めの一歩の「根回し」

　診察室でうまく受診できるよう、事前に医療機関と打ち合わせて調整をしておくとよいでしょう。当日診察する前にチェックシート（Q1-10　p.21参照）に記入して持って行く、困っていることをメモしておき、受付の看護師にお願いして受診前に先生に渡してもらうようにするなどができると、本人を不安にさせずに診察もスムーズにいきます。

Q1-12 「アルツハイマー」と告知されたとたん、家から出なくなりふさぎ込んでいます

認知症の告知をどうするか

　認知症と診断されたときに、そのことを本人に伝えるかどうかというのは、なかなか難しい問題です。かつて不治の病とされていたがんは、現在治療法の研究も進み、大部分の人が告知を望んでいるようです。認知症も現在では、認知症の症状が重くて説明しても内容を認識できないとか、ほかのことで精神状態が不安定な場合を除いては、本人に告知することも増えています。本人に告知することによって、認知症という病気を冷静に認識してもらい、その後の治療や介護をよりよいかたちで進めて行こうという考えからです。

　しかし、現在の医療でも治らない認知症の場合、告知されたときのショックは大きく、精神の落ち込みからうつ病になったり、認知症が進行したりすることもあります。告知された本人が認知症を受け入れることは容易ではありません。特に認知症初期のころは、本人には「まだ大丈夫」という自覚があるため、認知症であるということを受け入れなかったり、「何で俺が！ぼけてないぞ」などと強く言い張ることもあります。受け入れたとしても、不安感や恐怖感から認知症が進行してしまう可能性も出てきます。

　ある介護家族は、父親が認知症だと診断されたとき、そのことを本人には伝えませんでした。本人は自分のもの忘れなどの症状をふつうに受け入れており、不安や混乱といった状況はみられなかったため、あえて不安にさせることはないと思ったからです。本人はその後、認知症の進行に伴って老人介護施設でケアを受けながら楽しそうに過ごし、数年後に亡くなられました。

認知症の告知をした後で…

認知症本人に対して

　本人に認知症を告知したとしても、多くの場合、認知症の進行に伴って、告知されたことや自分が認知症であるという自覚も忘れ去られていきます。

　問題なのは、認知症初期でまだ自分の感情や自覚がほとんど残っている時期の告知です。一時的に大きなショックを受けることになるため、それを緩和するような方法を考える必要があります。本人には認知症に関する正しい理解のもとに、悲観的にならず、できるだけ楽しく生活を送るよう勧める必要があります。

第1章　もしかして認知症では!?

認知症の人の介護家族に対して

　告知された場合は、本人だけでなくその家族も一緒に大きなショックを受け、悩みます。介護をどのようにしていけばいいのかということに加えて、認知症の人が一家の大黒柱であった場合には経済的基盤を失うことになり、今後の生活をどうしようかという問題も生じます。

　認知症に対しては、介護サービスの利用や障害年金等の公的な経済支援も受けることができます。まず、どうすればいいかを判断するために、認知症という病気、そして安心して地域で生活していくために、医療、介護、住まい、金銭管理、地域の見守り、ボランティア等に関する正しい知識を得ましょう。

　認知症介護は膨大なエネルギーを必要とします。決して一人ではできません。一人で頑張ろうとせずに、ほかの家族、そして医師やケアワーカー等の協力のもとで介護をするようにしてください。

コラム

私、変になってない？　大丈夫？？

　要介護5の夫を自宅で介護し、筆者の家族会に参加していたYさん（79歳）。
　介護予防のためにと受けた脳ドックで、Yさん自身が「アルツハイマー病」と診断されました。それまで欠かさずに家族会に参加していたのですが、その後パッタリ姿が見えなくなりました。

　お電話すると、「自宅で看ていた夫は介護施設に入所が決まり、これまでの夫の介護生活を考えると、子どもたちには自分の介護で苦労はかけられない。自分が夫と同じ認知症で皆様に迷惑をかけるようになっては、先がない…」と自宅に引きこもり、よくないことも考えて、とても苦しかったと話されました。四国のお遍路廻りをして、いろいろ考え過ぎて悪いことを考えないようにしました、と。

　筆者は電話で会いたいことを伝え、時折家族会への参加を促します。そのときから3年間、Yさんが必ず言っていた言葉は、「私、変になっていない？大丈夫？」です。

　現在、告知されて5年目。
　「私が元気なうちに友達にも病気のことを話し、旅行に誘ってもらっているの」「でも私、変になっていない？大丈夫？？」と必ず聞いてきます。筆者は言います、「大丈夫よ！明日のことは誰もわからないのだから、旅行に行けてよかったね！」

Q1-13 認知症になる前に家族が整理してやっておくことはありますか?

誰が介護するのか

昔は家制度があり、両親の扶養は長男家族が引き受けるという流れがありました。今でもその考えは根強く残っていますが、今の民法には介護の義務は長男が担うとはどこにも記載されていません。子ども世代が請け負う、となっています。介護は長男家族だけの問題ではなく、子ども世代全員の問題なのです。

兄弟姉妹・家族で日ごろから話し合う

介護といっても、初期の段階、中期の段階、重度の段階、終末の段階、どれも一様ではありません。

症状が軽いうちに、誰が、どのような状況で、どのような状態までを介護できるのか、さらに病気が進行してさまざまな症状等が出てきたときには、そのまま住み慣れた地域や自宅で過ごすことができるのか、家族としてはそれぞれがどのような支援をできるのか、などを考えておく必要があります。

また、常に介護を要する状況になったときには、症状が出たらどう対応するのか、本人の望む介護はどうなのかということを話しておくことも重要ですし、認知症の人が認知症の人を介護する認認介護になったときや独居高齢者になったときは誰が引き取るのか、遠距離介護をしていくのか、どの段階になったら施設に入れるのか、在宅だけで看ていくのかなどについて、あらかじめ兄弟姉妹、家族内で、常日ごろから話し合っておくことが大切です。その際、それぞれの家族の事情を鑑みて、それぞれに置かれた立場やこれまでの関係性、金銭的なことも含めて話すようにしましょう。

介護保険を利用する

介護保険制度が始まって、街の中にデイサービスの車を見かけない日はなくなりました。30年前は、限られた団体(社会福祉法人や医療福祉法人等)がデイサービスやデイケアを実施しており、特に在宅サービスに関しては数も少なく、地域での理解も進まず、偏見もありました。つまり当時は、在宅の高齢者がサービスを使うことに対して地域での理解が厳しい状況でしたので、「お嫁さんが日中家にいるのに、なぜデイケアに行かなければいけ

ないのか？」などとみられて風当たりが強く、兄弟姉妹に相談してデイサービス利用の快諾を得ることが難しい時代でもありました。

しかし現在、介護保険制度は「社会的介護」を推進しました。誰もがなり得る病気として認知症への理解も広まり、兄弟姉妹からの理解も得られやすくなってきて、また、介護保険制度の利用は当然の権利であると認知されています。

介護費用をどうするか

2018年（平成30年）から介護保険の自己負担は、収入に応じて1割から3割負担に分かれました。入退院を繰り返したり、病状が進むにつれ年金だけでは介護費用がまかなえなくなる場合もあります。介護の費用をめぐって、兄弟姉妹間のトラブルも発生しやすい状況です。

超高齢社会になってからは、医療費や介護保険の費用等の社会保障費の抑制が続いています。年金の問題もあり、今後、老後の暮らし向きは安定とは言えません。それでも、公的制度を活用し、負担を減らすことをまず考えてみましょう。（資料p.294～参照）

兄弟姉妹間での役割分担や実際に介護している兄弟（配偶者は、相続権がありません）への労い、実際の介護費用、そして親亡き後の財産の扱いも含めて、お互いが元気なときが冷静に話せる機会でもあります。ぜひとも、話し合って備えておいてください。

財産の問題については、話し合うだけでは実際には何も動きませんから、公式の遺言書を作成することが必要になります。

本人の意思確認

なかなかしにくいことですが、親に対して、自分が認知症になったときの状態を想像してどうしてほしいのかを聞いておくことも重要です。終末期に自然死を望むのか胃ろうや人工呼吸器で最後まで延命治療をしてほしいのかということや、葬儀の様式やお墓の希望、財産の処分・分与も元気なうちに意思確認しておきましょう。

また、本人の交際関係（老人会、OB会等）、親戚・友人関係についても、入院や葬儀等のときに連絡が必要かどうか聞き取りをしておきましょう。重度の認知症や寝たきり・急逝になった場合、残された家族は戸惑い、生前の本人の意思を尊重することができたかと後々まで悩みます。

介護にはお金がかかります。しかしお金ばかりが備えではありません。家族や兄弟同士が、介護を通して、あるいは介護に向き合い、本人も家族も幸せだったと感じられる介護生活になるよう、できる準備を整えておきましょう。

Q1-14 自分が認知症になる前の備えとしては何をしておけばよいのでしょうか？

認知症は他人事ではありません

　誰もが認知症になりたくないと考えています。そして、まさか自分が認知症になるはずはないと、自らの人生をハッピーに考えるのも人の常です。しかし、2012年（平成24年）の厚生労働省調査によると、認知症の人の数は約462万人、さらに軽度認知障害の人は約400万人とされ、合わせると65歳以上の約4人に1人が認知症とその予備軍ということになります。今や、認知症は他人事ではありません。

　誰でも認知症になる可能性があります。認知症になる前に必要な備えをしておくことは、今後の人生において、家族や子どもへの迷惑や心配をできるだけ減らすためにもとても重要です。

自分が認知症になったときに備える終活ノート

　寝たきりや認知症を患って身体能力や意思能力が不十分であっても、治療を受けながら長生きできる時代になってきました。自分が認知症になったときや亡くなったときの状態を想像して、どうしてほしいのか、備えておくことも必要です。

　それを記したものが、いわゆる終活ノートです。残された家族に面倒をかけないために、介護や末期の医療、そして葬儀や墓、遺産等、自分の意思を明確に記録しておきます。特に葬儀や墓に関しては、宗教や様式等の希望を明らかにしておき、葬儀を執り行う家族等の負担も考えて、自分で準備できるものは元気なときにしておくことも、生きている者の責任とも言える時代になってきました。

　認知症になったときには、自宅で暮らしたいのか施設に入りたいのかということや、要介護となったときの住まいの選択等は重要な要素となります。これらは家族にとっても難しい問題で、自分たちの判断だけでは決めにくいことでもあります。ことに終末期には、本人は意思を伝えることができない状態になることが多く、もしものときに自分らしく終末を迎えるためには、このノートに記録しておくことが大切になります。

　毎年、年の初めや誕生日等の節目に、状況を加味した終活ノートを書き変えたり、自分の意思を周りに伝えておくと取りかかりやすいでしょう。もちろん、その通りにいくことばかりではありませんが、残された者が思いを汲んだ選択も可能となってくると思います。

認知症になる前に家族に伝えておきたいこと

　認知症になる前は家族に何も伝えなくても自分ですべてできていたことが、認知症になってからは家族にしてもらわなければならなくなります。家族が迷ったり困ったりしないように、自分の情報を伝える記録を作っておきましょう。

　具体的な項目は次のとおりです。終活ノート（p.262参照）に記載するだけではなく、家族に一度見せて確認したり、ノートに記載できないことは口頭で伝えたりしておくといいでしょう。

　「自分が介護の状態になったとき」を考えるのは誰でも嫌なことです。そのため、介護が必要になったときの希望については、書き留めることを避ける人が多いですが、最期まで尊厳あるケアを家族や専門職にしてほしいと希望する場合は、とても有効になる情報です。自分自身のために書き留めるようにしましょう。

〇〇年〇〇月〇〇日

会社名	証券・口座番号等	契約内容等
保　険		
XXX生命保険 TEL　xxxxxxxxxxxx	No.・・・・・・・・・・・	死亡時●●●万円 入院時●●万円／日
預貯金		
XXX銀行〇〇〇支店 TEL　xxxxxxxxxxxx	普通No.・・・・・・・・・ 名義人：〇〇〇　〇〇〇	普通●●●万円 年金振込、各種支払口座
株券等		
XXX証券〇〇支店 TEL　xxxxxxxxxxxx	特定口座No.・・・・・・・・・	株券●●●万円 現金●●●万円
クレジットカード		
XXX　カード	カードNo.・・・・・・・・・	TEL　xxxxxxxxxxxx

図1-3　保険・預貯金・株券・カード等の記載例

メモ

第2章
困った症状への対応はどうすればいい？

Q2-1 「バッグがない」「財布がない」と騒ぎ、嫁の私が盗んだと決めつけます

認知症の人の物盗られ妄想は、なぜ起こるの？

　財布や通帳、思い出の品といった大切な物が見当たらないとき、即座に誰かに盗まれたと思い込んでしまうのが認知症による「物盗られ妄想」です。認知症による漠然とした不安感や寂しさなどが被害妄想的な気持ちを生じさせやすく、いったん妄想が始まると、特に身近でお世話してくれている人を「犯人」に仕立てるなどして非常に攻撃的になることがあります。この症状は女性に多くみられ、また、見当たらない物が高額かどうかは関係ありません。

　物盗られ妄想は、認知症高齢者ばかりではなく、一人で切り盛りして頑張って生きてこられた方が高齢になったときにも起こるといわれています。病気にかかわらず高齢者の心理として、役割の変化や喪失感などからも起こってくるといわれています。

　認知症の人は「物がない＝誰かが盗んだ」「娘だ（嫁だ！）」と、特定の身近な人を犯人と確信してくることが多くあります。そうと思い込んでしまった認知症の人には、「身に覚えがない、盗んでいない」などの弁解や反論は通じません。

　介護者から見るとたまったものではありませんが、認知症の人からすると、今まで自らの生活は自らで組み立ててきたという自負があったのに、自らの力が弱くなり、その自信が揺らぎ始めているところへ介護者や身近な人が手助けすると、自らのテリトリーを侵されていると感じるのです。そのため、攻撃の対象は身近な人になります。認知症の人から見れば、一番お世話になっている人が、自らの領域への侵入者なのです。

物盗られ妄想のポイント

　アルツハイマー型認知症の人は、大切だと思っている物を人に盗られないように、他人がわかりにくいところ（押し入れの布団の中、カーペットの下）などあちこちに隠し始めますが、認知機能の障害や理解力・判断力の障害によって、隠したことそのものを忘れてしまうことがあります。

　認知症だとしても、身近な介護者ましてや家族から、「あなたが盗んだんでしょう」などと言われればショックです。それに対して「ちゃんと探したの？」と責めたり、「自分で隠したんじゃないの？」と疑ったりすると、余計に反発してきます。それが原因で家族関係

がぎくしゃくしたり、関係が余計に険悪になることもあります。

　介護しているほうも不愉快になるところですが、この対応がその後の穏やかな時間をつくり出せるかどうかの分岐点です。疑いをかけられたことに関しては心に留めて受け流し、一緒に探すなど本人の気持ちに沿った対応が、お互いの不信感を拭う効果を生みます。

　また、探し物が見つかりそうもない場合は、おやつを食べてから探すとか、洗濯物の取り込みを頼んだりして、本人の関心興味を別方向に向けて気分を変えてみることも大切です。

　妄想の症状は病気が原因で起こったものですから、一緒に探す姿勢が大切です。そして見つけたときがポイントになります。「ほら、あったでしょう！」と威圧的に言うのではなく、本人が「見つけた！」「盗まれたのではなかった」と思えるように認知症の人を誘導し、可能な限り本人に見つけさせましょう（図2-1）。これにより、他人が隠したわけではないことを認識し、共に探してくれた人に信頼を置くことにもなります。

■ありがちな対応例

（娘が布団の下に置かれた財布を見つける）
娘「ここにあるじゃない！もう、人を泥棒扱いするなんて、いい加減にして！」（怒る）

■好ましい対応例

娘「財布がないの？それは困ったわねぇ。いろいろなところを探してみましょうよ。なかったら大変ね」（心配そうに）
母「ここら辺に置いたはずなのよ…」
娘（布団の下から財布を見つける）
　「ねぇ、お母さん、こっちも探してみたら？この辺に置いたかもしれないでしょう？」
　（さりげなく財布がある場所に誘導）
母「そうね…（財布を見つける）あ、あったわ！」
娘「よかったわね、お母さん！」（相手の心配の気持ちを受け止めて、喜ぶ）
母「ありがとう！」
娘「なくしたら大変よね」（安堵感と労わりを込めて）

図2-1

普段から不安をなくすような環境を整えましょう

　基本は相手の困ったことをそのまま受け入れて、何がなくなったのかをきちんと確認します。生活の中での不全感やストレスが、物盗られ妄想に発展していくこともあります。ですから、認知症の人がどのようなときにそうした症状を訴えてくるのか、生活を観察し、普段から不安を覚えることのないような家族との信頼関係や環境を整えてください。

　なお、妄想は病的な問題でもあるので、対応だけではなく、病状に詳しい専門医と相談していくことが一番です。

Q2-2
あらゆるものをあちこちに隠してしまい、大切な書類が見つかりません

大事な物や都合が悪い物は隠してしまいます

　認知症の初期には、置いた場所がわからなくなったり大切な書類の紛失等が起きてきます。財布や通帳、キャッシュカードなど自分が大事だと思っている物は、「なくしたら大変！」と一瞬感じ取って、どこかにしまってしまいます。しかし、何をどこにしまったかはすぐに忘れてしまいます。

　しまっておく物は財布、通帳、キャッシュカードに始まって、家の鍵、テレビのリモコン、携帯電話、薬、書類、手紙など、実にさまざまです。また、自分の物だけでなく、家族の部屋で見つけた重要書類なども隠してしまいます。「大切なものだ」＝「なくしたら大ごとだ！」と一瞬思い、「隠す」（本人にしてみれば、しまっておく）行為につながっていきます。認知症の初期のころは、自らの病識に対しても認識していないので、「なくなった＝誰かが盗った」という思いにつながってきます。隠し場所も、洋服ダンスや食器棚、布団やベッドの下、じゅうたんの下のほか、冷蔵庫や下駄箱の中という思いがけない場所もあり、探すのに苦労することになります。

　また、認知症が進んで尿や便を失禁すると、そのときは「やってしまった。人に見られたら笑われる」「後で誰もいないときに、洗うようにしよう」という羞恥心からとっさに脱いだ下着を他の家族に見られないように隠す、というようなことも起きます。この場合は都合の悪い（自分の恥になる）物は隠してしまおうという意識が働いています。しかし、そのとりあえずが、物を隠したとたんに意識から消えていきます。

　隠す場所は、汚い物という観念がとっさに働くときはゴミ箱などが多いようですが、なかには引き出しやタンスの中ということもあります。

物隠し行為への対応

　特に、これまでの生活歴の中で、家のことや自分の生活を自分で管理・運営してきたしっかりした人にこの行為が起こりやすいようです。

　認知症の人が物（貴重品など）を隠そうとするのは、不安感から起きている場合が多いのです。このため、認知症の人との信頼関係を築いて不安感をできるだけ取り除いてあげることが重要ですが、日々の介護生活の中ではなかなかそこまでできないものです。まずは、寂しかったり不安だったりする本人の気持ちを、できるだけ汲み取っていくようにしましょう。

　なくしては困るものをどうしても持たせないと怒るような場合は、貴重品に探知機を取り付けてもいいでしょう。どこにあるかわからなくなったとき、ボタンを押すとピピピと音を出すので、隠した場所がわかります。

　現在、福祉機器は非常に進化しています。これらの機器やサービスは、インターネットで調べて探したり、お住まいの市区町村の地域包括支援センターに尋ねてみるのもいいでしょう。また、専門職であれば、年に一度開かれる国際福祉機器展に参加して、情報を収集しておくことをお勧めします。

コラム

薬、飲みすぎていませんか？…せん妄に

　一人暮らしで、少しずつゴミの出し方がおかしくなり、水道水の出しっぱなしや洗濯物の干しっぱなしなどが目立ってきましたが、近所の方の声かけにより何とか自分の身の回りのことができていたYさん。

　几帳面なYさんは、前から予約の入っていた整形外科、眼科、そして風邪気味ということで午後には内科の受診をして、どこの医院でも夜眠れないことを訴え、睡眠薬だけでも5種類を処方してもらい服用していました。

　夕方、畳の目すべてから虫が湧き出してきたと、突然自分の家に火をつけて全焼させてしまいました。急遽、筆者の施設に緊急入院したYさん。入所時に持参した薬は全部で13種類…。全部、夕方に服用したとのことでした。

　医師と薬剤師からは、薬によるせん妄と診断されました。薬を精査して必要なものを洗い直したところ、2日目から落ち着きを取り戻し、時期をみて介護サービス等を整えて近隣の力も借り、在宅での一人暮らしが可能となっていきました。

Q2-3 「家に帰りたい」と言うので家に帰ると、「家に帰りたい」と言います

「帰りたい家」はどこにあるのか

　家にいても、「家に帰りたい」と言って出て行こうとすることがあります。

　帰りたい場所というのは、もうすでになくなった家であったり、本人が子どもの時分に楽しかった風景であったりします。帰りたいと思っている家というのは、本人が居心地のよかった、もう過去になってしまった充実していた時代や場所なのです。

　また、それは自分の役割があった場所、その役割を人が認めてくれて、自他共に自分の存在が肯定される場所でもあります。つまりタイムスリップした"時"の場所なのです。原体験、原風景といわれるものです。たとえ、今住んでいる家が昔のままで残っていたとしても、それは帰りたい「家」とは違うのです。

「家へ帰る」と出て行ってしまうときの対応

　「帰りたい」には、本人なりの目的や理由があります。しかし、パッと思いついたものの、その記憶を保持していることができないため、次から次へと浮かんでくる行動をしてしまい、戻って来られなくなってしまいます。むやみに現実を突きつけて出かけないよう諭すのではなく、本人の帰りたいという気持ちをそのまま受け止め、ときにはその気持ちに付き合って、一緒に家から出てあげてください。

　このとき、一緒に歩くコースに工夫をしましょう。例えば、普段は右に曲がっているところを左に曲がるなどの工夫をして、いつもと違うコースを歩くのです。これは、短期記憶が保持できにくいという特性を生かしたケア技術です。

　具体的には、どのような対応をすればよいのでしょうか。図2-2に好ましい対応例を挙げました。このようにまったく違う風景のところを歩いてきたというように思わせながら、明るく話しかけ、本人の気持ちの転換を図ることが大切です。そこで見て来た楽しい事柄や道端で見た季節の花などについて、「梅の花が咲いていてきれいだったね。お散歩で見られてよかったね」などと、介護者がその「話題」に、積極的に花を咲かせるようにします。

　認知症の人は短期記憶を保持することができないので、その短期記憶を想起するような質問の話になると不安になります。「今、見てきた花は何だった？」などと尋ねることは、非常に本人を混乱させますので、やめましょう。今見ているもの、今感じていること、瞬

間瞬間に応じた話題づくりで対応することが大切になります。

一緒に出かけられないときの対応例

　日常生活の中では、いつもその人の気持ちに寄り添った対応ができたり、一緒に出かけられたりするわけではありません。そんなときは、ぜひ「相手を受け入れる一瞬の演技」をしてください。相手の思いを温かく受け入れる気持ちで、その世界に入って対応することが、認知症の人への大切な援助技術になります。

　例えば、認知症の人が行きたいという場所に電話をかけたように見せるなどもよい対応です。「相手が自分の気持ちに応えてくれた」と思える行為をすることが、とても大切です。

■徘徊……好ましい対応例【その1：一緒に出かけるとき】

　　　出て行こうとしたときに、
　娘「花がきれいだね」（明るく）
　　　（そのとき、一緒に見ている花を話題にする）
　母「きれいだねえ」
　　　（本人の生活歴の中で、本人が快いと思う情報を得ておくことは大切です）
　娘「お茶でも飲もうか」（嬉しそうに）
　母「のどが乾いたね」
　　　本人の関心が、出ていくこと以外に向いたことで、落ち着きを取り戻します。
　　　認知症の人の好きなお菓子を用意したり、お茶を飲んだりして、気分を引き立てるとよいでしょう。

■徘徊……時間がないときの好ましい対応例【その2：一緒に出かけるのが難しいとき】

　娘（外を見て）「あら、お母さん、雨が降りそうよ」（心配そうに）
　母「そう？」
　娘「お父さんに迎えに来てもらおうか？」（笑顔で）
　母「そうねぇ」
　娘「ちょっと待ってね、電話かけてみるから…」
　　　（電話をかけるふりをする。番号を押し、少し待つ）
　娘「もしもし、お父さん？　あのね、お母さんが帰りたいと言っているんだけど、迎えに来てくれるかな？雨降りそうなのよ。うん、うん、…そう。じゃあ、待ってるね、早く来てくれるといいんだけど。わかった、お願いしますね」
　　　（電話をきるふりをする）
　娘「お母さん、お父さん迎えに来てくれるって」（できるだけうれしそうに）
　母「ほんと？」
　娘「うん。だから家で待ってようか。今お茶入れるから」（にこやかに柔らかく）
　母「よかった」

図 2-2

コラム

帰りたい家はどこにあるの？

　実際に認知症の人が住んでいたその場所に行っても落ち着かず、帰りたがることが多くあります。

　筆者が以前担当していた認知症を発症したKさん（男性、76歳）は、100年も続く地方の旧家の方でしたが、一人娘の嫁ぎ先近くへ夫婦で転居されてきました。しかし「家へ帰る」と徘徊するようになったので、昔住んでいた家に戻らせたいと妻が相談に来られました。

　娘さんを交えて話しましたが、Kさんの妻は「田舎から出てきたことが間違いでした。後悔したくないので、（その100年も存在している旧）家に帰ります」と言います。

　妻の意思は固く、認知症特有の症状であることを説明しても受け入れてもらえませんでしたので、ここは妻が実際に夫を旧家へ連れて帰ってみて、納得することが大切と考えました。筆者は、この後のことが予測できたので、娘の家の近くにある東京の家は引き払わずにそのままにして、すぐに連絡できる態勢を整えたうえで、一時帰宅を容認しました。

　地方の昔の家に到着したKさんは腰を落ち着かせる間もなく「家へ帰る」と徘徊し、捜索騒動になってしまいました。そして遠方から筆者に連絡があり、昔勤めていた小学校の近くで座り込んでいて保護されたこと、それでも何度も出ていくので大変だったと言い、その日のうちに東京に戻って来られました。

　帰りたい家、タイムスリップした「家」は、認知症の人の思い（楽しかった時代の幼少期の家だったり、一生懸命働いていた会社だったり、どれも自分が輝いていたときの一番懐かしい、そのとき）の中にだけ存在する「家（場所）」なのです。

第2章　困った症状への対応はどうすればいい？

◆介護家族の声
〜落ち着ける家はどこ？〜

　段々と認知症の症状が進んできて、段々と会話が成り立たなくなってきます。
　例えばショートステイを利用中、面会に行くと、
「家へ帰りたい」
と言っており、ショートステイが終わって家へ戻ってきても、そこが"家"と認識できないらしく、やはり
「家へ帰りたい」
と言って、また外へ出ようとします。
　母にとって落ち着ける"家"とはどこなのか、もうどこにもなくなってしまったのかなと思うと、とても悲しい気持ちになりました。

(介護者：娘／アルツハイマー型認知症／要介護4)

メモ

Q2-4 夕方になると「家に帰る」と言って、必ず出て行ってしまいます

夕方になるとなぜ出て行ってしまうのか

　夕方になると「家へ帰る」と言って外へ出て行ってしまうことを、「夕暮れ症候群」ともいいます。夕方の一定の時間帯、施設の職員が夕食の準備などで忙しく動き出すころ合いに、急に主婦に戻って「お父さんがもうすぐ帰ってくるので、ご飯の支度をしなければなりません。これでおいとまします」などと丁寧に言い出したり、感情的に不安定になって「もうこんなところにいられない！家に帰るんだから」と興奮してくることもあります。

　場所や時間の見当識障害が起こっているのですが、せん妄状態が起きているともいわれています。また、サーカディアンリズムと関係があるともいわれています。サーカディアンリズム（日内リズム）とは、身体機能が体内時計によって変化するもので、このリズムによってホルモンの分泌や体温、血圧などが自然と変化します。こうした点を踏まえると、認知症の人は、場所も時間もわからなくなって、不安や困惑に陥っていることが理解できます。介護者はこの状況を受け止めて、認知症の人が発する世界を共有しながら対応することが大切です。

同じ言葉でも、行動が変わる

　「夕暮れ症候群がみられるときは、同じ言葉をかけるように」と、施設等のマニュアルにはあります。しかし、「同じことを言っても、変わらない」という介護者や家族がいます。一方で、人によっては変化がみられ、落ち着くことがあります。

　この対応で根底に必要なのは、言葉をかけるその一瞬に、相手を思いやり心からの対応をすることです。うわべだけの態度で言葉を並べても効果はないでしょう。

出かけて行くときにどう対応すればよいか

　認知症の人が夕方、「家へ帰りたい」と言うのは、認知症本人にとって夕方がこれまでの人生の中で、重要な時間だったのかもしれません。よきお母さんだった人は「息子や夫のご飯の支度をしなくては」と思ったり、また職員が忙しく動き出す様子を見ると、「忙しいのにお邪魔してて申し訳ない」と思うのです。そこを思いやって、ただ抑えるのではなく、本人の興味のあるものに思いを切り替えるようなコミュニケーションをとりましょう（表2-1）。

表2-1　徘徊ケアのポイント

- 本人の気持ちを受け止め、なるべく一緒に出かけましょう
- 不意の外出に対する備えをしておきましょう
- 気持ちを受け止めたことを示してから、出かけることを思いとどまらせるために、場面を変えるなどの工夫をしましょう
- GPSによる位置情報システムなどを利用しましょう
- 地域の認知症サポーターや知人等、インフォーマルなサービスや施設を利用するなどして、介護者が一人で抱え込まず、日中に本人が一人にならないよう気をつけましょう
- 勇気を持って、認知症になったことを近所の人たちに話しておきましょう

居場所を整えることによって

　筆者が以前勤めていた施設では、「拘束をしない」「鍵をかけない」「向精神薬を使わない」で、職員の目配り、気配り、見守り等で声かけ対応をしていました。職員は相当に頑張って、大きな事故もなく運営していましたが、それまでは集団ケア体制をとり、認知症の入居者50人くらいがいるところを職員3〜4人で看るためにワサワサと動いていたので、入居者の様子も落ち着きませんでした。筆者はこれを"職員の徘徊"とも呼んでいましたが、重度の認知症の人が増えるにつれて、大きな荷物を抱えて隙あらば出て行こうとする方が廊下に何人も並ぶようになり、職員の見守り体制も限界にきていました。

　筆者の経験不足、知識不足はわかっていましたが、何とか入居者の方とともに過ごしやすい場を提供できないかと模索し、従来のやり方をまったく変え、小グループにして対応することにしました（今のユニットケアのはしりのようなものです。職員一人ひとりの力には限界もあることを、このときはっきり気がつきました）。

　「お金はかけられない」なかでの場づくりです。近所から家具、茶器をいただき、ある夕食の後、一斉に"場づくり"をしました。

　するとどうでしょう？自宅に近い家庭的な雰囲気を醸し出すように工夫したことで、ワサワサ動いていた職員の動線が変わり、落ち着いて仕事ができるようになりました。そうなると入居者の方たちも自ずと落ち着いて、徘徊行動はほとんどなくなりました。

　あんなに「隙あらば出て行く」姿勢だったある重度の認知症の人も、「誰か、お嫁に来たのかい？」などと言いながら、一緒に食器を箱から出して整えてくれました。その日から、大きな荷物を持って出かけようとする姿はなくなりました。

　その方は、家族が面会に来るといつも一緒にエレベーターに乗り込んで「帰る」と言っていました。その姿に、家族は入所させたことを後悔し、辛くなるからと面会に来られなくなっていました。しかし、この"場"を変えたことで、その方は落ち着き、家族がその姿を見たときには非常に驚かれました。

Q2-5 退職しているのに「会社に行く」と出かけてしまいます

なぜ出かけてしまうのか

　会社員だった人が、もう定年で仕事をしていないのに、朝、目が覚めると「会社に行かなくては！」と出かけたり、長年家庭の主婦をしてきた人が、夕方になると「夕食の買い物をしなくては！」と出かけたりします。これらの衝動は不安や焦りの気持ちから生じていますが、結局は自分がどこにいるかわからなくなり、迷子になって戻って来られなくなることにつながります。

　認知症の人には、場所の見当識障害が起こっています。いつも暮らしている場所でも、今、自分のいる場所がどこかがわかりません。わからない場所だから、居心地もよくないので出て行くのです。

　不安なストレスの多い状況に置かれ、頭の中には本人の生活歴の中であった忙しい状況が浮かんできます。「あれもしなくちゃいけない」「これもしなくちゃいけない…」と。それなのにすることがなく、手持ち無沙汰になり、それならここにいる必要はない、「家に帰ろう」「会社に行かなくちゃ」ということになります。

会社へ行くと言って出かけてしまうときの対応

　認知症に理解のある職場や地域では、次頁のコラム（「ある病院長の出勤」p.45）のような協力も得られます。しかし、そうではない場合、部屋に閉じ込めたり、無理に出かけるのを止めようとすると、大騒ぎになったりします。

　まずは本人の気持ちを受け止めて、「そこまで送りましょう」と一緒に出かけ、少し行って落ち着いたところで、楽しい話題やちょっと一服のコーヒータイムを促したりして、さりげなく帰ってくることも考えられます。

　一方で、地域では、誰かのためになりたいと思っている方も多くいます。誰もがいつかは認知症になるかも知れない時代です。家族だけで抱え込まず、昔の職場の人の力を借りることなども大切です。

　こうした認知症の日常生活を見たり聞いたりする経験を経て、明日は我が身と、ご近所力・地域力を醸成する機会でもあります。認知症であることを隠さず、地域住民に状況を説明して助けを求めていくことも必要です。一見迷惑そうでも、そうすることによって地域住

民も認知症とは何かを学び、認知症の人への対応技術も得ることができ、地域で支え合う力も生まれてきます。

一人で抱え込まないでください

家族が認知症であることを表明するのには勇気がいりますが、一人で抱え込み、介護を続けていくことは無理です。地域の住民や公的サービス、そして昔の知人、友人の力を借りていきましょう。

ある病院長の出勤

10年も前にとうに退職し、自宅で家庭菜園をしながら暮らしていた元病院長のBさん。3年前より認知症が出始め、「病院へ行く」と言って、なじみのコートと帽子、傘、カバンを持って、奥様の制止も聞かず院長室へ向かいます。

そこで病院の職員と相談し、病院入口の受付にある小部屋（相談室併用）を、Bさんにとっての院長室として使用させてもらうことにしました。出勤するとBさんにはお茶を飲んでいただいて少しの時間対応し、「ご自宅へ大切なお客様がお見えになったと奥様から連絡がありました」と伝えて、そのままタクシーで自宅へ戻っていただきます。見事なチームプレイで一件落着です。

この対応は、本人が肺炎で寝たきりになるまでの2年間、毎日続きました。

Q2-6 散歩に出かけると、戻って来られなくなってきました

いつも通っていた道で迷子になってしまうのは？

　ある日突然、道に迷って目的の場所に着けなくなってしまうことがあります。それは中核症状の見当識障害から起こるものです。

　記憶障害が始まり、生活の中で探し物をするだけでも手間暇がかかるようになってきたり、言葉が出なくなってきたりするころに起こってきます。家族にとっては、警察から連絡を受けて、初めて気づく場合もあります。

　認知症の人にしてみると、もの忘れが始まって自らの置かれた状況に困惑し、不安に感じているときの出来事なので、こうしたことがきっかけで動揺し、外出を控えるようになってきます。外出を控えるようになると身体機能が衰え、認知症の症状が進むこともあります。

道に迷うって、どんな気持ち？

　健常者でも道に迷うことがあります。筆者などはことに方向感覚が鈍いので、夜間に初めてのところへ行くとき、頭の中で地図を組み立てることができず、先が見えなくて動揺し（今はスマートフォンでも道案内してくれますが…）、一時的に頭が真っ白になり混乱状態になってしまいます。何とか目的地へ着いてようやく安堵し、自分を取り戻します。

　ところが、認知症の人は安堵するまでいかない状態で、長く混乱状態のままになります。混乱状態にあっても、認知症の人なりに「何とかしなければならない」と、もがき苦しみながら探し回るので、頭の中はパニック状態です。混乱・不安・恐怖の真っただ中にいる人の心を想像してみてください。

　認知症の人は、今来た道を想起しながら頭の中で今いる場所を保持し、同時に目的地の方向を考える地図を描けなくなっているのです。だから迷子になるのです。

　認知症の人の徘徊には理由があります。その理由を理解して適切な対応をすれば、徘徊を抑えたり、減らしたりすることもできます。

徘徊による事故を未然に防ぐには

　徘徊で行方不明になる方が年々増加しており、警視庁生活安全局生活安全企画課「平成

26年中における行方不明者の状況」で発表された情報では、平成26年に家族から届け出が出されたのは1万783人、その日のうちに確認できたのは65.4％の7,091人、確認された人のうちすでに死亡していたのは429人、所在不明で確認まで2年以上かかった人は73人とされています。

　最近では、認知症の人が徘徊していて電車事故を起こし、損害賠償を介護家族に求める裁判の判決が出て話題になりました。こうした電車事故を起こすと医療施設や介護施設もその管理責任を問われることもあり、後の経営にも支障をきたすことになります。

徘徊が始まったときを感知し、準備する

　徘徊による事故を未然に防ぐために、玄関ドアにベルをつけたり、玄関に徘徊センサーを設置したりして、外に出かけたことがすぐにわかるようにするのも有効です。

　また、玄関などから出て行く前に事前に対応できるものとして、最近は靴のインソールの中に位置情報システム等を埋め込めるもの、顔認証システムなど、企業によるさまざまな商品開発も進んでいます。顔認証システムは、顔だけでなく徘徊時の服装や様子もわかり、警察等へもすぐに情報を伝えられるので、のちの捜索に有効です。

　徘徊が多い人を介護している場合は、今日、どんな色の洋服を着ていたか、どんな格好をしていたかを確認しておきましょう。日ごろから気をつけておかないと、いざというときには覚えておらず、捜索までの時間を無駄にしてしまいます。徘徊している人の捜索は一刻を争います。捜索願いを出すにも、今日どんな服装で、どんな色の衣類を身に着けていたかは、直ちに必要な情報になります。可能なら朝、スマートフォン等で写真を撮っておくのもよいでしょう。

　捜索は、時間との勝負です。玄関先に携帯電話、小銭などを入れたポーチを用意しておき、追いかけるときにすぐ持ち出せるようにしておきましょう。自転車の鍵も一緒に置いておくと便利です。また、捜索中、必要に応じて渡せるよう緊急連絡先のメモも用意しておくとよいでしょう。

徘徊捜索時の対応

半径○○の地図を作る

　徘徊のために施設や家から出て行き、いなくなると、あっという間に見失ってしまうものです。施設等から5分以内、10分以内、20分以内、30分以内、また、交差点で右折した場合、左折した場合、まっすぐ進んだ場合などを想定して、特に10分以内の細かな交差点の分岐点にコンパスで円を描き地図を作っておくと当たりがつくため、あてずっぽうにまったく逆の方向を探してしまうことを防げます。

　捜索にはかなりの時間がかかりますし、その間、山奥にでもまぎれてしまうと探し出すことができず、命を落としてしまうこともあります。また、短時間に人手を動員しなければいけないことでもあるので、どの方向に徘徊して行ったのかを見極めることが勝負になります。

捜索の方法

今や徘徊者の捜索のためのIT機器も、多くの種類が出ています。GPS（全地球測位システム）が搭載された携帯電話・パソコンの位置情報システム等を利用するのも一つの方法です。警備員が現場に急行して、本人を保護してくれるサービスを提供している民間企業もあります。

行政が徘徊探知機の貸し出しを行っているところもあるので、自治体に問い合わせてみるのもいいでしょう。

徘徊本人の身元確認のために

男性で名刺を持つ習慣のあった方には、徘徊が出てきたときに、以前所属していた職場の名刺に（旧）と記し、住所・連絡先は家族や連絡の取れる方の携帯番号や住所に変えて、裏側に「名刺を受け取った方は下記へご連絡ください」と小さく書き持たせておくのも有効です。

また対策として、本人が気づきにくい下着の中やズボンの裾、ポケットの中などに、名前や介護している人の携帯電話番号を書いておくとよいでしょう。また、本人を見かけたら連絡してもらうよう、知人、友人にもお願いしておくとよいでしょう。

認知症になっても、徘徊しても安心な街づくり

誰も介護者や見守りの人がいないときに徘徊が始まり、行方不明になってしまうと、手立てが見つからず、危険に遭遇することもあります。

福岡県大牟田市では、子どものときから認知症を理解するための啓発活動として、年に一度、小・中学校合同で「認知症SOSネットワーク模擬訓練」を実施しています。「認知症になっても安心して暮らせる街づくり　徘徊＝ノーではなく、安心して徘徊できる街」を目指している地域です。

また、認知症の人の命を守ることを最優先に考え、地域ぐるみでタクシー会社の無線や有線放送などで呼びかけ、早めに保護することができている地域もあります。各自治体に問い合わせ、必要なものは地域住民として開発していく地域の力も、今後ますます必要になってくることでしょう。

最近、地域で認知症を理解し支え合おうという「見守りボランティア」や認知症カフェやコミュニティカフェ、家族会等の活動（Q4-1　p.157参照）が全国へと広がっていますので、これらの利用も考えてみましょう。

そして何よりも大切なことは、勇気を持って近所に状況をお伝えしておくことです。いつかは誰もが通る老いの道です。恥ずかしいことではありません。地域にオープンにすることによって、新しい情報や地域住民の理解と協力を得ることも多くあります。

第2章 困った症状への対応はどうすればいい？

コラム

本人のできることを優先した対応を

　実行機能障害だからといって、その人は何もできない人ではありません。例えば日常の家事で「料理でカレーを作る」ことであれば、「カレーを作るので、私忙しいので、○○さん、じゃがいもの皮をむいてくれますか？」などと促し、次に「人参もむいてくれると助かります…」と作業を一つずつ促すことで、皮むきなどの作業を完了させることができます。
　これまでの家事を一切引き受けてきた認知症の人の自尊心が保たれ、また充足感を感じることができるでしょう。

　また、実行機能障害の場合も認知症の人に対してと同様、安全の確保に留意してください。
　認知症になって、危ないから、できないからと、上げ膳、据え膳、すべてを介護者が行うことがありますが、一つずつのことはできます。「○○さん、皆さんにお茶を入れていただけますか」と促すと、ポットのお湯加減を見ながら丁寧に芳香なお茶を入れてくれます。

　ただ、あれもこれも同時にお願いするときや、熱い鍋や洗剤を持たせるときなどは、声をかけながら、その認知症の人の能力に応じた力を見極める対応を行わないと、思わぬ事故につながる可能性があります。

　認知症の人の家族の会は全国各地にある。大きな支援団体の支部や施設・病院が開くもののほか、介護の体験者が主宰するものも多い。介護者の孤立を防ぐ場としての役割は大きく、運営側は参加しやすいように工夫している。
　「同じように、娘で介護している人の話を聴きたくて来ました」。12月中旬、社会福祉法人・浴風会（東京都杉並区）の「よくふう語ろう会」で、初めて参加した女性があいさつした。「では、ひとつのグループは『娘の介護』にしましょう」と浴風会ケアスクールの服部安子校長。
　月に一度の会で、参加者は立場や状況ごとにグループに分かれ、語り合う。この日、集まったのは約30人。話し合いで、「介護歴が浅い」「介護歴が長い」「重度の家族がいる」の計四つに決まった。
　服部さんは「家族が集まっても、状況が違うと共感しづらく、『あなたのところは、実の娘だからいいじゃない』と、介護の苦労比べになることもある」と話す。境遇の近い人同士なら理解しやすいし、ほしい情報を効率よく提供し合えるメリットがある。

（朝日新聞出版「認知症とわたしたち」2014年6月30日発行, p.39より）

Q2-7 出かけても迷子にならず、同じ所を何度も行ったり来たりしています

同じ所を歩き回るのは「前頭側頭型認知症」の特徴です

　前頭側頭型認知症の場合は、「徘徊」といわず「周回」と呼んでいます。ある所へ行っては戻って来ることを何度も繰り返すことから、これを常同行動といいます。同じ場所へのこだわりがあり、その人なりの強い意思を持って「わが道を行く」ので、制止ができません。制止しようとすると、不穏になる例が多く聞かれます。

　前頭側頭型認知症の症状の特徴として、記憶の障害よりも脱抑制の症状が前面に出ることが挙げられます。前頭葉・側頭葉は人格を発達させていく部分で、思考や行動の抑制、情動や欲求の制御、話すことや意識・注意を集中させる機能がある、「人間らしく」生きるための大切な器官です。

　その部分に障害があるため、じっとしていることができず、家の中や施設内に物があろうが人がいようが関係なく、誰が制止しても人が変わったように振り切って、物や人の間を割って歩き回ることがあります。「対応困難なケース」として抗精神病薬を投与したり、「この症状は認知症ではない」と精神科へ対応を委ねる例が散見されます。

　徘徊や周回は、原因疾患の特徴を知ったうえでの対応が望まれます。介護者は制止するのではなく、行動パターンを生活の中に組み込んでいく、適応できる介護内容に組み替えていく、その常同行動をルーチン化療法へと捉え直していくことが大切です。あるいは、ケアプランに落とし込んで、対応を共有することも効果があるでしょう。

前頭側頭型認知症への対応はどうするか

　対応のポイントは、病気の特徴を知ってケアに生かすことです。

　前頭側頭型認知症の場合、早くから失語になっていくことが多くあります。自分の思いを言葉としてうまく表現できないこともあるので、介護者はさりげなく自然体で向かい合い、自由に安心して動ける環境を整えることです。

　また、自ら休むことがないので、「静」への常同行動を取り入れ、静かな環境や安全な場所を確保して対応します。

コラム

〜30年以上前の無理解な話〜
前頭側頭型認知症がまだ一般的に認知されていなかったころ

　認知症のBさんがデイサービスを使うようになりました。その施設には、理事長がしつらえた特別なVIPの方だけが使用する立派なトイレがあり、そのトイレを気に入ったBさんは「周回」を続けました。

　前頭側頭型認知症の特徴的な症状でしたが、当時はまだ一般的に認知されていなかったため、理事長はBさんの症状をアルツハイマーの徘徊だと思い、そのトイレを使ってほしくないこともあり、「徘徊しているので、デイサービスのスタッフは鍵をかけて対応するように」と命じてきました。

　筆者は、この症状であっても鍵をかけず、また認知症の人の意思を阻害せずに対応できる方法はないかと、スタッフと勉強を重ね、考えました。

　私たちの業務を見直すと、ルーチンでやることが結構あります。通所の送迎、車が来るたびに荷物を受け取る係、デイケアルームの椅子を並べる係、昼食の準備係などです。それぞれ役割があり、それらはパターン化（ルーチン化）されています。

　そこで、パターン化された業務内容に前頭側頭型認知症の常同行動を生かせないかと考えました。仕事としてBさんに役割を持ってもらうのです。

　昼食タイムでも、昼食のとり方、食べ方にこだわりがあります。食事中に立ち上がって歩いたりするので、ほかの方とぶつからない広い応接間で、職員と静かに食事できるような配慮をした環境づくりを工夫することによって、対応ができるようになりました。

Q2-8 今さっき食べたのに、食べたことを忘れてしまいます

食べたことを忘れてしまうのはなぜ？

　認知症の人は病気が進行してくると、記憶力や判断力、そして満腹中枢も侵されていくことがあります。食事を済ませたばかりなのに食事をしたがるのは、よくあるケースです。これは、認知症によって、食事をしたこと自体の記憶がなくなることなどが原因です。

　認知症の人にとって、「食べていない」ということは確かな思いや感覚なのです。実際にお腹がすいているわけではないのですが、「食べていないからお腹がすいた」と思う感覚です。その自らの思いや感覚を否定されると、嫌な気持ちだけが残ります。

　このようなときには、その人の思いを受け入れるために、「今、用意しますからね」などと声をかけて安心感を与え、関心をほかのことに向ける工夫が大切になります。

食事ケアはどうすればいいの

　食べたことを忘れた相手に対して、よくありがちな対応を次に示します。認知症の人は食べたことを忘れています。食べていないはずなのに食べたと責められると混乱します（図2-3）。

アルツハイマー型認知症への対応

　アルツハイマー型認知症の場合は、比較的胃腸も丈夫な方が多いので、「食事に執着してきた場合」には、軽いものを口にすることで落ち着きます。たまごボーロや甘納豆などの軽いもの、食べるのに手間がかかる殻付きの甘栗・枝豆・ブドウ等を用意して、本人に自らの欲求（要望）「不安の裏返し＝ご飯を食べていないこと」に満足感を与えます。

　そして、本人が一番輝いていた時代・誇り（仕事・子育て・趣味等）や旅行など、本人が関心を示す別の話題に変え、本人の気持ちが食事から離れるようにするとよいでしょう。このように、認知症の人の不安な心理に寄り添った（尊重した）対応が望まれます。

　それでは、好ましい対応とはどうすればいいのでしょうか（図2-3）。

■ありがちな対応例

> （母（認知症）が冷蔵庫を開けて中をあさり、小鉢を取り出す）
> 娘「お母さん、何やってるの？」（怒って）
> 母「お腹がすいちゃって…」
> 娘「これはお昼（ごはん）なのよ！」（小鉢をしまうが食べられたお皿を見つける）
> 　　「え！これも食べたの！？」
> 母「食べてない！私何も食べてない！もうお腹がすいて…」
> 娘「（朝食の器を見せながら）お母さん、見てよ！朝ご飯こんなに食べたのよ！」
> 母「あなたが食べたんじゃないの？一人で食べて！私は何も食べてない。もうお腹が空いて…」
> 娘「食べることばっかり考えて！もう、病気になるからね！知らないよ！」

■好ましい対応例

> 　食べたことをすっかり忘れてしまっている相手に、それを説明しても理解してもらうのは困難です。
> 　相手の要求を抑えるのではなく、
> 1.「私ごはん食べていないの」
> 2.「あらそうでしたね」
> 3.「今、食事の支度をしていますからね」
> 4.「今日はお義母さんの大好きなおいしい五目ごはんにしますよ」
> 5.「あら大変、ゴボウがなかった。買い物に行かなくては。お義母さんも買い物手伝ってもらえますか？一緒に買い物行きましょう」
> などと安心させてあげます。
> 　また、食べることに対して気持ちが向いていますが、お腹がすいているから言っているのではありませんので、さりげなく注意をそらすと、多くは食事から気持ちが離れていきます。

図2-3

（DVD 認知症の人といっしょに生きる, 長谷川和夫監修・服部安子企画編集, 中央法規, 2008, より改変）

脳血管性認知症への対応

　脳血管性認知症は生活習慣病（高脂血症・高血圧・心疾患・糖尿病等）から起こる場合が多いので、認知症の進行は比較的緩やかですが、生活習慣病による身体疾患の合併症を持っている方がほとんどです。しかし、原因疾患が再発しても、生活の仕方で再発を予防できるのが特徴です。

　生活習慣病を持っている場合が多いということは、カロリー制限や運動が苦手な方が多いということでもあります。さらに、意欲の低下やうつ状態も多くみられるために動作が緩慢となっていて、消費カロリーも少ないために食事制限をされていることもよくあります。アルツハイマー型認知症の人のように、「甘いもので満足させる」というわけにもなかなかいきませんので、食事のケアには工夫が必要です。

　大声で「食べていない」と叫んでいたかと思うと、感情のムラから「食べたくない」と拒食になったりします。また、麻痺による嚥下機能障害が起き、そのまま廃用性症候群になって寝たきりになっていくことが多いのも特徴です。

他の認知症の患者さんよりも「食べること」に固執して、大声で「ごはん、ごはん」と叫んだりするのも特徴の一つです。

　これらは、一人で置かれる環境に順応するのが難しいことと、自らの訴えを上手く表現できないために起こることで、抑うつ状態に置かれていることなどが原因です。これに介護者が気づかないことが多く、「大声を張り上げる困った人」というレッテルを貼られてしまうことがあります。しかし、実際にお腹がすいているわけではなく、満腹かそうでないかの意識が揺らぎ始め、自らの置かれた不安感や不全感から同じ話を何度も聞いてきたりします。頻繁にトイレ通いをするようになってくるのも同じです。

　誰かに来てほしい、そばにいてほしい、一緒に話をしたい、一緒に過ごしてほしいことの表れでもありますので、少しの時間、その認知症の人と向かい合って過ごすことで、落ち着くことがよくあります。

糖尿病等で食事制限のある認知症の人には

生活のリズムを整える

　できるだけ食物を目の前に置かないようにすることも大事ですが、このケースにあたる認知症の人の生活を聞いてみると、"おとなしいので、在宅ではほとんどテレビの前に座らせている"ことが多いようです。そのまま放置していると、ますます意欲の低下や自発性の低下につながり、動くことが億劫になっていきます。地域のボランティアや友人などの手を借りて、積極的に外に連れ出すように生活のリズムを整え、活動性を高めていかなければなりません。

　施設内でお菓子づくりをするときも、脳血管性認知症の人には「食べさせない」と徹底しているところもありますが、医療職と連携して1日のトータル栄養摂取量、カロリーを視野に入れ、禁止しない範囲で対応しているところもあります。

　インスリンや経口の糖尿病治療薬を服用している場合には、1日の血糖値を確認しながら、「日々の活動をいかに楽しく身体を動かすか」に配慮するとよいでしょう。

　それこそ、認知症の人の生活歴を尊重して、本が好きだった人は図書館や本屋さんまで散歩したり、買い物が好きだった人はデパートやスーパーに行ったり、駅ビル等を散歩するなどして活動量を増やすと、あっという間に時間が過ぎ、食べることへの固執からも解放されていきます。

　また、食器を小ぶりなものにして1回の食事の量を減らしたり、食事の満足度を高めるための盛り付けを工夫するとよいでしょう。例えば多くの食器類を使い懐石風にする、野菜料理を多く出す、低カロリーの食材を使用する、咀嚼することで食べている実感を味わえる切り方や硬さを工夫する（軟らかすぎない）、本人が食事を求めてきたときに残りの分を出すという方法もあります。

食事ケアのポイント

　認知症の人の食事ケアのポイントは、次のとおりです（表2-2）。食事制限がある場合には、通常の食事で組み替えられるカロリー等について、医療職や栄養士等の知恵を借りましょう。心の安らぐ場所を提供したり、役割活動を行ったりする工夫も効果があります。

表2-2　食事ケアのポイント

- 本人の気持ちを尊重して、軽い食べ物を用意するなどの対応をしましょう
- 安心感を与え、上手に関心をほかのことに向けさせましょう
- 1回の食事量を減らし、何回かに分けて食べられるようにしましょう

コラム

専門職が間違った質問をしていませんか！？

　人物の見当識障害によって、自分の子どもであることはわかっても、何番目のどの子どもで名前は何かを思い出せないなどの症状が出ます。進行すると、自分の家族かどうか、今は亡き人のことの判別もできなくなります。

　施設や病院で、専門職が認知症の人に向けて「あの人誰？」と質問して、認知症の当人は困惑して答えられないことがよくあります。面会に来た家族は、「子どももわからなくなった」と嘆いてしまいます。

　悪気があってのことではなくとも、専門職として正しく認知症の見当識障害を理解していれば、このような質問は出てきません。「娘の○○さんが見えてよかったね、○○さんのこと待ってたものね…」と言えばよいのです。「○○が訪ねてきてくれた」（嬉しい）と声に出さなくとも思えるのです。

　人物を間違えても、絶対に否定したり、「この人は○○でしょう、忘れたの？　だめじゃない」などと説得したりしてはいけません。認知症の人は、家族とわからなくなっても人間同士としてのよい関係は維持されます。まったく誰だかわからなくなった状態で出会ったとしても、その友好的な関係を瞬時に感じることがあるはずです。

Q2-9 冷蔵庫の物や乾物まで全部食べてしまいました

食べたことを忘れているか、満腹感がないからです

　認知症の人は、脳の障害によって、満腹感を感じる視床下部（摂食中枢）に異常をきたし、いくら食べても満腹感がないので、食べ続けることもあります。

　このように、記憶障害や摂食中枢の障害から異常に食物をたくさんとることを"過食"といいます。放っておくと生ものなども手当たり次第に食べてしまうので胃腸障害を起こしたり、また、食べ過ぎによる肥満や糖尿病の原因にもなりますから、適切な対応が必要です。

過食とその対応

　過食は食行為の異常として、思春期などにも過食と拒食を繰り返す例がありますが、心理的な影響が大きいものです。認知症の人の過食は、抗うつ薬等の薬により食欲が亢進する場合と心理的なものと、脳の障害によって起こります。認知症の人にとって「食べていない」という事実や満腹感がないことは、確かな思いや感覚なのです。実際にお腹がすいているわけではないのですが、「食べていないからお腹がすいた」と思っている心理的なことと、脳の障害による感覚なのです。

　ここで大切なのは、過食に至った背景を考えるということです。認知症になりうつ的傾向になって精神科での薬が増えていないか、または環境の中でいつも不安の中にいて、「自分はここにいてよいのだろうか」と感じていたり、一人ぼっちで寂しかったりするなど、精神の安定・安心の欲求が満たされているかどうかを探ります。

　ですから、薬を見直すと同時に、認知症の人の不安感をあおるような言動、怒る、叱るは厳禁です。「今食べたばかりでしょ！」と怒り口調で言っても、本人はまだ食べていないと思い込んでいるので、何の役にも立ちません。戸惑い、自信をなくして不穏状態に陥ることもあり、よくありませんので、穏やかに話しかけてあげてください。

食品の保管方法や本人が生活する環境を整える

　台所の食品庫等にまとめて食べ物を置く場合には、箱に入れ高い所に置いて見えないようにしたり、必要以上に食べ物を置かないようにすることです。
　また、昼間の生活環境にも関係があります。あまり手がかからないからとテレビをつけっ放しにして本人を放置しておくなど、手持ち無沙汰で過ごしているときに過食が起きます。

お土産のお菓子との戦い

　お客様が多く、お土産物のお菓子を頻繁にいただく家のことです。
　糖尿病なのに、お客様が持ってきた菓子箱の菓子を一気に食べてしまう認知症のTさん。家族はどうしたら食べさせないようにできるか困っていました。

　結局、物置を改造して小さな冷蔵庫や食品庫を設けて目に触れさせないようにし、事情を話して、お菓子はお客様やご近所におすそ分けするようにしました。
　また、家族のお茶の時間には必要以上にお菓子は出さず、お菓子への執着を薄れさせるために素敵なお皿に一つずつ入れるようにしました（これは効果があることが多いです）。そうしてお茶の空間を楽しむようにし、お菓子を食べた分は夕食で調整しました。

筆者の体験談…食物は五感でも食べる

　入所施設で、隣の人の分まで手当たり次第に食べてしまう糖尿病のWさん。ある行事で、バイキング形式の食事提供を企画する際、「Wさんはどうしたらよいですか」と行事の担当者から相談がありました。

　このとき、人は食べ物をただ口から食べているわけではないこと、私たちでも例えば素敵な会席料理を食べるときは、五感を目一杯働かせ、目で多くの食材を見て、触感を味わいながらお料理をいただき、少量であっても満足感を得て、とても幸福な気分になれることなどを参考にしたケアを考えました。そして、きれいな器に彩り多く並べた野菜を手前に配膳しました。
　するとどうでしょう。テーブルいっぱいにバイキング料理が置かれた中で、Wさんが手当たり次第に食べることはなく、むしろいつもより小食です。そして、職員を気遣い、料理を盛った取り皿を職員に食べるよう促す優しいお母さんの姿がそこにありました。

Q2-10
毎日同じ「牛乳」と「卵」ばかり買ってきます

昔の体験がよみがえってくる

　認知症の初期は、ほとんどが記憶の障害から始まります。この場合、家の冷蔵庫に何が入っているのか覚えていないため、常備したい卵や牛乳などは同じものを買い込んでくるのです。

　戦時中に育った人は食糧難を経験しており、当時は不治の病といわれた結核が流行って栄養をつけることが大切とされました。「牛乳」「卵」は手軽に栄養摂取ができる完全食品として、高価で重宝された時代でした。その後、日本人の毎日の生活に卵1個と牛乳1本は、健康生活に欠かせない食材として、買い置きが習慣となっていきました。

　この習慣的行動がそうさせていることと、牛乳、卵は、戦時中の大切な歴史が詰まった食品でもあるのです。

同じ物を買うときの対応

　認知症の人が買ってくる物が乾物や缶詰などの日持ちがする物なら、同じ物が増えても少しずつ使うことができますが、牛乳、卵、肉、魚といった日持ちのしない生鮮食品の場合には、食べ切れずにおくことになると腐ったりして、衛生上もよくありません。また、不必要な物を買うことは経済的にも痛手です。

　認知症の人は、買い物をするときはその物に執着しますが、買ってしまうと（かごに入れてしまうと）執着はなくなり、買ったことも忘れてしまいます。買い物同行でホームヘルパーやボランティアと出かけたときには、このことを利用して、いったんカゴに入れさせ、レジに行く前に戻してしまうというような対応も考えられます。

地域の店とも仲良く協力を

　完全に一人暮らしの認知症の人の場合は、同じ食品が溜まってしまうことをどうしても避けられません。食べているときを第三者が確認できないので、腐った物を食べて食中毒になっても気がつかないこともあります。衛生上の管理からも介護者（家族、ホームヘルパー）は注意して見守り、腐った物の処理や余った物の転用・利用を行っていく必要があります。

　認知症の人は、だいたい同じお店に買いに行きます。顔見知りのレジの方なら事情を話しておくことで、買ったようにして袋を下に置きながら戻すこともしてくれたりします。常日ごろ、人間関係を良好にしておき、お店の方の協力も仰げるとよいでしょう。

顔見知りの関係づくりで、生活を守る

　一日に同じお菓子を5回も買いに行ったNさん。家族からの電話でNさんが認知症であることを知らされた店員さんは、「不思議とは思っていたのですが…」と、理解してくれました。

　次からは協力していただき、Nさんが何度も同じ物を買いに来る場合は、会計しているふりをして「あれ、雨が降ってくるみたいね」などと会話で会計から意識をはぐらかし、その間に見えないようにかごから物を出して帰宅を促すなど、対応してくれるようになりました。

　地域の顔見知りの協力によって、すべてを否定したり取り上げるのではない、認知症の人にとって自然なケアを展開でき、住み慣れた地域で生活の営みを続けることができました。

Q2-11 入浴を嫌がるのですが、どうすればいいですか？

どうして入浴を嫌がるのか

認知症の人は、しばしば入浴を嫌がります。

入浴を嫌がるのは、認知症の初期で身だしなみを気にしなくなってきたときから現れることが多いです。本人は、お風呂に入りたくないごもっともな理由を並べます。浴室までの誘導の仕方や、衣類の着脱についても激怒したりするので、介護者は疲労困憊することが多くあります。このように入浴を嫌がるのは認知症の中核症状で、思考・判断力の低下が関係しています。

入浴の一連の行為は、複雑です。物事の後先をいろいろと考えながら、衣服を脱いだり、順番に着たりしなければなりません。入浴に抵抗するのは、この着脱衣の段取りができないことを人前にさらしたくないという認知症の人のプライドが大きく関わっています（表2-3）。

「なぜ人前で服を脱ぐ必要があるのか」ともっともなことを言って体裁を保ち、とりあえず身の回りのことができている人として振る舞い、精一杯取り繕っている状況といえるでしょう。これらは調理が単一になっていくのと同じように、実行機能障害の一部なのです。感情はしっかり残っているので、羞恥心もあります。「できない自分をさらしたくない」という思いが心にあることを理解し、プライドを満足させるような誘導が大切になります。

表2-3 認知症の人の気持ち

- ➡ 「汚れてもいないのに、人様から風呂に入れと言われたくない」
- ➡ 「風呂に入るのに、何で人の手を借りなくちゃいけないんだ!? ホントはできるのに…」
- ➡ 「なんで人前で裸にならなくちゃいけないんだ! やめてくれよ!」
- ➡ 「何するんだ! 人の洋服をはぎとって!」
- ➡ 「一人で入っていたが、実は…洗い方がわからなくなった。（…心の叫び）」
- ➡ 「服を着る順番がわからなくなった。そんなこと人様に知られたら大変だ! 自分がばかだと思われる!（心の中での葛藤がある）」

症状による対応の違い

アルツハイマー型認知症への対応

　家族が無理やり服を脱がせて、入浴を強要するのは避けましょう。本人のためであることを話し、入浴を勧めます。図2-4のように、本人が関心を持ちやすい言葉で入浴を促しましょう。

　また、「お義母さん、私、背中のここのところ洗えなくなってきたので、洗ってほしいのだけど」と、家族が一緒に入って手伝いをお願いしてみたり、洗髪の手助けを行うなどの配慮も必要です。

　入浴だけではありませんが、認知症の人ができることをしてもらうことが大切です。その瞬間の成功体験を大切に、できることをほめて、できないことに目が向かないようにすると、自尊心が満たされていくことがあります。

■好ましい対応例
- 「お母さんには元気でいてもらいたいのよ」
- 「寒くなってきたから、お母さんの好きな入浴剤を買ってきましたよ」
- 「お風呂に入浴剤が入っているから、身体に効きますよ」
- 「お風呂から上がったらアイスがありますよ、お風呂上がりには最高ね」

図2-4

レビー小体型認知症への対応

　レビー小体型認知症の人は、判断能力はある程度保たれているので、もっともらしい理由で入浴を拒否することは珍しいほど少ないです。しかし、身体のこわばり等が目立ってきますので、思うように身体を洗うことができずに汚れていたり、着衣ができずにボーッとしていたりすることがあります。

　自らのできないことを訴えることができなくなるので「おとなしい人」と勘違いされ、できると思われてしまって困難な作業を要求されるため、入浴が嫌になることもあります。

　介護者は本人のできることとできないことを見極め、できないことには、「〇〇さんにはお世話になったので、お背中を流させてください」「背中流しましょうか？」など、プライドを傷つけない言葉かけの支援が有効になってきます。

　つまり、認知症の人が選んだり納得したりできる方向に誘導すると、多くの場合うまくいきます。

脳血管性認知症への対応

　脳血管性認知症の人は、脳梗塞や脳出血の状態によっても症状は多様です。記憶障害は出てきても、考えた行動ができることがあり、介護者の会話に合わせることもできます。しかし、自分の認知機能の低下を理解して悲嘆し、抑うつ傾向となり、自室から出てこなかったり、身なりにも構わなくなったり、自ら寝たきりになって身体機能の低下を招いている

こともあります。
　また、感情の揺れも大きく、急に怒り出して不穏になっていくこともあります。特にお風呂に入ることに納得していない場合には、ケースによっては何カ月も同じ汚れた服のまま取り替えず、着替えも拒否することがあります。入浴は、生理的な動作ではないため、億劫でやりたがらないのです。

温泉好きの日本人の心を生かして

　入浴を嫌がって入ろうとしないときは、近所の銭湯や日帰り温泉に顔なじみの家族などで行くとよいでしょう。家ではあんなに抵抗していたのに、かつて慣れ親しんだ大浴場の雰囲気を感じ、自ら衣服を一人で脱ぎ出すという一面を見せてくれることもあります。
　温泉好きの日本人としては、認知症の人にとっても、銭湯や温泉の大きな脱衣場で皆の前で服を脱ぎ、大浴場に入ることは当たり前の光景です。その環境にいながら、羞恥心から服を脱がないという認知症の高齢者を筆者は見たことがありません。家で入浴させることに格闘していた光景が嘘のように変わります。
　少しお金がかかることは難点ですが、無料の高齢者パスを出している自治体もあるようですので、各自治体へ問い合わせてみてください。

◆介護家族の声
〜「昨日入ったから」〜

「まだ身体が汚れていない」
「昨日入ったから」
「風邪をひくので」
「昼間から風呂に入るのは世間体が悪い」
などとさまざまな答え、ごもっともな理由をつけて入浴を嫌がり1カ月経ちました。
　主人と二人がかりで洋服を脱がせようとすると、
「助けて〜」
と大声で叫び出します。夫婦共々、疲れてしまいます。

（介護者：嫁／アルツハイマー型認知症／要介護2）

Q2-12 一人暮らしで、訪問販売の人が来ると即座に契約してしまいます

一人暮らしの寂しさから

　高齢で一人暮らしをしている親を訪ねると、いつの間にか数十万円もする布団や家具を購入していたという話はよくあります。

　高齢者で一人暮らしでも、元気なときは"うまい話"には用心深く生活できており、健康機器等の販売にも猜疑心を持って対応し、自立しています。ところが、軽度認知障害などで生活がほころび、デイサービスを利用するくらいに認知症が進行すると、どんなに猜疑心が強かった方でも、自分にやさしくしてくれる人すべてに対して簡単にタガが外れ、相手を信用するようになることが多くみられます。

　訪問販売のセールスマンはこのことをよく心得ており、最初からやさしく接してくれるので、金額など関係なく購入してしまうのです。

　一人暮らしの高齢者は、話し相手がなくいつも寂しい思いをしています。普通の人ならすぐに切ってしまう電話の勧誘に1～2時間も話したり、訪問販売のセールスマンをわざわざ家に上げて話をすることもあります。

　このようなことは、一人暮らしで判断力が鈍ってくる高齢者、軽度認知障害の人などでよく起きますが、なかには双極性障害（躁うつ病）の人が躁状態にあるときにもみられます。気が大きくなって気前がよくなり、何でも購入してしまうのです。

詐欺に遭うかもしれません

　高齢者はお金を持っていることが多く、また判断力が低下しているため、物品の要・不要や価格の高い安いの判断ができにくくなっています。また、セールスマンなどはやさしい言葉や脅しを巧みに使い分けて高齢者の心理を操作するため、電話勧誘・訪問販売、そして詐欺にも引っかかりやすいのです。

　明らかな詐欺としては、近年頻繁になってきた「オレオレ詐欺」に加えて、債券、未公開株、土地、マンション、ついには老人ホーム入居権の購入を迫る「買え買え詐欺」も横行しています。

　最近では、パソコン販売店で不必要なパソコンの管理契約を結ばせ、解約すると多額の違約金をとったことが話題になりました。

訪問販売や詐欺対策としての対応

不要な物品を購入していたら

　もし、不要な物品を購入していたら、消費者ホットライン（消費者庁／局番なしの188：「イヤヤ」つながらない場合はTEL：03-3446-1623）に相談してください。購入してから8日以内であれば、クーリングオフ制度を利用して契約を解除することができます。未成年者、知的障害者、認知症の人などは、この期間が過ぎても解約できる場合があります。近くの「消費者生活センター」に相談してみましょう。

詐欺に遭っていたら

　「オレオレ詐欺」や「買え買え詐欺」などの、いわゆる「振り込め詐欺」に遭っていたら、すぐに警察に連絡しましょう。

　成年後見制度は、本人の判断力が低下して通常の判断ができなくなっている場合に後見人が保佐する制度で、詐欺などに遭ってもその契約を無効にすることができます。成年後見制度は、裁判所への申し立てによって利用することができます。

被害を防ぐために金融機関の商品開発も

　判断能力の低下などによる振り込め詐欺被害を予防するために、高額のお金の出し入れは家族同行でないとできない預貯金商品など、新しいセキュリティを考えた対応もたくさん出てきています（p. 65コラム参照）。介護家族がこうした情報を得てサービス等を利用しながら、二重、三重にリスク回避ができるように、遠隔地や一緒に暮らしていない家族の場合や、一人暮らしで判断能力が低下してきている場合には、高齢者の財産を守ることを考えていく必要があります。

不要な電話勧誘・訪問販売や詐欺に遭わないために

　事前の予防手段としては、表2-4のようなことが考えられます。詐欺の場合は、ほとんどが電話番号を明らかにしない非通知でかけてくるので、着信拒否はかなり有効です。

表2-4

- 電話に非通知着信拒否の設定をするとともに、録音装置を取り付ける
- 玄関にカメラ付インターホンを設置して、訪問販売などには出ないようにさせる
- ホームヘルパーやデイサービスなどを利用し、できるだけ人が出入りするようにする
- 成年後見制度を利用する

シニア世代の財産の安全を確保する

三井住友信託銀行は超高齢社会の時代に即し、以下のような商品販売を行っています。

任意後見制度支援信託：任意後見制度をご利用される方の財産を金銭信託で管理することで、任意後見制度をサポートするための信託です。任意後見契約が発効した後は、お預け入れいただいた金銭信託からの払い戻しには任意後見監督人の同意が必要となりますので（一時払い）、安全・確実に財産の保護を図ることができます。

安心サポート信託：当社に金銭を信託するとともに、あらかじめ「想いをつなぐ」ための財産交付要件や信託終了時の残余財産の帰属先を契約で定めておきます。信託財産の引き出しには、定めた財産交付要件を満たし、また指定いただいた指図権者の同意または指図が必要となるため「守り」の機能も万全です。

セキュリティ型信託：本商品は、お預け入れいただいたご資金を払い出す際に、あらかじめご指定いただいた同意者（お客さまの3親等内のご親族）の方の同意を得た上でご資金をお支払いする仕組みです。定時定額払い方式の併用も可能です。

後見制度支援信託：法定後見制度による支援を受ける人の財産のうち、日常的な支払いをするのに必要十分な金銭を預貯金等として後見人が管理し、通常使用しない金銭を信託銀行等に信託する仕組みです。本信託を利用すると、信託財産を払い戻したり、信託契約を解約したりするには、あらかじめ家庭裁判所が発行する指示書が必要となります。

（三井住友トラスト・ホールディングス 2017年度 ESG/CSR レポート「シニア世代応援レポート 認知症問題を考える」より抜粋転載）

後見人元弁護士 4000万着服　容疑で逮捕　認知症女性の財産

　東京都内の元弁護士の男が、成年後見人として管理していた認知症の高齢女性の財産を着服していた疑いが強まり、警視庁は2日、東京都千代田区××町、○○○○容疑者（48）を業務上横領容疑で逮捕した。

　捜査関係者によると、○○容疑者は第一東京弁護士会などに所属していた2011年10月～14年9月、家族から選任されて成年後見人となった都内の女性（96）の預金口座から現金を引き出したり、女性が所有していた不動産を勝手に売却したりして、計約4000万円を着服した疑い。

　○○容疑者は同時期に別の認知症の女性（83）の成年後見人も務めており、この女性の現金など約5000万円も着服した疑いがあるという。同庁は、○○容疑者が着服した金をキャバクラ店での飲食代などに充てたとみている。

　同弁護士会などによると、○○容疑者は1998年に弁護士登録し、第一東京弁護士会に入会。14年3月に福島県弁護士会に移ったが、同年10月に同会を退会した。

　○○容疑者は14年10月、警視庁に自首。同庁は、被害女性の成年後見人に別の弁護士が加わることが決まったことから、着服の発覚を覚悟したとみている。

（読売新聞2015年7月2日夕刊より引用）

Q2-13 夜、急に私を見て「敵がいる」と追い回します

幻視、幻聴の症状が出ています

「幻視」は、実際にはいない人や動物、物が見えると感じる幻覚の一つです。見知らぬ男が大勢で部屋に入ってくると訴えたり、窓の外に刃物を持った男が立っているとおびえたりするなどの例があります。特にレビー小体型認知症の人に多くみられます。

「幻聴」も同様に、実際には存在していない虫の羽音を聞いたりします。

これらの症状は、認知症の初期のほかに、統合失調症等の精神障害の場合もありますので、精神科でも認知症に詳しい専門医の受診をお勧めします。抗精神病薬などの薬物が有効な場合があります。

せん妄（譫妄）とは

病気が悪化するときに、自分が今いる場所、時間がわからなくなったりすることがあります。また、自分が誰かもわからなくなったりします。こういった異常な精神状態になり、支離滅裂な行動をとることを「せん妄」といいます。

これはそもそも認知症の症状に似ていますし、認知症であってもこのせん妄が起こることがあり、区別するのは非常に困難です。せん妄の場合は急激に進行し、専門的な治療を必要とします。

夜間せん妄

夜間せん妄は、急激に短時間のうちに、特に夕方から夜間にかけて悪化する傾向があります。急に人格が変わったようになったり、小動物が見えるなどの幻視が出現したりします。

認知症などで脳機能が低下するのに伴って、薬剤の副作用、特に抗不安薬や睡眠導入剤によって引き起こされる傾向があるといわれています。しかし、急な薬剤の中止は離脱症状を招くこともあるので、専門医とよく相談することが必要で、特に新しい薬の処方があったときには様子を観察し、変化のあるときには必ず専門医と相談してください。

レビー小体型認知症の幻視、幻聴への対応

　レビー小体型認知症の人は、アルツハイマー型認知症ほど記憶の障害が目立たず、日によっては物事を判断したり、理解したりすることができます。脳の萎縮以上に、後頭葉の血流低下による視覚に関連した生々しい幻視（幻の同居人とも呼びます）や誤認妄想があり、「被害妄想」や「嫉妬妄想」につながっていくこともあります。

　「黒い服を着た男の人が入ってきて、物を盗んでいった」など、幻視に誘発されている発言も多くあります。介護者は、レビー小体型認知症の人には実際にはっきりと見えていることを理解しなくてはなりません。そして、レビー小体型認知症の人が、その幻視に向かってどのように感じているのかに留意した対応をする必要があります。間違ったことを間違えていると認識させようとして対応してしまうと、かえって混乱を引き起こすことになります。

　誤認している人と向かい合っての事実確認は、本人を混乱させるだけです。いったん離れるか、一緒に心配して、「こらっ！人の家に入ってはいけません！」と追い払う素振りをしたり、その見えるといわれている物体を外に放り出すふりをしたりすることで、いったん落ち着くこともあります。

　レビー小体型認知症は、薬剤過敏性の高い疾患ですので、日々の生活で他の薬剤（降圧薬等）との併用や副作用等についても観察し、認知症でもレビー小体型認知症の専門医と情報交換しながら多角的な視点で関わっていく必要があります。

◆介護家族の声
〜夜になると豹変する〜

夜は別人のようになり、私を認識できないような感じで、
「敵が入ってきた！」
と追い回すので、自分の夫が怖くてたまりませんでした。

（介護者：妻／アルツハイマー型認知症／要介護3）

Q2-14
夜中になると起き出して雨戸を開けたりするので、まったく眠れません

睡眠障害とは

　睡眠障害には、寝つきが悪かったり（入眠困難）、途中で目が覚めてその後寝付かれない（中途覚醒）、朝早く目覚める（早期覚醒）、ぐっすり眠った気がしない（熟眠感欠如）などがあります。高齢者の場合、「眠れない」と睡眠障害を訴えてくることがよくあります。

昼夜逆転になっています

　昼と夜の活動が逆になってしまう昼夜逆転の原因は一つではありませんが、昼間よく寝てしまうため夜に眠れなくなる、早々に就寝してしまうので夜半に目が覚めるということがあります。施設（病院）内でも多くみられる光景ですが、日中は車椅子でウトウト眠っていて、夕食が終わると早々と就寝準備を始め夜中2時ごろ起き出す認知症の人は、「よく眠れていない（熟睡できない）」と訴えてきます。

　夜間にゴソゴソと動き出した認知症の人と介護家族や夜勤の介護職員の間で、「まだ夜なので眠っていてください」、「眠れないから起きているんだ」という押し問答の場面も見受けられます。まして、介護家族は日中疲労困憊していますし、施設においても夜勤帯になると人員も限られるので、それぞれ対応ができません。

　このような昼夜逆転は、本人の健康にもよくありませんし、夜中の物音は家族の睡眠を妨げます。

　施設や医師によっては、解決方法の一つとして安易に睡眠導入剤を増やしていく場合があります。しかしその結果、高齢者は薬の代謝機能が衰えているため薬の効果が翌日まで残ってしまい、日中ウトウトし夜眠れなくなる、そして日中また朦朧として昼夜逆転が繰り返されるという悪循環に陥ることも多くあります。

日中の過ごし方を見直す対応を

　むやみに睡眠導入剤を増やしていくのではなく、日中の過ごし方や疾患、一人ひとりの睡眠の質と睡眠時間等を含めて判断していく必要があります。

　日中、デイケアを利用し、レクリエーションなどでできるだけ身体を動かして十分な刺激を心身に与えることによって、日中に眠くならない状態を持続させましょう。心地よいくらいの疲れがあれば、夜にぐっすりと眠ることができます。

　このように生活環境を整え、夜間は安眠という睡眠パターンを作っていくことが大切です。また、服用している薬剤の副作用のために、日中ウトウトしてしまうということも考えられます。本当に睡眠導入剤は必要かどうか、医師や薬剤師に相談してみましょう。

　レビー小体型認知症の人は、初期のころにレム睡眠障害が現れることが多くあり、夢の中のことを現実だと思って、夜半に動き出すこともあります。適切な診断により、被害妄想などの精神症状や行動を予防することもできます。

コラム

年寄りは昼間寝るもんだよ!?…昼夜逆転の改善

　筆者の体験ですが、老人保健施設を運営していたころ、テレビは居室に持ち込まない、急性期や重症時以外、昼間の臥床はさせないようにしていました。

　その方法の一つとして、日中はたくさんのアクティビティタイムを充実させて、活動状態を保つことに努めていました。

　病院から転院してきた認知症の元看護師のDさんは、夜中に起き出しては寝ている入所者を起こして歩き、日中は「年寄りは昼間眠るもんだよ」と言って昼寝をしていました。

　そこで、本人の大好きな詩吟のプログラムを、昼寝をしていた午後に持ってきました。Dさんは熱心に参加しました。生活パターンが変わり、Dさんの昼寝はなくなりました。

　また、就寝時間を遅らせるため、夕食の片付けをお願いしました。職員が「テーブルをきれいに拭けないので、教えてもらえませんか？」と頼むと、「看護師でもテーブルを上手に拭けない者がいてね。私が教えてやったんだよ」と、婦長だったころを誇らしげに話しながら手伝ってくれるようになったDさん。

　日中の活動に加えて就寝時間を遅くすることだけで、Dさんの夜中の起き出し行動はすっかりなくなったのです。

Q2-15
鏡に向かうと急に大声を張り上げたり、唾をかけたりしてきます

認知症からくる幻視や錯覚のせいです

　認知症の人には、現実にないものを感じる幻覚症状がよくみられます。幻覚には、そこにないものが見える「幻視」と、聞こえるはずのない音や声が聞こえる「幻聴」があります。（Q2-13　p.66参照）

　認知症の人は認識能力が低くなっているため、鏡に映っている自分を自分だと認識できずに話しかけたりすることがあります。自分の後ろを誰かが通って、その人が鏡越しに見えたとしても、その人には話しかけません。欠落と保持が混在した精神状態で、鏡に映っている自分の像は、自分ではなく他人だと現実に思い込んでしまいます。鏡に映った自分の顔を他人と間違える症状は、「鏡徴候」という妄想の一種としても考えられています。また、ある人を別の人と取り違えるということもあります。

　なお、幻視はレビー小体型認知症の特徴とされ、認知症初期から出現します。しかし、この「鏡徴候」は認知症中期以降に出ることが多く、初期にはほとんどみられません。

　鏡の中から誰か他人が自分に害を加えようとしていると考え、相手を威嚇するために大声を出したり唾をかけたりするのです。その鏡に映った自分の姿がまた自分に襲いかかってくるという幻覚症状を引き起こし、その反応はもっと過激になり、鏡を割ったりすることにもなります。

「鏡徴候」が出たときの対応

環境のハード・ソフト面を整える

　この症状は、自己と他者の区別がつかなくなるために、鏡の中の自分の怒った顔に反応して、唾をかけたり怒ったりするのです。

　対応としては、まずできるだけ鏡に写らないような場所へ誘導し、普段は鏡にカバーをしておいて使うときにだけ外すようにするなど、ハード面での環境的な配慮をしていく必要があります。ソフト面の対応としては、幻覚・錯覚で見ていることは認知症の人にとっては現実ですから、それを否定せず、例えば先述した鏡の例では、「嫌な人がいるから追っ払ってしまおうね」と言って、鏡をタオルなどで隠してしまい、「ほらどこかに逃げていった。もう大丈夫ですよ」と安心させます。

体調管理と受診

認知症の人の症状は体調によって大きく変化します。体熱や水分・食事の摂取量、便秘の有無に注意してあげてください。体調が悪いと、幻覚や錯覚が出やすくなることがあります。

また、幻覚や錯覚の症状が頻発し、興奮や暴力がみられるときには、薬物治療により改善できることもありますので、早めに専門医に受診して相談するようにしてください。

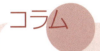

筆者の失敗…"泥棒がいる"

アパートで一人暮らしをして、食事は近くに住む教員の娘夫婦宅へ食べに行くＮさん（要介護4）。それまで、日中はデイサービスとヘルパーを利用して、穏やかに生活していました。

あるとき、突然デイサービスの鏡に向かって「泥棒が入ってきた」と、険しい顔で興奮状態に。妄想が出ていることを医師に伝え、軽い向精神薬の投与をして、一時落ち着きました。
ところが、デイサービスの鏡に向かうとまた興奮し、「泥棒がいる」と言います。いろいろと調査、確認をすると、家族が毎回持たせていた利用料も2カ月未納であることや、一人暮らしの部屋はいつも歩いて帰って来られるようにと鍵をかけない生活をしていたのですが、その家の中の小さな家電製品や家具がなくなっていたことがわかりました。通所の職員は、家族が安全を重視して片付けたものと"勝手な思い込み"をし、家族へ確認していませんでした。
なんと、娘さん宅に夕食に行っている間、本当に"泥棒"だったアパートの隣人が、少しずつ少しずつ物を盗んでいたのです。

実態を確認するため、職員と警察が押し入れに隠れて様子を見ていると、玄関の前にある大きな鏡に男（隣人）の人影が映り、本当に入ってくるではありませんか！
こうしたことが、Ｎさんの大きな不穏状態の言動のもとになっていたのです。Ｎさんは本当に怖い思いをしていたのだと気がつかず、反省しきりです。

これは、実際の生活の中に原因があったにもかかわらず、妄想と片付けてしまった筆者の苦い経験です。

Q2-16 夕方になると、(亡き) 夫が浮気をしていると言って近隣の家に押し入ってしまいます

認知症からくる妄想のためです

「妄想」とは、非合理ではあるけれども訂正しようのない思い込みのことです。認知症の人の場合、さまざまな妄想がみられます。多くは自分が被害に遭うという妄想で、自分の財布や通帳が盗まれたという"物盗られ妄想"は、認知症の人の代表的な症状です。

夜になると認知症の人の気持ちは不安定になり、ときには意識が混濁して幻覚や錯覚が出る"夜間せん妄"の状態になることがあります。加えて、被害妄想がさまざまな状況を引き起こします。妄想の内容は過去の不快な出来事であることが多く、また妄想の対象は自分の身近な人の場合が多いようです。

(亡き) 夫が浮気をしているという妄想は、"嫉妬妄想"というものです。過去の夫の浮気という不快な出来事の記憶が妄想として出現し、また自分がどこにいるかということも見当識障害のために理解できず、すぐそばにある近隣の家に押し入ってしまうのです。

嫉妬はなぜ起きるか？

嫉妬妄想は、男性にも女性にもみられます。認知症や身体機能の低下により一人で自立できなくなった場合に起きやすくなります。妄想を抱く側は、立場の弱くなった自分が捨てられるのではないかと常に不安感を持っているために、かなり攻撃的に責めてきます。

何十年も前の古い出来事を持ち出すのはその時点での怒りではなく、現在の不安や不満の表れです。

妄想がひどい場合は専門医に相談しましょう

嫉妬妄想は、執拗に続く場合があります。この妄想は、認知症の人にとって病的な確信となるために、やさしさだけで対応するのは難しいものです。また、妄想が激しくて暴力に発展するような場合もあります。このようなときには、精神科でも認知症に詳しい専門医に早めに相談してください。薬物治療により改善できることもあります。

コラム

夫がまた浮気している！

　認知症になってからも、配食サービスを利用しながら一人暮らしを続けてきたWさん。夕方になると、特にカーテンが開け放たれた夏の夕食時間の光景が目に入ると、突然、隣家に…。隣家の夫の胸ぐらをつかんで、「また女を家にあげているのか！」と押し入ってしまいます。

　近隣から役所への連絡を通じて筆者の施設に相談があり、あいにく入所施設が満床だったため、デイサービスとホームヘルパーにて対応することになりました。
　Wさんのデイサービスでの様子は、普段からいつも遊びにくる保育園児の頭をなでたり手遊びしたりと、時折わが子（すでに成人した）の名前を呼びながら、良き母の姿が垣間見られました。しかし、デイサービスから帰宅すると疲れて、すぐに一度寝てしまい、少し経って起きると、遅めの夕食をとっている近所のお宅へ鬼の形相で押し入ってしまいます。

　近隣から多くの苦情が上がり、近隣・行政交えてケース会議を行って、デイサービスでの様子も伝えながら認知症ミニ講座を開講。その結果、デイサービスから帰った後にホームヘルパーを導入し、筋力アップ兼日常生活の一品を買いにと大型スーパーへ行くようにして、デイサービスから帰ってきてすぐに寝ることを阻止できるよう促しました。また、近隣の協力を得て、デイサービスへの送り出しもできるようになりました。

　数カ月後、近隣の小学校の目の前にグループホームが開設するという情報が入りました。Wさんの子どもと触れ合う力を最大限活用するため、開設まで皆で支えて、そこに入所しました。
　入所後は、小学校の校長先生の協力を得て、一番に学校の門の前に出て行き、小学生の登下校の見守り、声かけおばさんとなって人気者に。その後、肺炎にてグループホーム内で亡くなられました。

Q2-17 出ないにもかかわらずトイレに何度も通います

どうして何度もトイレに行くのか

　人は誰でも、「下の世話にはなりたくない」というプライドを持っています。しかし、認知症の記憶障害では、直前に自分が何をしていたか思い出すことができません。ちょっと前にトイレに行っていたとしても、そのことは忘れてしまっています。

　特に、前に失禁して嫌な思いをしている場合は、失禁を恐れて余計に神経質になっています。それで、トイレに行ってもすぐに、「また行かなくては！」ということになるのです。トイレに連れて行き、帰って来て1～2分もしないうちに、またトイレに行きたいという状況が続きます。そのため、自分で行けて始末できる初期状態のときはともかく、歩行が困難な状態の認知症の人の場合、介護者はトイレへの付き添い・介助に追われることになり、疲労困憊してしまいます。

　また、高齢者の場合は排尿機能が衰えてきますので、一度排尿しても尿が残ってすっきりせず、まだ尿が残っているという残尿感から何度もトイレに行くこともあります。もちろん尿道炎、膀胱炎、過活動膀胱等の直接的な病気により排尿機能が障害を受けていることもあります。

　このような記憶障害と排尿機能障害の双方が複合して、トイレに何度も通う原因となっていることもあります。また、寂しくて自分をかまってほしいために、介護者に何度も「トイレに連れて行ってほしい」と要求することもあるようです。

トイレに何度も通うときの対応

　トイレに何度も通ったり、すぐにトイレに行きたいというような場合には、次のように対応してみてください。

排尿機能障害の治療

　まずは直接的な病気からきていないか、泌尿器科での受診をお勧めします。膀胱炎などの直接的病気であれば、治療により改善が期待されます。頻尿を抑える薬もありますので、専門医に相談してみてください。

認知症の人のプライドを尊重し、安心させる

　記憶障害でちょっと前にトイレに行ったことを忘れてしまい、またトイレに行きたいと言う場合の対応で、介護家族が「さっき行ったばかりでしょ！まだ大丈夫！」と叱りつけているのを見かけたことがあります。しかし、このような対応は認知症の人のプライドを傷つけ、不安感を増幅させます。

　さらに、周囲の人が忙しくしていればいるほど、「失禁して迷惑をかけてはいけない」と感じている一方、手持ち無沙汰であることも考えられます。自ら空き時間を組み立てて有効に使うことができないために、人を呼んだり、手っ取り早く「トイレ」と言って不安な感情を表明してくることもあります。

　できるだけ手持ち無沙汰にならないように、本人に合った内容の趣味活動や作業、話し相手を見つけて、空き時間をつくらせないようにするのもいいでしょう。

失禁時の尿もれ予防

　失禁すると、通常の下着のままでは濡れた感覚が気持ちよくありません。さらに、「今までこんなことはなかったのに、失敗してしまった」という挫折感とともに、本人のプライドが傷ついてしまい、その後の不穏状態の発生につながることもあります。

　このため、何度もトイレに行くようになったら、初めは大変ですが、本人の排尿間隔をつかんで、例えば1時間ごとに介護者がトイレに付き添い介助をするようにすると、後に何かあったら手を貸してくれる人がいるという安心感が生まれ、頻繁に呼ぶことも少なくなります。

　紙パンツや尿取りパッドの着用を拒否される場合もあると思いますが、「大人になったらみんな尿もれが出てくるのよ」「このパンツ履いているとサラサラで気持ちいいですよ。私も使っているのよ」などと言って勧めてください。

◆介護家族の声 〜紙パンツの前に〜

　紙パンツをはかせようとすると拒否され、トイレ通いばかりで落ち着かず、心が休まることがありませんでした。
　ケアマネジャーからトランクス型の失禁パンツを紹介されてから履くようになり、最後は紙パンツ、おむつとなっていくことができました。

（介護者：妻／脳血管性認知症／要介護4）

Q2-18 手に便が付いているのはなぜか？

トイレに誘っても拒否するのはなぜか？

　トイレ拒否は、やはり認知症の人の「下の世話まで人様にお世話になったらオシマイだ！」というプライドが一番の原因です。そして「人様に失敗を見せられない」という羞恥心からもそうなります。また、認知症の人は尿意や便意を感じるのが遅くなっていますので、トイレに誘っても必要を感じていないことがあります。そのため、尿意や便意を感じたときはすでに遅く、失禁してしまうのです。

　失禁して下着が濡れていても、恥ずかしさとプライドから下着を替えるのを嫌がったり、拒否したりもします。その反面、同じ理由で、認知症の初期のころは、何度も出ないのにトイレに通うこともあります。

手に便が付いているのはなぜか？

　便を弄ぶ行為を"弄便（ろうべん）"といいます。便が付いた手でどこかを拭こうとする行為が、一見便で弄ぶような光景に見えるためで、介護者から見た言葉です。これは、便が出た後の汚れが不快であったり、肛門内に溜まっている便が気持ち悪いので肛門に手を当てたりして排便を自ら促すために便に触ってしまうことから起きるのです。手に付いた汚れを取ろうとして、あちらこちらに手を付けて回ります。

　また、紙は資源であり、昔は大切なものだったからこそ、一枚の紙を幾重にも折り返して使用することも多い年代です。自分で排泄後始末できる認知症の90代以上の方には、こういった背景も行動に影響し、弄便だけでなく、手に付いてしまうこともあります。

心地よい排泄ケアのために

　トイレに無理に連れて行こうとする態度をとってはいけません。「そこまで廊下を散歩してみましょう。庭のお花がきれいに咲いているのが、窓から見えますよ」などと言って連れ出し、トイレの前に来たら「お出かけしてもトイレがなかったら困るから、一緒にトイレを済ませてから行きましょうね」などと自然な流れをつくってトイレに行くようにします。

　このころは、排泄の失敗を本人がとても気にして、むしろ、できないことを悟られない

ように精一杯の虚勢を張っているときでもあります。そわそわしたり、トイレを探すなどの身体状況の様子を早めにキャッチして、排尿・排便をさりげなく促したり、できないことだけを支援するようにするケアが重要です。

紙パンツ、尿とりパッドの上手な誘導

　歩行が困難な状態の認知症の人の場合、介護者はトイレへの付き添い・介助に追われることになり、疲労困憊してしまいます。また、高齢者の場合は排尿機能が衰えてきますので、一度排尿しても残尿感から何度もトイレに行くこともあります。もちろん尿道炎、膀胱炎、過活動膀胱等の直接的な病気により排尿機能が障害を受けていることもあります。

　このような排尿機能障害と記憶障害の双方が複合して、トイレに何度も通う原因となっている場合もあります。自らの介護を「この人はきちんとしてくれるのか？」と不安に思ったり、寂しくて自分をかまってほしかったり、心理的なことからも、介護者に何度も「トイレに連れて行ってほしい」と要求することもあるようです。医療面と心理面から考えていく必要があります。紙パンツや尿取りパッドの着用を拒否される場合もあると思います。そのときは、「大人になったらみんな尿もれするものよ」「このパンツ履いているとサラサラで気持ちいいですよ。私も使っているのよ」などと言って勧めてください。

コラム

トイレにウンチをすると"すっきり"
（発想を変えた取り組みより）

　高齢者の場合は行動範囲が狭まり、運動量や食事量が減ってきます。このため、腸の蠕動運動も不活発になって便秘になりやすく、下剤を使用している方も多く見受けられます。下剤は便を軟らかくして排泄しやすくしますが、一方で、ときには何度も便意が襲ってくるという状況を招きます。

　今、排泄・排便への取り組みが進んだ介護施設では、入居者の生活全体を見直す動きが出てきました。リハビリや運動などで日中の活動能力を高めて、日中の起きている時間を充実させます。そして、自然な排便を促すために食物繊維やヨーグルト等を食事に取り入れ、下剤は使わずに便座に座って腹圧をかけ、排泄を促すことを日常に取り入れています。

　もちろん、要介護状態が重度の方をトイレに座らせたり、排泄中の体勢を支えるのは容易なことではありません。そこで機器メーカーと協力して、"トイレでふんばる君"というトイレを開発する取り組みを行い、便こねもなくなってきたと報告されています。

＊トイレでふんばる君：世田谷区立きたざわ苑考案

Q2-19
別の場所をトイレと間違えて放尿・放便をします

どうして別の場所で排泄行為をするのか

　認知症によってトイレの場所がわからなくなったり、トイレの水を流すことができなくなったり、ときには部屋の隅で用を足してしまうことがあったりします。こうした間違った排泄行為の対処に、介護者は大変苦慮します。

　また、認知症が進むと、知らない間に尿失禁してしまう場合もあります。定期的にトイレに誘導する必要があります。

　認知症の種類によって状況は異なるので、その方がどの認知症かを把握して対処することが必要です。

アルツハイマー型認知症への対応

　放尿・放便を見つけた家族は大変驚きますが、本人にとってみれば一生懸命にトイレを探した結果なのです。

　アルツハイマー型認知症の場合は、重度になるまで、健常者とほぼ同じように尿意や便意が保たれていることが多くあります。が、トイレ以外での放尿や放便がみられたり、失禁したりすることもあります。これは、場所がわからなくなったりする見当識障害や洋服の着脱の行為ができなくなる失行によるものです。

　歩行状態に問題なく、トイレまで誘導したにもかかわらず、トイレから出てくると失禁してしまっていることがあります。これは、便座に座る行為を忘れてしまったり、水洗トイレが使えなくなったり、着衣失行で起こったりします。今は水洗トイレも進化しているために使い方もさまざまで、実行機能障害から何にどう触ったらいいのかわからず、いろいろとトイレ内で戸惑っているうちに失敗につながることもあります。

　これには、認知症の人が排尿行為の一連の流れの中で、どこで生活のしづらさを感じてその後の行為に進んでいけないのかをよく見極めて、その部分を支援していく必要があります。すべての行為を手助けしたり、先手を打っておむつ着用にすることは、認知症の人の自尊心を傷つけるだけです。

脳血管性認知症への対応

　脳血管性認知症は部分的な脳機能の低下ですので、すべてがわからなくなったわけではありません。「まだら認知症」ともいわれ、非常に個人差が大きいことも特徴です。脳梗塞や脳出血を繰り返すたびに認知症が進行し、障害部位によっては歩行障害や四肢麻痺、また小脳変性等による失調性歩行を伴ったり、失語症や嚥下障害を起こすこともあります。

　排泄の問題は、身体機能に大きく影響します。尿意はあるのに間に合わなかったり、抑うつ気分が支配して尿意や便意を伝えなくなるので早くからおむつにされてしまうことがあります。早くからおむつにされてしまうと、意欲の低下から着衣が乱れても関心がなくなり、トイレまで行って排泄をしようという自発性もなくなってきて、さらに失敗が増えていき、汚れたままでも平気になって、清潔を保てなくなってきます。

　身体の不快感から、不穏状態となっていく人も多くいます。介護者は、認知症の人の声なき声を聞き分け、適切に対応できるスキルを身に付けましょう。

レビー小体型認知症への対応

　レビー小体型認知症の人は、失禁にも個人差があります。病気の進行に伴って、立ち上がるときに脱力したり動きが鈍くなったりするので、トイレに行くのが遅れてしまいます。そのため、介護者は失禁等がどんな時間・場所で多いのかをよく観察して対応します。

　すり足歩行等になっていて歩行が不安定な場合も多いので、情報を共有して、予測できる場合には早めのトイレ誘導・介助を怠らないなどの注意が必要です。また、着衣失行等はみられなくても、身体的な筋緊張から動作が思うようにいかないことへの支援も見極めて、「洋服がかたいので、ズボンの上げ下げを手伝ってもよいですか？」など、声をかけて行うことが大切になります。

排泄ケアのポイント

　認知症の種類にかかわらず、認知症の人の排泄行為の問題に対しては、表2-5のようにケアをするようにしてください。間違った場所に排泄しても怒らない、叱らないでください。排泄の介助、排泄の失敗等をケアするときに、認知症の人は「申し訳ない」「こんなことも手伝ってもらって、なんて情けない」などと思っています。特に、本人の自尊心を傷つけないという点は重要です。

表2-5　排泄ケアのポイント

- 失敗しても本人の自尊心を傷つけないようにしましょう
- 失敗の理由をよく考えて工夫をしてみましょう
- 定期的にトイレに誘導しましょう
- 夜間尿失禁の場合は、活動時間に水分を多く摂り、夕方以降の水分摂取を控えましょう

コラム

先生！手伝ってください！

　ある病院の院長が重度のアルツハイマー型認知症（AD）であると診断され、筆者が以前勤務していた老人保健施設に入所しました。老人保健施設には点滴をしている方が多く入所していましたが、それを見たこの元医師は、居室を回って入所者の点滴針を次から次と抜去し、放尿していきました。易怒性の「困った患者」となって、介護職員はたちまち音を上げました。そして、ミーティングの機会を設け「なぜ点滴を抜くのか」「なぜ放尿するのか」などを考えました。

　点滴を抜くときの元医師は、温和な表情で患者に話しかけ、額に手を当てたりしながら現役の医師になりきっていました。これを踏まえ、家族の方に聴診器を持ってきてもらい、元医師の首に聴診器を掛け、スタッフと一緒に他の入所者の居室を見回ることを日常生活の中で行うことにしました。

　「回診が始まる」と看護師が言うと、ワサワサと落ち着かなくなり廊下を歩き出したり、放尿することが多くありました。トイレの場所がわからないので、病院と同じトイレマークを施設のトイレに付け、「先生、今日は患者が多いので、先生が頻繁にトイレに行かれると私たちの仕事が遅くなるので、先に済ませておいてください、お願いしますね」と誘導し、本人もすんなり受け止めてくれていました。

　スタッフはそのADの元医師にノートとペンを渡してこう言いました。「先生は大先生なので下々の者がやりますよ」。こうした言動により元医師のBPSDは激減しました。認知症高齢者本人の「人生」を踏まえ、「人」を得た事例であると言ってよいでしょう。

Q2-20 職員さんやお嫁さんに抱きついたり、性的に嫌なことをしてきます

性的な問題行動とは

　人間は基本的に性的な欲求を持っています。認知症になったからといって、この欲求がなくなることはないのです。しかし、性的欲求の表現が直接的過ぎたりすると、これは「性的逸脱行動」として捉えられます。

　性的逸脱行動は、ネット画面、雑誌、異性である家族、職員、見ず知らずの人に、体を触ったり、抱きついたり、自らの性器を露出して触らせたりします。認知症の多くを占めるアルツハイマー型の症状とは異なるもので、対象になった人は驚きとともに多くは嫌悪感を抱きます。病気の特徴を知り、理解を深めていくことが先決です。

性的な問題行動を抑えるには

　昔は、認知症の人に性的問題行動が出ると、介護者（家族）は在宅にしろ施設にしろ困り果てて、ついには認知症の人の部屋に鍵をかけてしまったり、精神病院に入れたりしていました。しかし、最近は一つの障害の症状と捉え、どうして起きるのか、どんなときにそうなるのかを観察し、介護現場で対応を工夫しているところが多くなってきました。

　性的な欲求は、表2-6のように、ほかのことに置き換えることで解消させていきます。解消手段の選択では、認知症の種類と症状、そして本人の経歴や個性を考慮して関わり合う介護を目指していく必要があります。

表2-6
- 作業（洗い物や洗濯物の取り込みなど）をしてもらう
- レクリエーションやサークル活動へ参加させる
- 俳句や和歌、絵画などの趣味の活動をさせる

また、一度問題行動の被害者となって嫌悪感が生じている場合には難しいことかもしれませんが、こちらが余裕を持って、上手にジョークでかわす術を身に付けましょう。認知症の人の肩を抱いたり、手を握ったりして介護者（家族）がやさしく話しかけて、いろいろな不満や不安を聞いてあげるといったことも有効でしょう。暖かな会話によるスキンシップは直接ぬくもりを感じることができます。映画『「わたし」の人生（みち）我が命のタンゴ』（2012年）は家族の葛藤と認知症本人の様子を見事に表しており、一見の価値があります。

　こうした行動をする人は自己肯定感も乏しくなり、寂しさや喪失感を持っていることが多いものです。医療・福祉の専門職はまじめな方が多いせいか、「性的逸脱行動」として奇人・変人のように、いたずらに大きな問題にすることも度々ありますが、病気の特徴を知ることも大切でしょう。

コラム

「夫は変態!?」性的逸脱行動の悩み

　前頭側頭型認知症の性的逸脱行動や万引き等の症状は、まだ認知症の症状として一般化されていないのが現状です。

　そんな中、「退職した夫が、家のインターネットで昼間から卑猥な動画を見るようになり、人前でも性的な行動を求めてきて辛い」と、その妻から相談がありました。

　いろいろな病院で受診した結果、それらの症状は、なんと認知症の一つの症状であったことがわかりました。妻は、「それがわかるまでは誰にも話せず、本当に苦しんだ」と、個別相談で話されました。

第2章 困った症状への対応はどうすればいい？

コラム

「性的逸脱行動」として問題視され、精神科！？

　前頭側頭型認知症の男性（70歳、車椅子歩行／要介護3）が入院した際、入院先の女性職員の身体を触ってしまうために、どの施設からも拒否され、市の「対応困難な事例検討会」にあげられました。そして、検討会に参加していた精神科医による「精神病院の隔離室が適合される」という一言で、他職種からも何も疑問も出ないまま決定が下り、手続きしようとしましたが、即入院する病室があいていないとのことで、緊急で筆者が以前勤めていた施設へショートステイすることになりました。

　入所してからも、特に入浴中や食事の配膳時には、自分の性器を触らせたり、職員の胸やおしりを触ってくることは相変わらず起きていました。そこで、職員は入浴中、怒ることをやめ、「〇〇さん、私の胸触ってはいけないでしょ！」「残念でした！私の胸は触られるほど大きくないのよ」「そうか、アハハ」などと見事にかわす会話ですり抜けるようにしました。そうしてみんなが明るい話題に変えてコミュニケーションを取っているうちに、性的逸脱行動はまったくなくなりました。また、その後のケースカンファレンスでも「まったく精神科入院必要なし」と判断されました。
　その後も、若い女性に「好きだよ」などとお話しするようなことはありながらも、穏やかに過ごしていました。

施設（事業所）での恋ものがたり

認知症になっても、異性には関心があります。

　世の中には男と女しかおりません。杖歩行の認知症の男性（83歳、要介護2）が、車椅子のお気に入りの認知症の女性（76歳／要介護3）に恋をしたようでした。
　食事時間、その男性は、男性として女性の前ではたくましくありたいと思うらしく、自ら女性の車椅子を押して食堂へ。そして、お隣で介助風食事。終わるとまた車椅子にて園内デート。

　恋の力は大きく、男性は車椅子の女性の頼りになりたいと思うようで、これまであまり居室から出てこなかったのが、彼女に会うために毎日居室を訪れ、「何か困っていることがないか？」と声をかけ、職員に報告。男性は脚力もつき、杖もほとんどいらなくなるほどで、結果的に自主リハビリにもなりました。
　女性のほうも、奇声を上げることもなくなり、車椅子も自走して、顔も洗うようになりました。

Q2-21 ティッシュなどを食べてしまいます。見ていると悲しくなります

異食という症状が出ています

　食べられない物（食べてはいけない物）を食べてしまうことを、専門用語で「異食」といいます。原因としては、満腹中枢が障害されていることが挙げられますが、主に大脳の側頭葉の脳萎縮が進むと起こるといわれています。

　認知症ではない若い方がストレスから暴飲暴食したりするのと同じです。認知症高齢者の場合は、満たされない気持ちから起きています。

どうして異食が起きるのか

　場所や雰囲気、周りにいる人などが意に沿わず、認知症の人が落ち着かない環境にいるのに無理やり落ち着かせようとすると、原始的な反射が出て、異食が起こる場合があります。原始的な反射とは、赤ちゃんが手あたり次第に口に物を入れるような生まれながらにして持っている行動のことです。

　ちなみに、赤ちゃんの行動は欲求不満ではなく、母乳を飲むことで鍛えられた口の筋肉が体の中では早い段階で発達するため、成長のこの段階では口唇で物の形や質感を確かめるという行動です。しかし認知症高齢者は、本人の欲求不満が一番の原因として考えられ、原始的な反射として出てきます。満たされていない、満足できていない環境に置かれていることの表れだといえます。心理的、物理的など人によって違いはありますが、不安に思っていることを解消する、つまり安心感を与えると、ほとんどの異食はなくなります。

　ボランティアスタッフと2時間も3時間も好きな「かるた」に夢中になって興じている時間はまったく異食がみられないのに、部屋に戻ると異食するので、ベッド周りや居室から物を取り上げて殺風景にしている、というような対応は、認知症の人の居心地のよさを奪い、不安を増幅させます。また、「異食をするから、抗精神病薬を…」という対応は、認知症の人の活動を抑制し、症状悪化を促進してしまいます。

　介護者自らが悪循環の種をまかないよう、冷静に検討していく必要があります。その際、症状の出現頻度等についても検討しますが、認知症の人の生活歴やその人が感じる居心地のよさ（ハードもソフトも）も含めて検討する必要があるのは言うまでもありません。

　介護者がよかれと思うことが、必ずしも認知症の人の居心地のよさとつながらないこと

は多くあります。介護者にとってどうかということよりも、認知症の人にとってどう感じられるのかを先に考えることが大切です。

異食への対応はどうすればいい

アルツハイマー型認知症への対応

　アルツハイマー型認知症も、重度になってくると中核症状の認知機能の低下が進んできます。見当識障害も現われ、物を正しく認識する機能が薄れてくるので、食べられる物なのか食べられない物なのかの見当がつきにくくなり、ひょっこり口の中に入れてしまうことがあります。

　洗剤もジュースに見えて誤飲してしまうなど、命に関わるような危険な状態を引き起こすこともあります。危ないと思われる物は、近くに置かないようにしましょう。特にアルツハイマー型認知症の異食は、他の認知症よりも出現率が高いので注意が必要です。

　異食は、その人が置かれている環境の不適合・不適応のサインです。介護者はすべてを禁止したり、追い剥ぎのようにその人からすべての物を奪ったりするのではなく、適切な対応、環境等を自らの問題として捉え、改善しなければいけません。

脳血管性認知症への対応

　認知症が進んでしまうと動きが少なくなり、じっとしていておとなしいのですが、座っていて手が届くところにある物を、手当たり次第口に入れてしまう人がいます。

　特に脳血管性認知症の人は抑うつ気分が多く、その人の気分が介護する人にも大きく影響します。重度になると客観的に物事を判断できなくなり、原始的な反射も出てきて、手に触れた物は口に運ぶという行動が出現します。

前頭側頭型認知症への対応

　アルツハイマー型認知症や脳血管性認知症のように、食べられない物を口に入れてしまうことはあまりみられませんが、一つの物に固執することがあるので、前頭側頭型認知症は食事に関しても抑制がきかなくなります。落ち着いて物を食べることも困難で、すぐ立ち上がったりします。また、チョコレートやまんじゅう等を買ってきては尋常ではない数を食べるので、注意が必要です。

　誰かが近くでさりげなく割って入り、声をかけたり関心をほかに向けたりするなど、その場の流れを変える工夫が必要です。

レビー小体型認知症への対応

　あまり異食はみられませんが、認知症が進み、ほかの認知症と合併している場合には、アルツハイマー型認知症のような異食が起こることもあります。

統合失調症に認知症が合併した場合

　判断、理解力の低下は少ないのですが、向精神薬の影響を受けやすく、髪の毛を抜きながら食べたり、爪や皮膚を噛んで食べるなどの行動がみられることもあります。統合失調症の専門医に診てもらいましょう。

本人の居心地のよい環境をつくると、異食を抑えられます

　認知症のケアが確立していない時分の一昔前は、認知症の人はすべて食べて（口に入れて）しまうからと、殺風景にしている施設がほとんどでした。今や、グループホームや小規模デイサービスでは、家具や什器も家庭的な温かい設えにしており、認知症の人の異食も起こらず、落ち着いている光景が当たり前になってきました。

　認知症の人が歩んできた時代に即したなじみのある家具、茶器を置いただけで落ち着いたということもあります。

　ハード・ソフトの両面で、その人に合わせた環境をつくるなど、介護の質を変えることによって、次のコラムの体験談のように異食行動を抑えることができます。

◆介護家族の声
　〜家ではしないことが…〜

家では、食べられないものを口に入れることは見受けられませんでした。しかし、ショートステイに行くと、口の中にティッシュを詰め込み、モグモグしていました。そんな母を見て、涙が出てきました。

（介護者：娘／アルツハイマー型認知症／要介護4）

コラム

安心のあるところに「異食」なし

30年の筆者の現場経験の中で、異食をされたことはただ一度だけです。

施設内に本物そっくりの花やりんごがありました。細工されたものは高価なもので、職員すら間違えてその造花に水をやったことがあるくらいです。そのりんごを取り、がぶりとされたことが一度だけあります。

しかし、家庭的な雰囲気で生活にあるものを飾るなどのハード面を整えた後は、まったくありませんでした。

メ モ

Q2-22
施設から、「暴力を振るうので出て行ってください」と言われました

どうして暴力を振るうのか

　認知症の症状が進んでくると、恐れや不安からくる感情の抑えがきかなくなってきます。介護者（家族）を含めた周囲の人の、ちょっとした発言や挙動がきっかけとなって怒りが生じ、暴力や暴言に発展するのです。職員がいきなり体に触ったりすると、不安や恐怖から振り払おうと、暴力が出ることもあります（表2-7）。

　また不安や恐怖は、安心できる環境でない場合や、環境が変わることでも生じます。それまで在宅で過ごしていた認知症の人が施設（デイサービスやショートステイ）に入ると、本人にとってなじまない環境の場合（ハードやソフトも含めて）、不安や恐怖を感じてしまうことがあるのです。この状態のときには、ちょっとしたことでも敏感に反応し、暴力を振るうことがあります。

　専門職はこれを"リロケーション・ギャップ"といって片付けることがありますが、これは場所が変わったから暴力を振るうのではありません。その移った場所が認知症の人にとってやさしく安心できる場所であった場合には、"リロケーション・ギャップ"は起こりません。

　なお、前頭側頭型認知症では、ふだん穏やかだった人がいきなり性格が変わったように、怒りっぽくなることがあります。また、レビー小体型認知症では幻視が出るため、幻視を振り払おうと暴力に至ることもあります。

表2-7　暴力を振るうときの認知症の人の気持ち

- ➡ 「ばかにして!」「私を（僕を）誰だと思っているんだ!」
- ➡ 「私に向かって何という口のきき方だ! 何という高飛車な態度だ!」
- ➡ 「女房のくせに、オレに楯突いて! 誰のおかげでこの生活が成り立っているのかわかっているのか」

暴力を振るうときはどうすればよいか

体調の確認

　水分や食事はちゃんと摂れているか、熱はないか、便秘をしていないか、どこか痛いところはないかなど、認知症の人の体調をまず確認してください。問題行動は体調不良から生じている場合もあります。特に水分をあまり摂っていない場合は、脱水になって電解質の異常をきたしていることが多いです。認知症高齢者になると、失禁を恐れたり、自ら喉が渇いたことを自覚することが少なくなり、水を摂らないことが増えてきますが、十分に水分を摂らせてください。

恐れや不安感を与えてはいけません

　認知症の人が暴力を振るうのは不安感や恐怖感からきています。介護者（家族）はその不安感や恐怖感を取り除くために、その置かれている環境のハード面（居室や寝具など）とソフト面（やさしい言葉や親切な態度など）を見直すことから始めましょう。

　認知症の人がちょっとしたことで怒って暴力を振るった場合でも、介護者が力で抑え込んではいけません。そのような対応は認知症の人に怒りや不安感を増幅させ、余計に症状を悪化させてしまいます。もし、その暴力が特定の介護者に向けられた場合は、本人をそのまま残し、少しの間だけその介護者を本人から遠ざけて、興奮が収まるのを待ってください。離れることで冷静に一息つけます。10分もすると認知症の人は興奮していたことも忘れて、平静を保っていることもよくあります。

プライドを傷つけない

　人は自分のプライドを傷つけるようなことをされた場合、怒りを覚えます。認知症の人も同じです。認知症の人の言うことを否定したり、叱りつけたりしてはいけません。

　言葉使いも、認知症の人に対しては丁寧にかつ尊敬の念を持って話しかけるようにしましょう。認知症の人のプライドが保たれていれば、暴力を振るうことも少なくなると思います。

頻繁に暴力を振るうときには

　頻繁に暴力を振るうのには、必ず原因があります。対応する職員や居場所が合っていないことが多いです。近隣に合う施設等がない場合は、精神科の専門医と相談してください。少量の向精神薬などを使用すれば、感情を安定させ、暴力が出ないようにすることも可能ですが、極力「認知症ケアは、医療が2割、介護が8割」という言葉を思い出し、介護家族には介護の工夫に挑戦していただきたいです。そして、是非とも認知症ケアに優れた知見を持った医療・福祉の専門家につながってほしいです。

Q2-23 最後の旅行かと思うのですが、何に注意すればよいでしょうか？

認知症の人にとって旅行とは

　認知症の人を介護する家族は、日々の介護に追われ、家に閉じこもり、外出も最小限にとどめ、なかなか旅行などに行く気持ちになれないことが多いものです。しかし、家族や親しい友人との旅行や温泉は、認知症の本人にとっても楽しく感じることは同じです。旅行は、誰でもが新しい場所での非日常的な体験をすることにより、脳も活性化され、気分もリフレッシュする効果があります。

認知症の人との旅行を快適にするには

　最近は、認知症のような介護を必要とする人のための旅行・温泉プランがいくつかの旅行会社から出ています。宿泊先の設備等も、認知症の人に対する配慮がされているか確認ができるので、利用するのもよいでしょう。

　また、旅行時には専門の介護職であるトラベルヘルパーの利用も考えてみてください。トラベルヘルパーは介護職員初任者研修（ヘルパー2級）以上の資格を持っており、旅行のサポートやトイレや入浴の介助などをしてくれます。旅行の不安や同行する介護者（家族）の負担は大きく解消され、快適な旅行につながるでしょう。

　何よりも、無理をせず、介護家族、認知症の人も快適に過ごせる時空間になることを第一に考えましょう。

交通手段

　車椅子対応の車両を一般家庭で用意するのは費用的にも大変ですが、通常のレンタカーと同様、福祉車両というレンタカーを日割りで安価に借りることもできます。こうした車両を使い、家族や親しい間柄の人が運転をすることで、水いらずの旅行も楽しめるようになってきました。

　また、地域には移送サービス等を提供する会社やNPO法人もあり、たくさんのサービスを展開しています。運転手付きの車両でも、タクシー等の一般公共交通よりも介護に詳しい方の運転で、かつ安く利用できるようになってきました。

また、認知症の人と快適な旅行をするためには、役所や地域包括支援センターや地域の方々から、地元の情報も集めるとよいでしょう。

認知症の人との旅行の注意点

宿泊を伴うとき

（同行メンバー）

家族で旅行に行くときは、まず、心置きなく何でも言える、顔なじみのメンバーで出かけることです。

（宿泊施設の選定）

大きなホテルですと、部屋から廊下に出たとたんオートロックでドアが開かなくなったり、どの部屋も同じつくりであるために迷子になりやすかったりします。また、食事や入浴も、食事会場が別だったり、大浴場の場合はほかの家族に気を遣い、楽しい旅行のはずが楽しめなくならないか心配です。

宿泊する場所は、家族風呂が部屋に付いていたり、気兼ねなく入れる貸切風呂があったりするコンドミニアムやロッジ等、家族だけで過ごせる空間を選ぶことです。また、食事も持参したものを温めるだけで済ませることができたり、ルームサービスで届けてくれたり、近くのレストランで落ち着いて食事をとれるところなどが最適です。

宿泊を伴わないとき

あまり遠出をすることなく、昼食時間やおやつ時間の混雑時を少しずらして、本人の行きつけのレストランや美術館などに一緒に行くといいでしょう。本人のこれまでの思い出の地（デパートや公園）に行くことだけでも十分です。

旅行や外出時の便利グッズの開発

トイレや下着売り場などに立ち寄るときの問題

認知症が進んでくると、一人でトイレに行くことが困難になります。そのため、旅先でなど夫婦二人の外出の場合、トイレを使う場面で困ることが多くなります。

誰でも利用できる多目的トイレを利用しようと若年性認知症の妻と二人でトイレに入ると、警備員がやってきました。誰かの誤報でしたが、最近は物騒なこともあるので、親切心で通報されたのかもしれません。

また、ある介護家族は妻の下着を購入するため下着売り場を歩いていると、異性の買い物客からは白い目で見られ、しまいには職務質問を受けたとのことでした。

介護中バッグ製作しました

そんな悩みを受けて、筆者が考案したものが「介護中バッグ」です（**写真2-1**）。

静岡県で、介護中のロゴを首からぶら下げられるものが配布されています。これを少し発展させました。A4サイズの布製で折りたためて、エコバッグとしても使用でき、表は介護中のロゴ入り、裏は何も描かれていません。

電車や公衆トイレ、先ほどのような下着売り場等で、堂々と『介護中』を見せていただき、必要時以外は裏にして、介護に必要なものを入れて歩けばよいと思います。

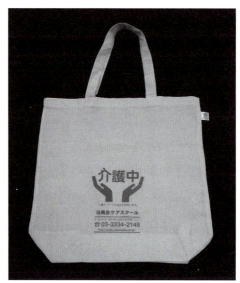

写真2-1

コラム

「誰か来て」、「お父さんだよ、お父さんだよ」

　若年性認知症の妻（54歳／要介護3）を介護しているIさん。
　在宅で3年介護するも、たび重なる失禁や、奇声を上げるような行動や心理症状が続き、悩んだ末に施設へ入所させました。

　入所3年目に少し落ち着いてきた様子でしたが、言葉も少しずつ不明瞭になってきたので、妻と最後の旅行をしたいと相談がありました。
　何かあってもすぐ帰れるように、遠出の旅行にはせず、ドライブも楽しめる風光明媚な近県のコンドミニアムに1泊2日で出かけることになりました。
　日中のドライブで助手席に座った妻は、新婚旅行を思わせるように車窓から見る景色に感動して喜んでいたそうです。夫も運転しながら、「意を決してこの計画を実行できてよかった」と、これまでの結婚生活に感謝も感じ、走馬灯のように蘇ってきたそうです。

　夕食時、用意してきた食材を使って味噌汁を作っていると事件が起きました。
　妻が、料理をするIさんの姿を見て「あなたは誰？」と始まり、窓を開けて「誰か来て、助けて」と大声で叫ぶ始末。警察を呼ぶ騒動になり、「お父さんだよ、お父さんだよ」と言っても通じません。そして筆者に電話があり、「帰ろうか？」との相談でしたが、いろいろ辛いけど、一晩もう少し様子を見てみようと続行することに。

　このようにひと騒動ありましたが、翌日の帰途のドライブでは、昨夜は何ごともなかったように、「きれいね」と車窓の景色に感動していたそうです。
　後にも先にも最後の旅行となり、認知症になっても夫婦の時間を取り戻せてよかったと話されていました。

Q2-24 車の運転をやめさせたいのですが、やめようとしません

認知症の人の車の運転は、自らの命、相手の命、それぞれの家族の家庭生活を奪ってしまいます。ここは断じて譲ってはいけません

認知症の人の交通事故と免許更新

　最近、認知症による高速道路の逆走も増え、75歳以上の交通事故が増加してきました。2015年6月、国立長寿医療研究センターの調査（2011～2013年大府市・名古屋市の65歳以上の住民約1万人の調査）では、認知症の疑いのある男性高齢者の約6割が自動車運転を続けていると発表しています。

　さらに、運転免許の更新時に75歳以上を対象に認知症チェックを強化し、「認知症のおそれあり」と判断された方は医師の診断書の提出が義務づけられ、発症している場合は免許停止、取消しとなりました。この法律は平成29年3月から施行されています。

　しかし、本人が自分は病気ではない、認知症ではないと考えている場合などは、車の運転をやめさせることは難しいものです。

　「ぼけ防止で運転しているのだから」「運転をやめたらぼけてしまう」と反論されることもあります。そのときは、高齢になって運動神経・反射神経も鈍くなってきたので事故を起こす心配があるからという理由で、「運転しないほうがよい」と、まずは家族の口から話してみましょう。あるいは、医師に告げてもらってもよいでしょう。

　運転免許証の更新時期が近ければ、あらかじめ警察や運転免許試験場に相談し、免許証更新時に、交付は不適格であると告げてもらう方法もあります。

認知症の人に運転させないためには

　運転させない一番確実な方法は、本人の前から物理的に車をなくしてしまうことです。廃車にしてしまうか、自宅から離れた駐車場に移すなどの工夫をします。本人から車の在りかを尋ねられた場合は、「今は修理中だから、しばらく待っていてください」などと答えておきましょう。

　ここで注意が必要なのは、車はその人にとって生活の必需品であるかどうか、ということです。地方の生活において、車は欠かすことのできない交通手段の場合も多くあるからです。

　もの忘れがあって車の運転が危険なのは本人がよく承知していて、車がないと買物に行けない、通院できないなどの理由から運転をやめられないという人も多くいます。その場

合は、代替案を用意することが大切です。介護家族も車がないと困ることを十分承知ですので、つい甘く見過ごしてしまいがちです。

しかし、交通事故を起こしたら、本人だけの問題では済みません。他者の命も家族も奪いかねません。もちろん加害者家族、被害者家族も含めて、その日から暗澹たる生活に突き落とされます。

基礎研究においても、脳の老化による病変から、運転技能の衰えが証明されています。高知工科大学地域交通医学研究室の朴啓彰客員教授は、脳の断面図の白質病変を発見しました。特に交差点上での事故は、いくつかの情報収集に白質病変が影響しているとされています。白質病変が情報伝達機能を低下させ、年齢とともにそれが増え、重度になると認知症の原因になるといわれています。

運転免許証の返納と自立に向けて

免許返納者へのサービス

何が何でも運転免許証を返納させるという対応方法は、本人のプライドを深く傷つけるので、本人が納得して免許証を返納できる状況をつくり出すことが大切です。

ある県警では、自主返納を呼びかけ、自主返納した方には無料の買い物配送サービスやタクシーの割引券等を配布しています。また、35（現在は36）の道府県知事で作る「高齢者にやさしい自動車開発推進知事連合」では、2009年以降、日常の買い物や通院に使える軽自動車より小型の２人乗りの「超小型モビリティ」の開発を国へ提案しています。また、ある自動車メーカーは、自動運転など高度の技術で人の暮らしをサポートする自動車の開発を進めています。

判断力が低下するため、高齢者にとっての車は、「危ない」凶器であることも否めない事実です。一方、高齢者にとって車は、足腰が不安定でも自由意思で外出の機会を与えてくれ、閉じこもりや寝たきりにならないよう社会との関係を保つのに有効な手段でもあります。

一律的に免許返納するのではなく、こうした高齢者の社会との関係も視野に入れた考え方も必要です。運転免許証を返納したあとのサポート体制づくりを身近な問題として取り組んでいくこと、それらをシステムとして組み立てていくことは、高齢者の自立した生活にも関わってきます。

しかし、運転免許証の返納よりも、まずは車そのものを本人の前に置かないことを考えましょう。ただ免許証を持っているだけなら、徘徊時の身分証明にもつながります。

認知症の人が自分で運転しなくても安心できる環境をつくりましょう

初期の認知症、軽度認知障害の場合は、車の運転に固執することが多いようですが、介護者は、ここは絶対に譲ってはいけません。車は、交通事故によって相手方の家族まで不幸にしてしまう凶器になるのだとしっかり捉え直し、上手に対応する術をぜひとも身に付けてください。

車社会から見直す地域づくり

　家族が運転を代わってあげたり、近所の定年退職したグループが送り迎えするシステムをつくったり、買物代行を使ったり、通院のための介護タクシーの利用等、介護保険や市町村の独自サービス、ボランティアサービスを利用するなどの、代替案を用意する社会を考えていきましょう。

　地方では、車がないと生活ができない不便さがあります。しかし、車を使わない生活をサポートする移動販売や介護タクシー、乗り合いバス等の地域資源も増えてきています。サービスをみんなで考え、話し合い、助け合うことによって、認知症を理解し、これまでになかった人間関係も生まれ、新しいコミュニティにもつながっていきます。

◆介護家族の声
～営業で車に乗っていたから大丈夫!?～

　2年前より、もの忘れや道に迷うことが年に数回あり、1年前に認知症と診断されました。近ごろでは、家の車庫や門柱へ車をぶつけることが多くなってきました。

　「若いときから営業で車に乗っていたから大丈夫」と言って、注意してもすぐに出かけて行ってしまいます。
　人様に迷惑をかけては、と眠れない毎日です。

（介護者：妻／アルツハイマー型認知症／要介護2）

コラム

車への執着が薄れるような対応を

　筆者の経験した事例ですが、本人が車の運転に固執する場合、車屋さんに他の車のキーをもらい、同一のキーホルダーに付け替えておいて、エンジンをかけられないようにしました。
「なんでエンジンがかからないのか？」とイライラし始めたら、介護者は「絶対に運転してはいけません！」ということを前提に、しっかりと対応することです。
　ここでは「お父さん、私が車屋さんに修理してもらいに電話しておきますね」とつないで、「部品を取り寄せていて、時間がかかるらしいですよ」などと伝えます。
　車屋さんとも十分に打ち合わせて調整し、協力をしてもらいます。
　何度も同じ話の繰り返しになりますが、ここは自他の命がかかっていることを肝に銘じて対応しました。そして、関係者皆さんの力を借りてくぐり抜けました。
　その後、他の人の運転で外出するようになって、そうこうしているうち車への執着が薄れていきました。

　本人が何度も「キーはどこへいった!?」と怒り出したりすると、家族は根負けしてキーを渡してしまい、車を運転させてしまうことがよくあります。
　しかし、絶対にダメです！　命がかかっています！　ケンカになっても、車を運転させてはいけません。

「○○さんが母子家庭・父子家庭に、可愛い孫の○○がいなくなったら…どうする？」

　説得するときには、具体的な例を示しましょう。

　「いつも運転しているから大丈夫」と思っている本人に、「危ないから」と本人の能力を否定するような説得をしても、余計に腹を立てさせてしまいます。
　孫や子ども家族を例に出し、
「○○さんのところで、車にひかれて母子家庭や父子家庭になったらどうする？」
「働き盛りのお父さんがいなくなったら、○○さんは大変でしょ！」
「お父さんがもしも事故起こして刑務所に入ったら、私は生きていられないよ。相手への補償もできないわ」などと静かに言うと、
「そうだね」と合点がいくようです。

メモ

�# 第3章

家族支援

Q3-1 認知症の介護家族が介護するうえで心しておくことはありますか？

認知症を知る

　まず、認知症とは何か、どんな症状があり、どんな進行をたどるのかなど、医学的な側面から正しく知ることが大切です。認知症の状態は一定しているのではなく、突然大声を出すようになったり、急変して怒り出したり、介護に抵抗したり、道に迷ってしまったり、見えないものが見えると頑なに主張したり、「あなた様はどちら様ですか」と家族を忘れたりする症状が出てきます。

　認知症の知識があれば、たとえ暴言を浴びせられても、認知症が進行していく姿なのだと理解して、適切な対処ができます。慌てて救急車や警察を呼んだり、精神科に措置入院させようということもなくなり、地域で生活していくことが可能になります。

病状を覚悟する

　認知症は、その原因疾患・進行度合、人によって、現れてくる症状がまちまちです。

　介護家族にとっては、突然の行動変容に悲嘆し、戸惑うこともあると思いますが、認知症の病気に対して理解があるのとないのとでは、認知症の人に対する対応が違ってきます。認知症の進行は、発症してから10～20年近く続くといわれていますが、徘徊が10年続く方はいません。筆者の経験ですと、3～5年でした。その間が、つらい時期でもあります。

　また、病状が進むにつれてある日突然出現する豹変した行動に驚くことがないように、治らないのなら、今後どのように進行して、食事や排泄等ができなくなってくるのかに対して準備する必要があります。最後は寝たきり、死を迎えることになっていきますが、自らの人生も、介護される方も、これからの介護生活に向けての覚悟をすることで、情報の収集も違ってきますし、後々の介護生活にスムーズに向かうことができます。

体調の変化に気を配る

　認知症が進んでくると、自らの体温調節に疎くなり、寒い日でも薄着でいたり、暑い日でもエアコンの使い方を忘れて脱水症状や熱中症になって体調を崩すことがあります。また、近くの物につまずいて転倒することもあります。

　若い人と違って抵抗力が低下しているので、体調を崩してしまうと重篤になって入院するようなこともあります。一度入院すると、うまく環境に適応できなかったり、医療側が過剰に安全対策を講じてさらに認知症が進行し、不穏な状況をつくり出してしまうこともあります。入院前とはまったく違う状態となり、急に在宅生活が難しくなる場合もあります。

　そうならないためにも、常日ごろから体調管理に気を付けておきましょう。冬場でも脱水症状は出ます。脱水症状は、あらゆる電解質の異常をきたし、病気を誘発してしまいます。冬でもエアコンの使用状況により脱水になることもありますので、水分の補給を心がけ、特に、部屋の温度、湿度にも注意するようにします。

認知症の知識がないと

　元会社社長で認知症のＣさんの一人娘Ａさんのところへ婿養子としてきたＢさん（70歳代）。93歳の義父Ｃさんが急変し、「お前のことは、結婚のときから反対だった。このコソ泥め！出て行け！」と、手当りしだいに近くにあったものを投げつけられました。

　その形相に驚いたＢさんは、精神科病院への緊急入院を依頼しに筆者のところへ飛び込んできました。事の発端は、部屋に隠してあった汚れ物の発見から始まった妻Ａさんと義父Ｃさんのやり取りを見て、Ｃさんを諭したことだったようです。

　Ｂさんは会社を受け継いで立派に大きくし、それまで家族として大切に迎えられてきた方でした。前述のような罵倒を受けるのは、突然で驚きしかありません。まず筆者はＢさんに、その場で認知症の基礎知識をお伝えし、そのうえで一緒にＢさんの自宅に向かいました。しかし、Ｂさんのショックは非常に大きく、大の大人ではありますが震えていました。

　帰ると、Ｃさんは、「おっ、上がっていきなさい」「君（Ｂさん）も一緒だったのか」と、にこやかに私たち二人を迎え入れました。筆者がＣさんと普通に会話するのを見て、Ｂさんは戸惑いを隠せない様子でした。先ほどの形相はみじんもみられなくなっていたからです。

　少しでもＢさんに認知症の知識があれば、驚きはしたものの、認知症の症状が現れたと理解して対応ができたと思います。

Q3-2 骨折で入院が必要ですが、医師が認知症を理由に治療を拒否します

治療を拒否されるのは？

　認知症の人が手術や入院が必要な病気やけがをしてしまったとき、病院に行ってもおとなしく治療を受けられなかったり、入院中に徘徊したり騒いだりすることが多くみられるため、それらのことを理由に病院等から治療を断られるケースがあります。

　また、入院はできたもののベッドに拘束帯でがんじがらめにされてしまい、「早く家に帰してください、私は何も悪いことはしていません、家に帰してください」と大声を張り上げたり、一方で、抗精神病薬の使用によって反応がないまでの状態になって声を上げることもできずにいたり、退院を早めにするよう強要されたりすることも散見されます。

認知症の人の医療体制には、介護職との連携が不可欠です

　今日の医療現場の体制から考えると、人員の確保や安全確保、医療経済等の面から医師が治療を拒否するのは致し方ない面があるのも事実です。しかし、一つの機関だけで問題を解決するのではなく、病気によっては医療と介護の連携でうまく切り抜けられることもありますので、総合的な視点で認知症の人の受け入れを検討してもらう必要があります。

　白内障の手術は、今、健康な高齢者なら日帰りでもできるほどになり、そう難しいものではなくなってきましたが、手術後のケアに介護と医療職の集中したケアが必要になります。自身の入院や手術後の管理について認知症の人が自ら行うことは到底できないので、医師が受け入れたがらないこともわかるような気がしますが、手術後のケアを医療と介護専門職が協働で受け持つことで、この問題が解消した例もあります。

　認知症の人の大腿骨頸部骨折等の手術では、早めの退院を促し、施設内でその後の処置、認知症の症状の緩和ケアを実施しながら、生活リハビリを中心として歩けるようになっていく事例も多く報告されています。まさに医療と福祉の連携・協働作業といえるのではないでしょうか。

　認知症についての理解が浅い医師がまだまだ多いことも事実です。このため、認知症の人を介護する専門職は、実践的な対応方法のレベルを研いて、医師に対しても認知症の人の代弁者となって発言し、その人の尊厳が保たれるような支援を行っていくことが望まれます。医療と介護が連携してこそ、認知症介護なのです。

コラム

目が見えないの！？

　ある介護者（娘）の母親は、認知症になる前から白内障がありました。
　「目が見えない！」と、施設で大声を張り上げるようになってようやく眼科を受診しましたが、「認知症だから、手術をしても無駄なのでは？」と断られました。

　けれども、目が見えるようになったらケアもしやすくなるし、本人のQOL（生活の質）も向上します。この状況を踏まえ、手術後の介護ケアを受け持つ施設では、「目が見えないから見えるようになりたい」という母親の訴えをしっかり捉え、施設側からも医療職に働きかけて、綿密なケアプランを立てました。

　医師は認知症の人の手術を「やっても…」と躊躇していた様子でしたが、本人と家族は手術を望んでいます。治療を受ける権利もあります。権利云々以前に、目が見えるようになることで認知症の症状を抑えられることを医師に説明し、手術をしてもらいました。

　術後のケアは、娘と施設の職員が実施しました。するとどうでしょう。「目が見えるようになった」母親は、大声を張り上げなくなったのです。
　その姿を目の当たりにした執刀医は、「初めての経験であったが、人間の可能性を見た」と絶賛したとのことです。一つの機関だけではできないことも、連携することで認知症の人のQOLの向上につながっていった事例といえるでしょう。

Q3-3 男性が介護するときの落とし穴はありますか?

認知症のケアは愛情だけでは限界があります

　認知症の人を家族で介護するとき、「私が看なければ」と愛情深く頑張り過ぎてしまうケースによく遭遇します。特に、夫が妻を、娘が母を、息子が母を介護するという場合にありがちです。

　日本人は儒教の精神や過去の家族制度のせいからか、子が親を看るのは当然という風潮があります。しかし、認知症介護は愛情だけでできるものではありません。認知症の症状は山あり谷ありで、こちらが一生懸命相手のことを思ってやったつもりでも、理解されずに空回りしたり、また、そのやさしさを無にするように反撃されたりすることも、認知症介護生活では起こります。

罪滅ぼしの介護は要りません

　夫が妻を介護しているケースでありがちなのは、「これまで家庭のことを任せっきりにした」「苦労をかけた」などと「妻への罪滅ぼし（？）」だと思って、夢中になって介護するパターンです。

　しかし、特に男性は考え方の特徴として、生活行動パターンを仕事を組み立てるように計画的に考えることが多いために、介護も計画的に組み立ててしまうのです。認知症の人にとっては、論理が一番苦手です。そのような認知症の知識や対応の仕方を知らないまま介護していると、認知症の人が論理的ではない言動をとったとき、男性はそれを叱ったり責めたりすることがよくあるのです。

　このような対応は、認知症の人の不安をあおるだけで、よい結果を生みません。論理や手順がめちゃくちゃでも、認知症の人の言動をあるがままに受け入れて穏やかにやさしく対応してください。男性は特に留意する必要があります。

認知症介護は、一人の力を超えてきます

　認知症介護の初期のころは、本人も身体的にADL（日常生活動作）が保たれており、介護する人もまだ心身ともに疲弊していないため、例えば夫である自分一人でもできると勘

違いします。しかし、認知症の本人はできると約束したことでも、平気でその約束を忘れてしまったようにつじつまが合わない言動をするため、介護家族はそれに振り回されます。理解しようとしても次から次へとこういったことが繰り返され、介護者は精神的にも追い詰められていきやすいのです。

認知症の人の介護は、決して家族だけで抱え込まないことが第一です。家族だけでできるものではないからです。介護保険もありますし、その他、地域には有償・無償のサービスがあります。現在は、「認知症になっても地域で安心して暮らす」という施策が国の流れとなっていますので、地域の情報を収集しましょう。

SOSは恥ではない

認知症介護は一人ではできません。絶対に一人で悩まずに相談・協力を仰ぎながら行うようにしましょう。認知症介護は、一人の力を超えるときが必ず来ます。

介護殺人、介護心中という悲しい事件が多発したために、社会で取り組むべき問題として取り組もうと始まった制度が介護保険です。介護サービスを利用することは、決して恥でも何でもなく、権利です。介護保険以外の公的サービス、民間のサービス、地域の支え合いのサービスなどもあります。勇気を持ってSOSしましょう！

コラム

妻の世話ぐらいできなくてどうする！？

現役時代には猛烈サラリーマンであった夫が、妻の介護をされていました。

夫は、日々一日のスケジュールを立て、手際よく家事が終わるように、「茶碗は上の段、皿は次の段…」などと決めて置くことにしたのに、

「妻が横から手を出すので、置き場所がばらばらになって困る」
「時折いらついて、怒鳴ったり、叩くことがある」
「そして自己嫌悪に陥ってしまう」

と嘆いていました。そうして、一人で介護生活を長く続けていらっしゃいましたが、周囲やケアマネジャーの働きかけで、なんとかデイサービスを利用するに至りました。

心配な夫は、デイサービスに先回りして、車の乗降やその様子をうかがってみずにいられませんでした。しかし、いつも家では眉間にシワを寄せていたのに、穏やかで元気なときの様子と変わらない妻の表情を見て、「自分はこれまで何をしていたんだろうと愕然とした」と言われていました。

Q3-4 認知症介護での口腔ケアを教えてください

口腔と認知症高齢者

　口腔とは歯や舌を含む口の中のことを言いますが、人間が生きていくためには欠かせない役割を担っています。貝原益軒の『日本歳時記』には、「人は歯をもって命とする故に、歯といふ文字を齢（よわい）とも読む也」とあります。食物を噛み、口から食べることは、生命維持と健康の保持・増進の基本とも捉えられるのです。健康寿命を延ばすことにもつながり、長寿の第一歩でもあります。

　たとえ「おいしい」と言葉に出すことができなかったとしても、その食材の持つ季節感や郷土性・風土などを感じ、食感や味覚を楽しむことが、生きて食事ができるうえでの幸せだと思います。

　ところが、高齢者の多くは入れ歯（義歯）になった後、そのまま食が細っていく様子がよくみられます。なぜかというと、多くは噛み合わせの悪さが放置されているからで、顎もやせていくので入れ歯が合わなくなってくるからです。

　老人食という名目で、刻み食やミキサー食が多用されると食欲は減退します。食べ物を見る楽しみ、食感を感じる楽しみが奪われると同時に、歯で噛むという咀嚼機能も奪われているのです。そうなると身体機能は、坂を転がるように落ちてしまいます。

口腔ケアの重要性

　認知症の人の場合、口を開けさせることができずに口腔ケアを十分にできないことがあるため、誤嚥性肺炎（口腔内の飲食物の一部や細菌が誤って気管に入って起きる炎症）等になりやすくなっていたり、薬の多剤投与によって嚥下困難を起こしていたりしていることが多くみられます。

　誤嚥性肺炎を防ぐため、胃ろう（経皮的に胃に穴を開けて管で直接流動食を入れる方法）や経鼻経管栄養（鼻から食道まで管を通して流動食を送り込む方法）に頼らざるを得なくなることもありますが、その前にまずは口腔ケアを十分に行って、誤嚥の可能性をできるだけ低下させることが重要です。

　咀嚼や嚥下の能力が落ちている高齢者には、口腔ケアが非常に重要です。口腔ケアというと「ああ、歯磨きでしょ」という誤解が多いのですが、それだけではありません。もち

ろん第一は口腔内を清潔に保つことです。しかしそれ以外にも、入れ歯の調整や洗浄、さらに咀嚼・嚥下訓練まで、口腔ケアは広範囲にわたります。

　ご存知でしょうか。のどの奥、つまり舌の付け根付近には、手などよりもよほど多くの神経が集中しています。口から食べた食事により刺激がもたらされることで、脳や消化機能等の人の身体の機能は著しく活性化するのです。

　食を楽しむことは、「人生を味わい、その歓びを噛みしめること」でもあるのです。口腔ケアはその意義や必要性が認められるようになって間もないケアですが、介護者（家族）には、ぜひともこのことを覚えておいてもらいたいと思います。

口腔ケアはどうする

　入れ歯は食物の咀嚼だけでなく、言葉の発声にも重要な役割を果たしています。入れ歯の作製と調整、その他口腔ケアについては、なかなか歯科医を受診することができずに放置されていることが多くありますが、自宅や施設等に訪問して診てくれる訪問歯科医もありますので、積極的に活用していきましょう。嚥下の問題も、内視鏡等で診断してくれますし、摂食訓練等を重ねることで食事形態が変わり、嚥下反射も戻り、口から食べることができるようになった方が多くいます。

　咀嚼・嚥下訓練は、体操、呼吸訓練、マッサージ、氷なめ訓練をはじめとしてさまざまな訓練方法があり、本人の状況により適用する方法も異なります。医師と相談しながら行うようにしてください。

　日常の口腔ケアでは、通常の歯磨きに加えて、舌や口腔内の粘膜等の清拭を行います。入れ歯もいったん外して清掃してから、装着させます。毎食後に行うのが原則ですが、在宅介護で時間に余裕がないときは、就寝前に必ず行います。

　認知症の人は日常の口腔ケアの最中に、口に含んだ水を誤って飲み込んでむせることがあるので、本人の様子を見ながら行うことが大切です。また、口の中の水を吸引しながら歯磨きを行える器具もありますので、必要に応じて使用してもいいでしょう。

コラム

口から食べる食は生きる意欲の源！

　骨折を機に寝たきりとなった認知症のKさん。
　ベッドで大声を出すため、抗精神病薬を処方されながら入所生活を送っていました。
　そんなKさんの口腔ケアに着目し、訪問歯科医と歯科衛生士、そして家族によって嚥下リハビリを開始した結果、冷たくおいしいビールを飲めるまでに回復。抗精神病薬も止め、トイレにて排泄もできるようになり、少しずつ生きる意欲が増していきました。

Q3-5 介護家族の心の動きはどのようになっているのでしょうか？

心理の段階があります

　認知症は、本人だけでなく介護する家族も共に苦しむ病気です。なぜなら、認知症の症状による本人の苦悩や生活のしづらさが大きくなると同時に、介護家族もまた日々の生活リズムに支障が出始め、心理的な苦悩も大きくなっていくからです。

　キューブラー・ロスは『死の受容過程』で、「5段階の心理的ステップを踏む」と言っていますが、認知症の介護家族も、認知症を告げられ、また、治らない認知症だけに受け止められず苦悩していく姿は、ほぼ同じようなステップを踏むといわれています。

戸惑い・否定

　まず始めは、『戸惑い・否定』のときです。「なんであんなにしっかりしていた父親が（母親が）、まさか認知症…？」「こんなことがお隣にでも知られたら笑われるに違いない」「ぼけたわけではない。することがなくなったから…」「あの医者は間違っている。他の病院で診てもらわないと…」という戸惑いや否定の気持ちが先立ち、家族や配偶者の気付きは遅れます。

　また、筆者の家族会では、変だと思いながらも医者にかかるまでに3年も悩んだというような家族も多くいます。

混乱・怒り・拒絶

　次に、『混乱・怒り・拒絶』の段階が来ます。「認知症という病気になったのも、家で何もすることがないからぼけたんだ！」「尊敬していた父親が失禁しても平気でいる！情けない！」「何度同じことを失敗しているのか！」「こんなことがいつまで続くのか！」「認知症という病気とわかったが、これから先はどうなるのか？　私の生活をどこまで壊す気なのか」「これ以上進んでは困ると思って、脳訓練ドリル等を買って付き合ってやってみても、怒り出す始末」「親のためを思ってあれこれ心配して心血注いでやっているのに、悪くなるばかり」「もう顔も見たくない」と、実にさまざまに混乱と苦悩が家族全体に広く重くのしかかり、心身ともに疲労困憊し、絶望感に陥るのもこの時期です。

　この段階は、最も辛い時期です。だからこそ、この時期に身近な方や医療・福祉の専門職につながっていると道が開けてきます。しかし、この時期でも辛苦の状況に耐えている方が多いのも認知症介護家族の特徴でもあり、悲しい事件が起きてしまうのもこの時期です。

「勇気」を持って、身近な人に相談し、専門職とつながってほしいと思います。

あきらめ・割り切り

そして次に来るのが、『あきらめ・割り切り』です。「退職してから夫婦で海外旅行に…と青写真を描いていたが、お父さんの介護に追われる毎日で夢さえ描けなくなったわ」「イライラしても何もメリットがない」「医療・福祉の方からの支援で何とかこの介護生活が乗り越えられそうになってきた」「家族会で同じ悩みを聞いて、辛いのは私だけではない…と勇気をもらえた」などと、介護に対する気持ちの変化も出てくるときです。

ケアマネジャーに勧められて、やっとデイサービスに通い始めたころ、「とうとう、うちの父も"あんなところ"にと思って内心情けなくなったりもしていたが、通ってくれなければ私たちもダメになるからと、心を押し殺していました」などと感じていた段階から、「お父さんも嫌がっていたけど、今は喜んで行くようになってホッとした」などと、家族の心が変化してきます。

受容

最後の段階です。認知症という病気に対する理解が進み、認知症本人の症状も問題行動としてではなく、本人の置かれた状況も考えながら客観的に捉えることができるようになります。

認知症になったのが親であれば、自分を育ててくれた子どものころのことを思い、認知症であっても大切な家族の一員であることを認識して、あるがままに受け入れることができるようになります。「将来、自分もたどる道を示してもらっている」「介護は自分の心の修行」というような気持ちにもなっていきます。

しかし、介護が終わるまでの間に、すべての家族がこのような段階をたどるわけではありません。医療・福祉・家族介護の経験者の方々に支えられて、行きつ戻りつの苦悩を繰り返しながら、あるがままに「認知症になってもお母さんは、お母さんよ」と思えるには、時間がかかります。

一方で、簡単に受容してしまうケースもみられます。現実よりも見聞きした知識が先に立ち、困難は乗り越えたと思ってしまっている「なりすまし受容」です。

このようなご家族の場合は、注意が必要です。SOSを出したいときに出さずに、頭の中で「私は受け止めているから大丈夫」と言い聞かせてやり過ごしてきているため、あるとき、心と頭の不一致に気が付き、豹変することがあります。

心の辛さと頭の知識が一致して初めて、受容への一歩が始まります。

介護家族の悩みのケア

認知症の人を抱える家族の多くは、病気とわかっていても人に知られることを恐れたり、先のことを考えると不安で押しつぶされそうな気持ちと目の前で起きている現実の間で振り回されて、自らの生活や命を支えるのにやっと、という方も多くいらっしゃいます。

辛い、悲しい、情けない、うつ状態になった、嫌になった等々、表現する言葉は違っても、

認知症の人を介護する家族の誰もが抱くその感情を共有することで、気持ちが楽になるという人がほとんどです。あなただけが辛く悲しいのではありません。みんなが同じ道をたどって、同じように苦悩するのも認知症介護の特徴です。

これらの経験は、そのときはマイナスのように感じられるかもしれませんが、これらで悩み、一緒に励まし合った仲間は、残りの人生において大きな糧になって、認知症の本人と介護家族のよき理解者になっていることが多いようです。決して、マイナスではありません。

相談できる人、悩みを打ち明けられる人を見つけること、専門職とつながることが大切です。認知症に理解のある方、できれば地域にある家族の会やコミュニティカフェ（Q4-1 p.157参照）に出かけるなどして、仲間をつくりましょう。

コミュニティカフェは、認知症の人と家族、地域の人の触れ合いの場です。認知症の人を介護する家族と触れ合うことで、「解決の糸口を見つけた」「自分よりも苦しい人がいることがわかった」「一人じゃないことがわかった」などの声が多く聞かれます。

介護家族の悩みは千差万別ですが、苦しい思いは共通です。仲間づくりを始めましょう。

◆介護家族の声

「認知症かな？」と思いつつも、以前の母と様子が変わっていくことに対して、私自身なかなか認められず、母を責めたり、母にからかわれているのではないか…と思ったり…。
葛藤の連続で、積み重なるストレスが辛い毎日です。

（介護者：娘／アルツハイマー型認知症／要介護1）

コラム

笑うしかない…!?

義母が認知症、夫も若年性認知症を発症したため早期退職し、一人で二人の介護、そして二人の子どもを育ててきた女性Aさん（63歳）。10年以上の介護生活を続けているにもかかわらず、底抜けに明るく、元気に働くAさんを不思議にすら思い、筆者は「なぜそんなに明るいんですか？」と尋ねてみました。

するとAさんから返ってきた言葉は、
「泣くだけ泣いたわよ。でも、それを乗り越えて笑うしかないじゃない」でした。

専門職はよく"受容"という言葉を使いますが、認知症介護にはそれぞれの歴史があります。そして、いくつもの山を乗り越えながら介護生活の長い戦いを経たあと、どうにもならないなら笑うしかないと言われたAさんのように、受容が訪れることがあります。

コラム

なぜ家族会を立ち上げたか

　私は30年以上、福祉の現場で仕事をしてまいりました。混乱し苦悩するご家族の相談を受ける中で、訪問の限界を感じ、20年前に一地域で「家族会」を立ち上げました。

　その後、5年前に当法人に就職し、当スクールが実施した地域講座「認知症介護家族支援セミナー」を母体として、参加者の思いに応えるべく平成18年3月、「認知症介護家族会」を発足いたしました。「いつでも、誰でも、気兼ねなく参加し、相互に支えあう」をモットーに、認知症の人を介護している家族、当事者を支援することを目的に、毎月1回開催し、30家族ほどが参加するようになりました。いつしか参加者より「よくふう・語ろう会」と名づけられ、今日まで活動を続けております。

　この会の大きな特徴は、「参加者のニーズに応じたミニ講座」と「ピアカウンセリング」を取り入れていることです。参加者は、同じ悩みや戸惑いなどを共有することで、「ここに来て初めて自分の気持ちや辛さを吐き出すことができた」「決してよそでは言えないことをここでなら言える」と述べられています。また、認知症対応の仕方や介護の悩みについての個別的な訪室や電話相談等も増えております。

　回を重ねる中で、介護の状況は変わらなくとも、うつ状態や閉塞状態の中にあったご家族に変化が表れ、デイサービスの間のボランティア活動（地域清掃や施設でのコーラス活動）、ネット上での男性介護家族会への参加、体験談を語るシンポジストとしての活動、趣味を生かした写真展や絵画展への出品など、介護者自身が自分の人生に積極的に向かい合う姿勢がみられるようになってきました。そして、何よりも、ご家族が会への参加を心から楽しみにされており、また、新しい参加者には良きアドバイザーとして接する姿もみられ、貴重な情報交換の場にもなっているようです。杉並区作成のDVD「介護者を支える地域の力　～つながる手と手、心と心～」の撮影、介護雑誌や新聞の取材への協力、参加者の提案による「ミニ図書館」の開設など新しい活動も広まっています。

　認知症は、当事者の辛さはもちろんですが、それを見守る家族の悩みも大変深く、当事者と家族が二重の苦しみに苛まれる病気です。10年、15年と長期化する24時間休みのない日々に振り回され、家族の「その人らしさ」もなくなり、心身ともに疲労困憊していきます。そして、時に、不本意ながら虐待に至り、無理心中事件という最悪の結末になってしまうこともあるのです。

　介護者の心を受け止め、「介護者が変われば、介護も変わる」ことを支援できるのが、家族会の大きな役割です。「認知症は特別なことではなく、誰にでも起こりうる病気である」という共通理解のうえに、助けを求める人にはいつでも必要な支援が提供され、適切なケアの情報がいきわたるシステムの実現に向け、社会もゆっくりと動き出しています。さらに、その動きを加速するためにも、家族会が地域のあちこちで、細胞分裂のように増えていき、成長していくことが望まれています。

　「家族会に来られない人々こそが、本当に助けを必要としている」という思いを忘れずに、家族の"その人らしさ"を受容し応援できる社会をめざし、地域ケアの一助となるべくこれからも活動していきたいと思います。

〔ヨクフウ会誌2007年7月9日（269号）より抜粋改変〕

服部先生に勧められて見学会へ。

この時に出会った家族の皆さんが、私の落ち込んだ様子を真剣に心配してくださったことに感激し、家に閉じこもっては良くないと思い始めました。皆さんのおかげで、生きる力を取り戻せたのです"おかげさま"の言葉を繰り返す平野さんを見て「最初の頃に比べ、明るくなられましたね」としみじみと振り返る服部さんは、

「介護の大変さは変わらなくとも、苦しい気持ちを受け止めてくれる仲間ができると、ご家族の心にゆとりが生まれます」と言います。

認知症の実母を看取り、現在は妻を介護中の小松原昭一郎さん（78歳）は、次のように述べました。

「医師や研究者の講演を聴く"表"の勉強だけでは認知症介護はできません。同じような苦しみを味わっている介護経験者の話

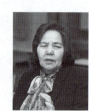

平野外喜子さん

小松原昭一郎さん

を聴く"裏"の勉強もして、初めて自分がどう介護していけばいいか道筋が見えてくるのです。私も長く家族会にかかわってきて、他の皆さんの表情が穏やかに変化するのを嬉しく思います」

久保田節子さん（76歳）は、夫婦で外国旅行を楽しんでいる最中、夫が脳梗塞で倒れて認知症の症状が見られるようになりました。

「ひと口に認知症介護といっても、皆さんそれぞれに異なる体験をお持ちです。『語ろう会』は人数も多いし、毎月開催されるので、愚痴の言い合いに終わらず自分に合った情報に出会える良さがあります。『今日もよいことを聞いた、うちでも真似よう』と、諦めない力がわいてくるんです」

嫁、娘、妻......
立場によって異なる思いを包む

「よくふう語ろう会」の参加者は30人弱。そのうち男性は約10人。30代から90代までいて、認知症のご本人も参加します。毎月第2水曜日の午前10時半から正午まで「語ろう会」をした後、お弁当（五〇〇円）を食べながら自由におしゃべりをします。

さらに、施設と在宅、介護年数別、介護度別など立場別のグループに分かれて情報交換をする工夫もしています。グループの分け方は家族の提案で決めていきます。

「嫁、配偶者、娘や息子など介護者の立場別の分け方ですと、よそでは『あなたは実の娘だからまだいいのよ』と言われて口を閉ざしてしまった人も、『同じ立場の人だから言いやすい』と毎回参加してくださるようになることもあるんです」と服

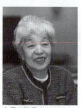

久保田節子さん

部さん。

今後も浴風会ケアスクールでは、誰でも参加できる市民向け認知症ケアセミナー（59ページ参照）のほか、介護者の質問力向上を目的とした研修の企画・運営、教材の制作など家族支援の大切さを訴えていく方針です。

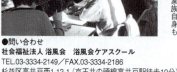

午前中の情報交流会が第1部。第2部の食事会、第3部の茶話会などは家族自身も企画に加わる

●問い合わせ
社会福祉法人 浴風会　浴風会ケアスクール
TEL.03-3334-2149／FAX.03-3334-2186
杉並区高井戸西1-12-1（京王井の頭線高井戸駅徒歩10分）

第3章 家族支援

シリーズ 認知症 地域リポート

同じ立場の介護者と語り合う家族会

家族や知人にわかってもらえない認知症介護のつらさを軽くするのは、経験者どうしの情報交流。今回は家族向けセミナーをきっかけに生まれた、杉並区の家族会の例を紹介します。

「よくふう語ろう会」（東京都杉並区）

都心の在宅介護者を圧迫する"群衆のなかの孤独"

病院や施設、地域包括支援センターなどが敷地内に点在する「社会福祉法人浴風会」は、自然と静けさに包まれた総合福祉施設。その一部門を担う「浴風会ケアスクール」を拠点に、認知症の人の家族を支援する取り組みが始まったのは2006年3月のことでした。

「都心に近い杉並区は、認知症の方が施設を利用する率が低く、在宅介護のご家庭が多い所です。核家族化や共働きが進み、老老介護や日中は独りでいる高齢者、介護施設から利用を断られる認知症高齢者の存在など、事態は年々深刻さを増しています。介護する家族は"群衆のなかの孤独"を感じておられるのです」

こう話すのは、ケアスクール校長の服部安子さん。06年初め、認知症の人の介護家族を対象にしたアンケート調査からは家族の切迫した孤立感が浮き彫りになり、ケアスクールではさっそく、小規模の家族向けセミナーを連続企画しました。病気や制度の知識を伝えるだけでなく、個々の家族の困りごとを実際に手助けできるような、実践的で血の通ったセミナーを開きたいと、グループホームやデイサービス見学も組み入れました。

家族向けセミナーが終了する頃、「これで終わりにしたくない。仲間と情報交換する場がほしい」という声が挙がり、地域を超え誰でも参加できる新しい家族会「よくふう語ろう会」（無料）が誕生します。

心のゆとりで表情が輝きだした参加者たち

グループホーム見学会への参加をきっかけに、家族会に加わった平野外喜子さん（71歳）。

「糖尿病もかかえる認知症の夫の介護に明け暮れ、『つらい』『どうしよう』『でもまだがんばれる』という葛藤に埋もれ沈んでいくうちに、私は体より心が壊れていました。すがるような思いで地域包括支援センターに駆け込んだ時、たまたま出会った

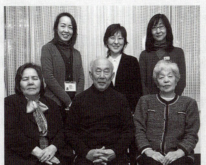

前列が参加者の方々。後列左から浴風会ケアスクールの辰己俊子さん、服部安子さん、猿田敏子さん

取材・文／境 朗子

かいごの学校●2008年3月号 40

（日本医療企画，かいごの学校 2008年3月号より転載）

Q3-6 親が認知症になってしまいました。仕事を辞めたほうがよいのでしょうか?

介護離職すると

　親や家族が認知症になり、その介護のために勤務している会社を辞めてしまう、いわゆる介護離職者は全国で年間10万人を超えるといわれています。介護離職者の多くは親が高齢になってきた40～50代の人たちで、この世代は働き盛りでもあり企業の中核的役割を担っている方もたくさんいます。将来、働き手が減少していくと予測されていることもあり、介護離職者の増加は社会的問題となってきています。

　また、介護離職者は介護生活が終わった後に仕事をしようとしても、なかなか就職できなかったり、離職前より悪い条件で再就職をせざるを得なかったりするのが現状です。

介護離職はしないほうがいい

　認知症の親自身が民間の有料老人ホームに入所できるほどの財産・経済力があれば、多くの場合、子どもが直接介護するという負担はなくなりますが、このようなケースはむしろ少数です。

　そうすると、親の介護と自身の仕事との両立をすることになりますが、それはなかなか難しいことです。だからと言って、仕事を辞める介護離職は、直面する親の介護には一見有効に見えますが、「自分を生み育てた親の介護なんだから、自分が看るのは当たり前」と思って誠心誠意で全力投球しても、そうは長く続きません。

　なぜなら、介護生活は、医療技術の進歩により長期化してきています。認知症介護では、こちらが日々の介護を効率よく組み立てて行おうとしても、当の本人は思うように従ってくれません。抵抗したり怒り出したりして、介護者の気持ちを逆なでしたりするのです。

　介護を終えたあとも長く生きなければならない子どもの今後の人生とその生活を考えると、介護離職は親と子ども双方の全体の解決にはなりません。もちろん、さまざまな事情があるので介護離職は絶対にいけないということではありませんが、仕事と介護を両立するための手立ては必ずあるので、家庭の事情や介護者自身の今後の生き方を考えながら判断してみてください。

介護と仕事の両立のために

　介護保険は、社会的介護を保障するものとしてつくられました。介護認定を受ける必要はありますが、まずは介護保険サービスの利用も考えてください。介護は千差万別ですし、自らの介護の状況に親身になって相談に乗ってくれる、さまざまな情報や知識・経験のあるケアマネジャー、事業所等を見つけることです。決して一人で抱え込まないことです。

　地元の口コミや評判は貴重な生きた情報です。ご自身で実際のその情報を確かめることも大切です。また、状況によっては、兄弟姉妹で話し合い、親の財産等を処分したり、お金を出し合って民間の介護サービスを利用するということもあるでしょう。

　最近、企業や官公庁でも介護休暇制度や介護休職制度を新たに導入するところが増えています。また、フレックスタイムを利用して、介護のために勤務時間の短縮を認めることも行われています。さらに、平成29年10月1日施行の改正育児・介護休業法により、介護休業を3回まで分割して取得できるようになりました。対象期間が93日と制約はありますが、介護休暇は半日単位で取れ、残業の免除もできるようになりました。

介護休業制度とは?

　介護休業制度とは、育児休業と同様に、労働者が家族介護を行うために休業できる制度です。育児休業は、今では一般的に利用されていますが、介護休業制度はいまだ社会的認知度が低く、実際に活用されているケースは少なく、会社によってもこの制度の認知度が低いようです。

　介護休業制度では、「労働者は、申し出ることにより、要介護状態にある対象家族ひとりにつき、常時介護を必要とする状態ごとに1回の介護休業をすることができます（一定の範囲の期間雇用者も対象となります）。期間は通算して（のべ）93日までです」と定められています。職務上、長期で休みを取るというのもなかなか難しいこともあるでしょう。たとえ、介護休業制度を利用できたとしても、先がはっきり見えない介護にあっては、93日は決して長くはありません。いざ使ってみても、制度を利用した後はどうしたものかと、現実的に利用しづらい制度ではあるようです。

　この制度は、要介護者のための介護生活を整える、いわゆる態勢づくりのために設けられています。しかし、2005年の30〜54歳の男女を対象にした「仕事と生活調査」（労働政策研究・研修機構）では、介護を経験した当時に雇用就業していた対象者のうち、介護休業制度を利用したのは、わずか6.6%という実態があります。

介護休業の上手な取り方

　認知症介護は長期戦になることが多く、介護サービスを使用するときや状態変化があったからと呼び出しされるなど、想定外に仕事を休まなくてはならないことが増えてきます。介護休業は期限があるものなので、そのすべてを介護だけに当てず、通常の介護は介護保険を中心としたプロにお任せしましょう。介護と仕事を両立させるためには、ぜひ利用したい制度です。

筆者は長年にわたって介護の相談に携わっていますが、仕事を辞めたから介護がうまくいったというケースは非常に稀です。特に、親一人子一人の場合は、介護に夢中になってしまい、共倒れになってしまうことが多いのです。

　地域包括支援センター（お住まいの市区町村で認知症に関する相談を受け付けています）で相談し、できるだけ仕事を辞めずに済むような対策を考え、実行してみてください。まだ認知症が軽いうちに、さまざまな支援の受け方を早めに相談されておくとよいと思います。

費用面でも介護離職はしないほうがいい

　多重介護（夫婦・配偶者の親等も含めて）をする介護者も増えています。

　介護に専念することで一見、道が開けたように思うのですが、これはお勧めできません。介護にはかなりの費用がかかります。離職をすると収入の道が閉ざされ、介護そして自分の生活の維持が困難となります。

　経済的な心配がない場合でも、仕事を辞めて介護に徹するという理想はよいことですが、介護は長期戦です。ましてや認知症の症状は進行に伴って刻一刻と変化するので、自分の想像を超えた言動に振り回され、共に傷つく結果となります。

　また、介護者は多くの場合中高年の世代ですが、いったん離職してしまうと再就職が非常に難しくなります。将来介護が終わったときに、ふと気付くとお金も仕事もないという状況になっており、途方に暮れることになります。介護保険、市区町村独自の制度等の公的な制度を利用し、また、近隣の見守りサービス等のインフォーマルなサービス等も視野に入れて、できるだけ離職をせずに介護する道を探ってほしいと思います。自分の問題として人様に介護生活が始まったことを近隣にお話をすることは勇気がいることですが、地域で勇気を持って表明することで、道は開けてきます。

　冒頭の杉並の〈社会福祉法人Y会〉服部安子ケアスクール校長がアドバイスする。これまで延べ数百人の介護相談に乗ってきた。

「40代、50代の働き盛りに、親が認知症になる。介護のために会社を辞め、田舎に帰ろうか。みなさん訊く。会社を絶対辞めてはいけないと答えています。介護だけになったら、愛情は愛憎に変わるんです。介護に人生を懸けてはいけません。呼び寄せるとか、なんとか別な道はないかを考えてください。そもそも患者をひとりでしょいこむのがいけません。

　やがて追い詰められ、悲劇が起きかねない。いいサービスの施設も増えています。広く、相談場を探してください」

　厚労省は、2010年、約500万人の〈要支援、要介護〉の患者がいると発表した。

〈要支援〉は、日常生活の見守りが必要な人、〈要介護〉はそれより重症で、排泄、入浴、食事などに介護を必要とする人のこと。

　もうひとつ、統計がある。

　98年から11年までの14年間、60歳以上が被害者となった〈介護殺人〉は550件。

（週刊ポスト 2012. 5. 4/11号 p.149より引用）

コラム

仕事を辞めて…幻想？と現実！のはざま

　家事や子どもの世話は同居している母に全面的に協力してもらいながら保育士としてキャリアを積み、園長として定年を迎えようとしていたAさん（57歳）は、その矢先に自分にがんが見つかり、同じころ母には認知症が出てきました。

　定年退職を前にそのまま勤め上げるという選択肢もありましたが、「これまで仕事をしながら子どもを育ててこられたのは、何よりも母のおかげだ」と、恩返しの気持ちから、定年を待たずに退職し、母の介護を始めました。

　しかし数カ月後に会ったAさんは介護を始めたときの様子とまるで変わってしまっていました。うまくいっていたのは介護を始めた1、2週間だけで、そのあとはずっと毎日が修羅場、喧嘩が絶えない生活になってしまったというのです。

　実は筆者は、途中退職すると聞いた時点で反対でしたが、すでに辞表を提出してきたとのことだったため、Aさんは退職に至りました。

　原因はこうです。お母さんは娘が働いている間、何年も台所を自分の居場所として家を切り盛りし、守ってきました。それなのに、あるときから娘が家にいるようになり、さらには自分がすることに何やら口出すかたちで言い出します。それが、認知症の症状への対応としてはマイナスに働いてしまうのです。

　一方、娘としては、心を決めて仕事を退職し、母のためを思って精一杯介護に専念しているのに、逆なでするようなことばかりされます。黙って見守ろうにも、お皿を雑巾で拭くなどの行為は、どうしても放置することはできません。

　介護者の思うようにならないのが、認知症の介護なのです。

　介護者の思いが強いほど、思うようにいかないときのギャップがそのまま介護者のストレスとなり、悪循環を生みます。このようなケースは、非常に多くみられることなのです。

　上記の例は、実は男性の場合に特に多くみられます。男性は、仕事を組み立てるように介護に対しても考えがちです。ゴールイメージが明確で、そこに向かって成功するためのプロセスを組み立てていく考え方です。

　これはうまくいきません。認知症の介護は日々変化するものです。一度組み立てたことも、あっという間に役に立たなくなります。そうなると、男性の場合は口調が荒くなっていき、命令的になり、最終的に暴力的になってしまうことがあります。

　まずは、仕事を辞めるという選択の前に、専門職に相談することを思い出してください。

Q3-7 介護のために自分の趣味の時間もなくなり、生きがいもなくなってきました

介護の合間に自分の時間を持つ

　私が頑張れば…と思うのは決して悪いことではありませんが、介護は気持ちだけで相手を支えることはできません。長期間介護を続けていくためには、介護者は時間の余裕を持ち、気持ちをリフレッシュしていくことが大切になります。

糟糠の妻はもう古い

　戦後間もないころに生まれた世代には、介護を人様にお願いしておいて自分は自らの楽しみに時間を使うということに抵抗のある方が多いのも事実です。リフレッシュそのものに罪悪感を感じ、日々の介護のストレスを悶々と抱えたりもします。そのままの精神状態を継続してしまうと、冷や汗や息苦しさ等の不定愁訴が出たり、燃え尽き症候群やネグレクト、しまいには心中や虐待、介護殺人事件につながりかねないのです。

　自分がこれまで趣味としていたことや友人との会食などを楽しむことも大切です。また、介護生活に疲れた心身を癒すために、ショートステイやデイサービス等の有償・無償の介護サービスを利用しながら、温泉や旅行に出かけることは悪いことではありません。生きがいを取り戻してください。そのことが、明日の介護への活力を生み出すことになります。

地域の"お互い様"の力を利用して

　今や認知症は他人事ではありません。遠くの親戚よりも、隣近所の力です。少しの勇気を持って実情を話し、互いにお預けができたり、留守を頼むことができる関係性が求められています。

　地域には、さまざまな有償・無償の見守り体制があり、NPO団体が家族支援を行っているところもあります。地域の情報収集のためにも、まずはお住まいの市区町村にある地域包括支援センターなどに相談してみてください。

パーソナルタイムの勧め

　在宅で介護していると一人で煮詰まってしまい、思考も悪い方へ悪い方へと向かってしまいます。認知症介護は、24時間365日、介護のことが頭から離れないのが特徴です。買い物に行ったついでに、病院への帰り道に、デイサービスに行っている間に、講演会や学習会の帰り道に、それもできないときは、お風呂に入っているときに、トイレに入っているときに、大きく深呼吸を一つしてください。

　そして、大きく深呼吸した後で、例えば大好きなコーヒーを一杯飲みながら、一人だけの時間を5分でも10分でもいいですから持ってください。誰でもが持っているパーソナルスペース（トイレやお風呂等）を上手に使いましょう。疲れたとき、言い争いになったときなどに、パーソナルスペースで5分、10分長く過ごしても構いません。大きく深呼吸して、辛い気持ちを言葉に出して（声に出せないときは、マジックの太ペンで文句を大きく紙に書いて、誰の目に触れないようにゴミ箱に破って捨てることもお勧めです）、辛さや悔しさを吐き出してください。人間はときどき休息することで心穏やかになり、またやる気も出てくるのです。

　「人生一息！」、入れることをお勧めします。

メモ

Q3-8
愛情はあるのに妻一人の介護も辛く思うときがあります

認知症の介護は一人ではできません

　認知症の人を家族だけで介護しようとすると大変な負担になります。特に、核家族化した現代では、高齢になると夫婦二人だけの生活になっていることが多く、片方が認知症になってしまうとその配偶者は介護に孤軍奮闘せざるを得なくなります。

　炊事、洗濯、掃除といった日常の家事に加えての介護は精神的にも負担ですが、認知症の進行に伴い、着替え、食事、入浴、排泄の介助等の負担が次第に大きくなります。一人だけの介護者は疲労の極みに達し、ついには病気も発症するなど、いわゆる共倒れ状態になることも多いのです。

家族は家族にしかできない介護を

　高齢者介護は社会全体で支えることが基本ですから、まずは公的サービス、つまり専門職の手助けを中心にして、家族は家族にしかできない介護を考えましょう。

　介護は24時間365日の間まったく切れ目がなく、長期戦です。認知症介護の道のりは、平坦ではありません。介護家族は進行する症状に決断を迫られることも多く、そのたびに悩み、介護家族の人生の分岐点で、いくつもの山を乗り越えなくてはなりません。

人生の終焉には"愛情"の絆を

　人生の終末期において、家族とこれまで過ごしてきた時間やさまざまな出来事を紡いできた生活は、家族と本人しかわかりません。走馬灯のように思い出すこれまでの時間と思いを回想する最も大切なときであり、辛く悲しい過去であっても、親子としてつながっていた絆に他人は入り込むことができません。終末期にたどり着く前に心身共に疲弊しないためにも、専門職の介護、社会的介護があるのです。

　一人ですべてできることではないので、言い古された言葉ですが、「介護は専門職、愛情は家族」と、もう一度思い起こしてみましょう。一人で頑張り過ぎて、人生の終焉の大切なときに愛情すらなくなってしまった家族もたくさんいるのです。

同居外の家族へ事実を伝え、応援を求めましょう

　同居外の家族（子ども・兄弟姉妹等）へ迷惑をかけまいと孤軍奮闘するのではなく、あるがままの姿を撮影するなどして（今はスマートフォンで撮影した動画を瞬時に送れます）、実態を共有しましょう。また、直接介護できないなら役割分担をして、介護費用や季節の好物を送るなどの支援も話し合っていきましょう。直接訪問することができなくても、日常の電話連絡・相談・励ましだけでも、介護者（親・同居子ども）の気持ちは楽になります。

地域の力を信じて

　どうか一人だけで悩まず、抱え込まず、近くの地域包括支援センターや介護家族会、地域の人々の見守りや買い物サービス等も利用して、無理せず、頑張りすぎずにやりましょう。

改めて見直されている地域社会

　日々の生活に関する支援は、社会福祉協議会や生活協同組合、シルバー人材センター、NPO（非営利活動法人）、ボランティア団体等でも行われています。よく公民館等で開かれている高齢者サロンは、こうした団体による活動の代表例です。民間に比べると比較的安価で、きめ細かい援助が特徴です。

　定年退職で会社という組織を離れた男性などは、どうやって地域に溶け込んでよいものか戸惑う人も多いのですが、上記の団体は地元の住民が運営・参加しているケースが大多数で、サービスの利用をきっかけに地域交流を果たす例が増えています。それによって地域社会の大切さを知り、自分自身が手伝う側に回るようになったという人も少なくありません。

　どんなサービスがあるかについてやその利用に関しては、高齢者福祉関連の情報が集まりやすい地域包括支援センターや社会福祉協議会に問い合わせてみましょう。

◆介護家族の声

　夫として妻の面倒を見るのは当然なことと思って一生懸命、家事、介護をしてきました。ところが、今トイレに連れていったばかりなのにもう失禁、の繰り返し。
　栄養や食べやすい食材を考えてつくった食事も、口を開いてくれなくなってきています。
　猛烈サラリーマンで、妻に家庭のこと、子育てのこと一切を任せてきたので、妻一人の介護くらいと思って頑張ってきましたが、次第に体力と気力がなくなってきている自分が辛いです。

（介護者：夫／アルツハイマー型認知症／要介護3）

Q3-9 認知症の母の介護と育児でつぶれそうです

ダブルケアは大変過ぎます

　近年では、晩婚化と晩産化に伴い、昔ならとうに育児が終わっている世代で、育児と親（義理親も含めて）の介護の両方をしなければならない"ダブルケア"が増えてきました。平成24年の就業構造基本調査によると、約25万人（女性約17万人、男性約8万人）がダブルケアを行っているといわれています。ダブルケアの直接の担い手は「妻・娘・嫁」がならざるを得ないのが現状ですが、この世代の女性は多かれ少なかれ仕事も抱えていることが多いのです。

　仕事、介護、育児に加えて、掃除・洗濯・食事の支度といった家事もこなさなければなりません。家族の成員数が少なくなった現代は、親の介護を分担してくれる兄弟がそばにいるというケースは少なく、一人で抱え込んでしまい、精神的にも追い詰められてしまいます。

　ダブルケアの負担感についての調査結果[#]では、体力的・精神的な負担感を感じている方が最も多く、そして同時進行でケアをしなければならないために介護と育児の両方で十分な世話ができないこと、子どもの預け先の不足、兄弟・親族の認識のずれ、経済的負担、夫（パートナー）の理解不足等が挙げられています。

　認知症の親の介護と自分の子どもの育児は、どちらか一つだけでも大変なことなのに、両方を同時にするのは過酷です。両方のケアへの支援手段を利用して、時間と体調と気持ちのバランスを取ること、そして介護の中心を担っている家族が（配偶者も含めて）、自らの介護生活の姿を考えていかなければなりません。

[#]（出典）2015年1月20日開催「ダブルケア（育児と介護の同時進行）シンポジウム」、相馬直子（横浜国立大学）・山下順子（ブリストル大学）登壇資料，(http://www.slideshare.net/localgoodyokohama/20150120-47633492)

公的支援制度を活用する

　親に財産があるなど経済的に余裕がある場合は、認知症の親を有料の老人ホームに入居させることが考えられますが、大方の場合は費用の面から難しいことが多いです。また在宅であっても、介護と育児の諸費用で、若い夫婦の経済を直撃しかねない状況にもなります。

　現在、ダブルケアを対象とした公的支援制度は、まだありません。認知症の親の介護支

援と子どもの育児支援は、個別の制度によって行われています。このため、ダブルケアをしている方は、個別に支援制度の利用を申し込む必要があります。

　認知症介護の支援は介護保険制度のもとに行われていますので、まず認知症の親の要介護度認定（どの程度の援助を必要としているかを認定します）を受ける必要があり、要介護者に対する「介護の手間」が認定の大事な要素となります。

　要介護度の判定は一次と二次の2段階に分かれており、一次判定は機械的に行われるためダブルケアは考慮されません。しかし、認定申請時のかかりつけ医の意見書と調査員の概況調査書には、主訴、家族状況、家族の意向、居住環境等について記入する欄があり、ここに記載される個別の事情は二次判定で考慮されます。医師と調査員に育児と介護の大変さをしっかり伝えて、この欄にダブルケアの事情を記入してもらう必要があります。

　育児については、乳幼児期でも一時預かりをしてくれる保育施設もありますし、家族の状況によっては保育園等も入園が可能なところもあります。また、ベビーシッターサービスを低負担で行ってくれるところも増えています。利用に際しては、市区町村の子育て支援センター等、子育て支援部署に相談してください。

それぞれのサービスを最大限利用して

　比較的費用が安く済む特別養護老人ホームは、認知症がかなり進んだ人（要介護3以上）しか利用できませんが、介護の状況も考慮されるので相談してみましょう。また、地域密着サービスとして、小規模多機能型居宅介護施設、デイサービス、グループホーム、ショートステイ等を最大限利用することも一つの手です。お住まいの市区町村の地域包括支援センター等に相談してください。

心のケアのために

　地域の方々の交流の場として、コミュニティカフェや認知症カフェ、ダブルケアラーの会が各所で開かれるようになってきました。介護家族がお互いの悩みや体験を吐露したり、情報交換や相談もできるようになっています。

　話すだけでも、心は軽くなります。このような場を利用しながら、介護と育児に無理をせず、いつでもSOSを出していきましょう。

コラム

少子高齢社会と介護問題

　介護の問題は中高年だけでなく10代や20代の方にも及んでいます。一人っ子同士の結婚で要介護者を抱えたり、両親が共働きのために祖父母の介護で学校を退学したりする人たちがいます。晩婚同士の場合は、子育てと介護が重なってしまうことがあります。一方、介護離職も増え続け、まさに社会保険の年金同様、介護も肩車型になっています。若者は「幼少のころから祖父母に愛情をかけてもらったから世話をするのは当然」という優しい気持ちだけで介護に踏み込んでしまいます。祖父母の容態が重度化するにつれ、「介護するのが孫であれば安心という両親の期待」を暗黙のうちに背負ってしまい、「面倒見のいい優しい子を演じ続けること」から抜け出せないでもがいているのです。

ダブル介護でも親子の家族愛

　シングルマザーで3人を育てた母親Nさんが若年性認知症（要介護5）になり、育児と母の介護の双方に追われていた娘のKさん。

　Kさんの赤ちゃんの離乳食が始まったころ、Nさんが自分の排せつ物を赤ちゃんにスプーンで食べさせてしまう事件が起きて、筆者へ相談がありました。

　施設入所を進めても、娘のKさんは「自分の母親（Nさん）の苦労に比べたら」と、施設入所を拒んでいました。しかし、「自らの家庭も大切にしてください」という筆者の説得によって、「週末には帰宅させたい」という家族の願いを受け入れる条件付きで、特別養護老人ホーム入所となりました。

　その後、施設長が無理しないように勧めても、「母親の苦労ほどではない」と言って、毎週、週末には帰宅させていたそうです。そして、最後、寝たきりになったときには、家で看たいと特別養護老人ホームを退所されました。

　「なぜそこまでに（非常に負担の大きいダブル介護をなし遂げたのですか）？」と筆者が問うと、「母がシングルマザーで私たちを子育てしていたときは、昼夜のバイト3つの掛け持ち、3人が高等教育まで受けられるようにと働いていた。決して裕福ではなかったが、3人が遠足に行くときには、それぞれの好きな卵料理（長女にはいり卵、次女には厚焼き玉子、三女にはオムレツ）をそれぞれのお弁当箱に詰めてくれたりしながら、子どもたちを喜ばせるように工夫をして育ててくれた、そんな母だった」と語ってくれました。

　娘Kさんが母親Nさんを想う気持ちは、これまで女手一つで子どもたちへ愛情をいっぱい注いでくれたやさしいお母さんの姿を、私たちに教えてくれました。

「ばかばあちゃん…」

　晩婚化によって、介護と子育てが同時進行するケースがみられる時代です。新しい家庭を創り上げながら子育てをするだけでもエネルギーがいることですが、そこに認知症介護が重なるケースもみられます。

　認知症の義母を自宅で介護しながら自身の新婚家庭を営み、幼い息子を育てていた嫁のAさん（32歳）は、認知症の症状として常識から外れた行動をする義母に声をかけるとき、子どもの手前ということもあり、「ばかばあちゃんだねぇ、おかしいねえ」と言って場を収めることがありました。

　子どもは、大人の言葉を真似る天才です。息子は、よその人の前でも義母のことを「ばかばあちゃん」と言うようになりました。まだ意味がわからないほど幼い時分なら単に大人の言葉を真似しているだけですが、子どもは成長していきます。

　息子が4歳くらいになり「ばか」という言葉の意味を少し理解し始めたころ、義母の認知症も進んでいました。あるとき義母が、孫に食事の世話をしているつもりでクレヨンを食べさせようとしてしまいます。このとき、息子は「ばかばあちゃんがクレヨンを食べさせようとした」とAさんに訴えてきました。

　息子にとってのこの言葉は、数年前とは変化しています。このまま同居を続ければ、息子の中ではとんでもないおばあちゃん像が出来上がっていくでしょう。ひいては、高齢者像そのものに、よい印象を持たない可能性もあります。また、介護疲れする母親の姿を見て「ばかばあちゃんが母親（Aさん）を苦しめている」とすら感じるかもしれません。子どもの将来への影響という視点からも、介護のかたちを見直す必要があると感じ、Aさんは義母のグループホームへの入所を決断しました。

　それからは、義母のいるグループホームへ嫁家族が会いに行くスタイルに変わりました。グループホームにいる高齢者にとって、小さな子どもの来客は大歓迎です。自分のおばあちゃんのいる場所が、たくさんの人からかわいがってもらい、あるいはお菓子などをもらえる場所に転換したことで、自然と息子は「ばかばあちゃん」と言わなくなりました。

　自分たち夫婦と親、そしてこれから築いていく自分たち夫婦と子どもとの家族のどちらを選ぶかに正解はありません。しかし、多面的な視点を忘れないでほしいのです。

Q3-10
遠距離介護をしていますが、地元では「なぜ引き取らないのか」と冷たく見られます

介護の形態と遠距離介護

　親や配偶者に介護の必要が出てきたとき、家で看るか（在宅介護）、施設で看てもらうか（施設介護）は、とても大きな選択です。特に老親と同居をしていないケースがますます増えている現在では、選択肢はもう少し細かく表3-1のようになります。

　このうち、在宅でも常時同居する場合、サービス付き高齢者向け住宅に入居する場合、施設介護の場合は介護者の目が届くため、近隣からの苦情や冷たい視線の対象にはなりません。

　しかし、介護者となる息子や娘には、施設に入れる経済的な余裕がないとか、仕事や子どもの教育、そして呼び寄せられるほど家が広くないなどさまざまな事情があると、親の住居から遠く離れた場所からときどき介護に行くという"遠距離介護"を選択せざるを得ないことになります。

表3-1

① 在宅介護
- 呼び寄せて自宅で、あるいは近距離別居で看る
- 自分や家族が親元に同居する
- 遠距離のまま看る
- サービス付き高齢者向け住宅等に入所する

② 施設介護
- 親の居住地近くの施設で看てもらう
- 呼び寄せて自分たちの近くの施設で看てもらう

遠距離介護の長所と短所

　遠距離介護の長所は、親にとっては住み慣れた環境のままで介護を受けられることです。住み慣れた土地という安心感や顔なじみの友人・知人との交流もでき、孤立感を抱かなくて済みます。そして、子どもに引き取られた場合の引け目や申し訳なさも感じなくて済むということもあります。短所としては、子どもがそばにいないため、頼みたいことがあってもすぐには頼めない、安心したいときや困ったときがあっても、子どもを当てにできない、などがあります。

一方、子どもにとっては、介護に来ているときを除けば自分の家庭生活はそのまま続けられるため、常時介護をする場合よりストレスを感じなくて済みます。また、兄弟がいる場合は交替で介護することもでき、家族の連帯感も生まれます。
　そして遠距離介護の最大の短所は、経済的な負担が大きいということです。特に交通費、通信費が大きな負担になります。訪問介護や家事・配食サービス等の介護サービス費等も、家族が常時介護できないため高額にならざるを得ません。また、親の症状が急変したときにすぐに駆けつけたくても、できないという点もあります。そばにいないため、様子が把握しにくくて心配になるということもあるでしょう。
　さらに、遠距離介護になると、「火事でも出されたら」などと近隣の心配もどんどん増えて問題家族として扱われ、考える暇もなく今すぐ入れる施設に入れることになるケースも多々みられます。この場合は、本人も家族も望んでいなかったかたちで、介護生活を強いられることになります。

遠距離介護はどうすればいいか

　今や地方でもさまざまな介護サービスが充実してきました。まずは、介護保険サービスを利用するために、親に要介護認定を受けさせましょう。要介護認定の等級に応じて、さまざまな公的サービスを安く利用することができるようになります。
　地方には、小規模多機能型居宅介護サービスやグループホーム等、家庭的な雰囲気を重視した施設・サービスが多くつくられています。住み慣れた地域に暮らしながら通所サービスや訪問介護サービスを利用することで、家族が遠くに暮らしていても、ある程度のところまでは安心して自宅で生活を続けることができるようになってきています。
　寝たきりなどの状態になって意思疎通の困難になってきたときには、もちろん地元の施設に引き続きいることもできますが、このときこそ家族の近くに移送サービスにて移すこともできます。住居事情、介護力、経済面、同居家族の事情等の問題が解決するならば、家族の暮らす自宅に引き取ることもよいですが、近くの介護施設への入所も考えられます。

IT機器のフル活用

　また、介護保険は適用されませんが、ITを駆使したサービスも数多く開発され、低価格で提供されています。親の住まいにカメラを取り付けて（良し悪しはここでは論じませんが）、その画像をスマートフォンで確認できたり、カメラを使用しないまでも、親が自宅で使用しているコーヒーメーカーやポットの電源のオン・オフの情報がデータで確認できるなど、親の日常生活の活動の一部を知ることができるような機器もあります。また、「ベッドから落ちてしまったが自力で戻ることができない」など、救急車を呼ぶほどではないけれど自分の力ではどうすることもできない場合に、ボタンを押せばすぐに駆けつけてくれるサービスもあります。さらには、買い物に行きたいが行く足がない、ゴミ捨て場までゴミを運ぶことができないなどの、日常生活の困りごとにも対応しているサービスも提供され始めています。

故郷の顔なじみだけに、交流の再開

　今や、地方でも優れた介護サービスを展開する施設・事業所が増えてきました。むしろ、地域住民とともに地域で安心して暮らせるようにと、都会よりも家庭的な雰囲気できめこまやかなサービスを提供しようと取り組んでいます。当然、昔からの顔なじみの知人も利用しているなど、何よりの交流の場であったりします。

　そればかりか職員までもが昔からの知り合いで、「隣の○○さん（職員）か！泣き虫で、よく助けてやったものだ。今や、こっちが助けてもらっているわ、はっはっはっ」などという出会いもあるのが地方の良いところです。この関係性がときには煩わしくも思えたりするところですが、もう一度、幼少時に近所でお世話になった関係を思い起こしましょう。

　「母が認知症になったので心配だけれども、都会での生活は嫌だというので…」「みんなと離れたくないともいうので…」「仕事が忙しく、呼び寄せても面倒が見られない…」「呼び寄せても住宅が狭くて暮らせない…」などと、自らの家族の事情をご近所に話して交流を持ち、いつでも連絡をしてもらっても構わないことを伝え、介護のことでも親身になってくれるよいケアマネジャーを教えてもらうなど、もう一度、近所の顔なじみの関係を復活させましょう。

　明日は我が身と、地域の皆さんも思う時代となってきました。自らも老いを重ね、地方でのさまざまなサービスを展開している見守りの姿を学ぶ機会でもあります。お隣に住む認知症の人を中心に、新たなコミュニティも生まれてきます。ご近所さんは、非常に心強いものです。

大きい声では言えないけれど…他人の言うことは気にしない

　人は百人いれば百の事情があります。幼少のときに遊んだ兄弟、親戚、近所の方、顔なじみだけにいろいろ言ってくるかもしれませんが、所変われば品変わるで、それぞれの置かれた環境にて、考え方や価値観が変わってきます。他人は自分の価値観だけでその事情もわからずに、勝手なことを言います。

　でも、いちいち気にしていてはどうしようもありません。帰路、車窓を眺めながら「ふぅー」と息を吐き出し、言われたことなど気にしないで、自分ができることを着実にしていきましょう。

　認知症の進行や暮らしの事情に応じて、介護サービスも積極的に利用して、住み慣れた地域での生活を少しでも長く実現できる時代となってきました。呼び寄せてコンクリートマンション、隣近所の顔なじみのいない都会での生活を想像してみてください。そして介護の事情や介護者の状況等の変化に応じて、次なることを考えていけばよいのです。

Q3-11 介護専門職ですが、実母への介護では辛く当たってしまいます

肉親を介護する辛さとは

　認知症になった親を介護する子どもは、多かれ少なかれ介護をするときに感情的になってしまいます。大人になるまで自分を育ててくれた親の、やさしかった、厳しかった、怒られた、褒められた、尊敬していた、軽蔑していた等々の思い出が去来します。

　介護が必要となった親を見て、「情けない」「かわいそう」「どうしてこんなことに」などと、子どもが冷静でいられなくなるのは当然の感情です。介護専門職として、仕事として、他人の認知症介護は冷静かつ適切に対処できたとしても、自分の親の介護では感情が先に立ち、辛く当たってしまうのです。

介護職員の前に親子である

　肉親を介護する辛さは、介護するときに感情的になってしまうことから生じます。認知症の肉親が、もの忘れ、物盗られ妄想、徘徊、失禁、そして言葉さえ失っていく変化を目の当たりにする中で、子どもだからこその悲しみや絶望感が生じます。冷静に対応できないのは、介護者である前に親子であるから当たり前の感情です。認知症の親の介護では「情けない」という気持ちが先に立ち、子どもは感情的になってしまうので、辛いばかりで適切な対応ができなくなります。「親はそれまでの親ではなく、認知症にかかった病人としての親である」と冷静に対応できないのは、どうしても親子の感情が入るからです。

　介護専門職が冷静に介護できるのは、家族は始終介護しなければならないのに対して、8時間といった一定の労働時間があることが大きいのです。また、介護専門職の仕事は"感情労働"といわれていますが、これは緊張、忍耐に加えて自分の感情を抑制しないとできないことを意味しています。つまり、感情を入れないようにしているから冷静に介護できるのです。

　言い争っても親子ならではの「許してもらえる」という安心感が、心の奥底にはあります。親子の間に介護専門職の職業観を持ち込むことは、自らを苦しめるだけです。専門職だからこそ悩むことですが、専門職として振る舞う前に、親子関係の中で子どもとして振る舞ってもかまわないのです。

仕事と私生活は別である

　介護職員でありながら、自分の身内を介護することになるケースも多くみられます。
　介護のプロとして仕事をしているので、世間的に見れば、「あなたは介護職だから、安心ね」と言われても仕方ないかもしれませんが、本人にとっては穏やかではありません。「辛いけど、弱音を吐けない」「介護職員としてのプライドがあるから、他人に介護を任せるなんてできない」と、反対に追い詰められていくのです。
　仕事としての介護には終わりがあり、仕事中のストレスも終業後には発散することができます。しかし、身内の介護となるとそうもいかず、感情がストレートに出てしまうのは致し方ありません。仕事と私生活は別物です。

さまざまなサービスや外食を利用しましょう

　現在では、近隣のNPOの見守りサービスや身の回りを世話してくれる有償ボランティア、車で病院への送迎をしてくれる移送サービス、食事を配達してくれる公的・民間の宅配サービス等が整備されてきています。お住まいの地域にどのようなサービスがあるかを調べて、利用するのもいいでしょう。
　外食は気分が変わり、認知症高齢者も喜んで召し上がることが多いので、体調を考慮しながら、ときどき利用するのもよいことです。

超高齢社会は、グローバルな視点で共に支え合う

　肉親の介護となると、どうしても感情が先に立つことは否めません。こんなときこそ、身内ではなくても、介護専門職として真摯に向き合って、介護に悩む家族を一人救っている自分自身のことを見直し、認知症介護にグローバルな視点で貢献している自身のことを認めてほしいと思います。
　まだまだ日本では、「身内を介護すること」が美談となる傾向が多くあります。もちろん、否定するわけではありません。が、筆者が関わってきた介護家族の多くは、金銭的にもマンパワー的にも余力がなく、そのために誰か一人の犠牲の上に成り立つ介護が続いているのも見てきました。これは終わりにしなければなりません。これまでも述べてきたように、認知症介護は、「身内であればあるほど」精神状態が混迷状態に陥るほどに、個人の力を超えるようなことが日常茶飯事に起きてしまうことが大きな問題なのです。
　近親の介護の軋轢から事件になる事例が多くあります。認知症の人が安心して暮らすために何をしなければいけないのか、24時間心身ともに常時貼り付いた介護だけが幸せの道ではありません。
　世界に先駆けて認知症の問題に取り組む日本において、認知症介護を考えたときに、共に支え合っていることにつながっていくと筆者は考えております。

◆介護家族の声
～介護職員の前に娘である～

　介護職員ですが、認知症の母（76歳）を自宅で介護しています。
　友人や親戚、近所の方からは「家に介護職員さんがいるんだから安心ね」「プロがいてくれてよかったわ」などと言われますが、そう言われてしまうと弱音も吐けません。もし母をケガさせてしまったりしたら仕事にも影響すると思うと、職場にも言えません。

　職業としての私を見るのではなく、認知症の親を介護する一人の娘として見てもらえる場所を探して、遠く離れた地域の認知症の家族会に参加しています。介護職員だということは伏せて参加させてもらっているので、地元や職場ではこぼせない悩みをそこでは話すことができます。
　今、素の私でいられる場所は、そこだけです。

（介護者：娘／アルツハイマー型認知症）

メモ

Q3-12
認知症になった母をきつく注意する認知症の父が心配です

認認介護の問題

　同居している夫婦二人ともが認知症になることがあります。認知症の人が認知症の人を介護する「認認介護」といわれる状況です。放置すると、共倒れ必至の危険な状況になります。

　夫婦には、二人で暮らしてきた歴史があります。そのため、以前はできていたことができないことに対して非常に攻撃的に指摘したり、修正を求めたりしてきます。また、二人で自宅で生活している場合、相手を自分の思い込みで介護しようとする場合があります。認知症の病識がないため、おかしなことを言ったりするとそれを何とか矯正したいという思いで、きつく否定したり、叱りつけたりするのです。

　例えば、夫は妻を介護していて、失禁したら大変だと心配のあまり、真夜中に妻を起こしたりすることもあります。それに対して妻は状況を理解することができず、おかしな時間に起こされたりして不満・不安が大きくなり、落ち着かなくなります。「やめてよ」などと言って夫に強く楯突き、夫婦関係がぎくしゃくしてくることもあります。

　しかし、夫も認知症のため、なぜ妻が怒り出したのかわからず、それに対して怒鳴ったり、話が通じないことから、ひどいときには暴力を振るってしまうこともあります。それもこれも、相手が認知症だという認識がなく、自分自身も認知症だという認識がないために起こります。この状態が放置されると、悪循環が悪循環を呼ぶ、非常に危険な状況になります。

　介護家族には根気のいる対応が求められますので、少しでも早くこの状況を発見し、一刻も早い段階で専門職とつながれる態勢を整えましょう。地域のサービスを利用する場合は、一緒にいてストレスを感じない二人かどうか関係を見極めて利用する必要があります。

認知症同士の夫婦への対応

　二人で同時に施設に入所する場合、夫婦だからと夫婦部屋（二人一室）に案内されることもあります。認認介護をよく理解している介護職がいるところでは、二人での生活のしにくさや負担感を拭うために、最初は同じ施設であっても別のフロア、別の部屋に入所させるようにします。よかれと思って二人を同じ部屋に入所させても、自宅にいるときと同じことが起こるだけです。

　また、認知症の進行の度合いによって一方が先に入院してしまう場合があります。例えば、先に妻が入院し、夫がお見舞いに行くと、夫はいつもいたはずの妻が数日姿を見せず、突然ベッドの上にいる状態で現れるため、（病院のベッドとは思わず）どこかほかの場所で異性と関係を持っているから帰って来なかったのだろうという一方的な思い込みにつながり、突然胸ぐらをつかんで怒り出し、慌てて医療職が仲裁に入ったりすることなどもあります。

今後の介護の方針を相談しておく

　認知症の症状は進行していきます。少しおかしいな、から始まり、徘徊、失禁など、さまざまな困った症状が出てきます。そして、やがて寝たきりになり死を迎えることになっていきます。認認介護の場合、これが二人同時に一つの家の中で起こることが考えられます。

　家族は、介護するにあたって、終末に至るプロセスまでどのように介護をしていけばいいかを把握しなければなりません。そのうえで、在宅で看るのか、施設に入れるのか、在宅で看るとしたら誰が看るのか（援助できるのか）、施設に入れる場合は費用をどうするのかなど、今後の介護の方針を家族で相談していく必要があります。

Q3-13
実母の認知症に、「顔も見たくない」「早く死んでくれ」と思うように…

介護開始前に親子関係が確立されているか

　母娘介護には、母親が認知症になる以前の段階からある、母娘としての目には見えない、感情的で深い「これまでの人間関係」が影響を及ぼします。

　例えば、自己愛が強い母親に育てられたり、子に対する要求が強い母親だったり、娘の人生において期待・介入・支配などをしてきた母親だった場合、介護の前の歴史が心理的葛藤を引き起こし、娘は、そもそも母親の存在やお互いの関係性を受け入れていないこともよくあります。母親であってもその介護は苦痛であり、事情も知らない人から「娘さんが介護でよいですね」などと言われても、励ましと思うどころか、憎悪さえ感じてしまうこともあるのです。一方、認知症の母親は、「娘だからこそ介護するのは当たり前」という価値観、一心同体のような友達関係、夫とのコミュニケーション不全からくる「娘は母親の理解者であって当然」という考え、などから認知症であっても容赦なしに自己主張してきたりします。この二人の距離感は、後の介護生活に大きく影響してきます。

　反対に、息子が母親と密接な依存関係にある、いわゆる「マザコン」の関係の場合も厄介です。息子による介護しか受け付けないというようなケースまであります。息子も介護者のやり方が気に入らず、結局離れることなく介護生活を送る場合もあります。

　この場合、子どもである介護者と母との関係は十分にできていますが、他人に依存できず、自分で自分の首を絞めることになっていきます。さらに、関係ができ過ぎていて身動きが取れなくなり、最後には虐待というかたちで関係がほころびてしまう場合もみられます。

悩みを分かち合い…立場別の苦悩がある

　介護サービスだけで、介護者である子どもの苦しみがすべて解決するという訳にはいきません。介護者である子どもが心身共に余裕を持った介護ができるようにしていくことが必要ですが、これは難しい問題です。

　嫁、配偶者（妻・夫）、娘、息子、兄弟姉妹によっても悩みは違ってきます。

　妻の場合、これまでのように日常生活の物事を決断しようとしても認知症の夫とは話が通じないために戸惑ったり、負担感も大きくなったりします。また、介護を通じて立場が逆になったりするために、夫はなかなか妻の言うことに耳をかさず、最後は「自分に向かっ

て指示してくるのか！」と怒り出す始末ということもあります。

　また、妻が認知症の場合、夫は夫ですべてを牛耳ってやろうとすることがあります。認知症の妻は心を閉ざすようになったり、いろいろ手伝うことがトラブルの原因になったりもするのですが、夫はそれに気づかず、強引に毎日を過ごしてしまうこともあります。筆者の家族会では、三食のおかずを作ること（どうやって簡単なものを作れるかなど）や、下着はどこで購入するのかなどが、夫からの質問として出てきました。

　嫁の立場も、介護に限らないことかもしれませんが、古今東西ずっと悩ましい状況をもたらします。

　これらの悩みは、施設と在宅、介護年数、要介護度等によっても千差万別です。筆者は30年以上、現在の勤務先でも10年以上、回数でみると120回以上（月1回）家族会を開催していますが（平成18年10月より現在まで）、このような立場別の介護の悩みは尽きません。

介護者には、心の健康が第一です

　悩みを共有しなかったり、抱える問題は立場別によって実にさまざまであることなどを知らずに、悩まないでください。知ってからその後で、自分の気持ちの持ち方を変えるようにしてください。自分を責めたりしないでください。いらいらした気持ちになることは当然なのです。自分の気持ちを発散できるようなことをしましょう。

　介護者（家族）が心の健康をどのように保つかが鍵になります。足りないことや不都合なこと、感情を逆なでされるようなことがあっても気にしないことです。特に親に暴言を吐かれたりすると子どもはとても悲しくなりますが、言い返したりせず、少しの間その場を離れてください。戻って来ると何事もなく、収まります。

　親ではなく、病気がそれを言わせているということを忘れないでください。そして、介護者は自分自身の健康にも留意しなければなりません。

人に支援を求めましょう

　まず地域の介護サービスを受けてください。認知症の人を日中預かってくれるデイサービスや数日といった短期間ですが宿泊を含めて預かってくれるショートステイ等のサービスもあります。このようなサービスを利用して、少しでも介護の負担を減らし自分の時間をつくることで、自分を取り戻し、心身の健康を回復・維持するようにしてください。

　なお、介護サービスの利用についてはお住まいの市区町村の地域包括支援センター等に相談してみてください。

　介護家族がお互いの悩みや体験を吐露したり、情報交換や相談ができるコミュニティカフェや認知症カフェ、介護家族会（詳細は市区町村の地域包括支援センター等に問い合わせてください）が各所で開かれるようになっています。

　話すだけでも心は軽くなります。このような場を利用しながら、介護での辛い思いや、ときには自己嫌悪に陥るような感情で自らを過小評価することなく、悩みを分かち合いましょう。

Q3-14
夫婦二人暮らしです。介護する自分が倒れたらと思うと夜も眠れません

老老介護問題とは

　厚生労働省の推計によれば、2025年には65歳以上の高齢者の5人に1人が認知症を発症するとされています。つまり、高齢になると配偶者のどちらかまたは双方が認知症になり、介護が必要になってくる可能性が高いのです。

　配偶者が認知症になるようなときは、夫婦とも高齢になっています。気力や体力が衰えてきたころに、介護を強いられる配偶者は途方に暮れます。しかし、現在では、ほとんどの場合、子どもは家を離れて独立しています。そのため、家族の援助は期待できず、仕方なく老いの身に鞭打って介護することになるのです。この状況が、老人が老人を介護する「老老介護」といわれるものです。

　このような状況に陥った介護者の中には、疲れ果てて介護者が先に倒れてしまったり、誰かに相談するとか頼るということも思いつかず、絶望して一家心中・介護殺人等といった悲惨な事件に発展することもあります。認知症の人はそれを説明したり通報したりできません。

　夫婦二人だけでお互いの介護をしている場合、一番問題となるのは"二人だけで頑張ってしまう"ことです。頑張れているうちはよいのですが、どちらかが要介護状態になったとき誰がどのように介護していくのかと、身体的にも精神的にも緊張と不安を抱えた生活になります。

「必要な人」のための民間事業

忙しい世代の子どもに代わって

　介護サービスを利用しましょう。子どもたちは忙しすぎて、老老介護の日常を想像できません。子どものほうからも定期的な訪問、電話連絡での状況把握、介護の手助けなどをするように心掛けることが大切ですが、子ども世代も自らの生活がいっぱいいっぱいで、親からの何度も聞いた話に付き合う余裕もなく、つい邪険にしてしまうこともあります（親だからこそ甘えてしまうこともあるでしょう）。

IT機器は子ども世代には強い味方

　親にとって子どもとの交流が薄れたそんなとき、「オレオレ詐欺」などの被害に遭いやす

くなります。今や、子ども世代に代わって訪問・見守りの民間のサービスも出てきました。また、地域包括ケアシステムによる住民主体のボランティアや支え合いグループの活動も広がってきています。

　緊急通報サービスや安否確認サービスは、よく知られています。自治体のサービスだと利用条件等がつきまとうことも多いですが、必要があれば料金を支払うことで可能になるのが民間サービスの利点です。

　最近では、自治体が民間のサービスに委託をして、住民への緊急通報システムを構築しているケースも多くみられます。料金の一部を自治体が負担するところもあり、住民からは歓迎されています。

　認知症介護には、介護者の「ちょっとひとやすみ」をどのように取り入れていくかが、終わりの見えない介護と付き合っていく鍵となります。積極的にこれらのサービスも活用していきましょう。

親は介護も含めてオープンに

　親は子どもに迷惑をかけたくないという思いを持つことが多く、一方、子ども世代も責任のある立場の仕事に就いている年代の場合が多いため、なかなか頼みにくいかもしれませんが、認知症介護は人生の一大事です。子どもが当てにならなくとも、子どもにも随時介護状況を伝えておきましょう。

　お正月などで帰省したときに、子ども（同居家族以外や兄弟姉妹）と認知症の人を残し買い物に出かけてみるのもよいでしょう。初めは認知症の人も気負っていられますが、1時間もするとその気負いもなくなり"今のある状態"が出てきます。体験してもらうことで初めてわかることがあります。後々の介護生活への共通認識が深まり、話しやすくなっていきます。

近所と関係をつくっておく

　夫婦のどちらかが認知症で介護者も高齢だった場合、介護者が突発的な病気で突然倒れてそのまま亡くなってしまっても、認知症の人はその状況がわからずに誰にも連絡しないまま数日が経ってしまった、というケースがありました。

　これが発覚したきっかけは、近所の方からの通報です。何日も同じ洗濯物が干されたままだからおかしいと思い、連絡したというのです。

　困ったら自発的に電話や駆けつけサービス等を利用して助けを呼べる場合はよいですが、認知症の人はそうもいきません。高齢期になったら、遠くの親戚よりも隣人を大切にしましょう。日ごろから、近所の方との関係をつくっておくことが、安全面からも必要です。

Q3-15 ご近所との隣人関係が希薄で、認知症になった家族が嘲笑されているように感じます

認知症は誰もがかかる可能性のある病気です

　昔は、認知症のことを「ボケ」「痴呆」と呼んでおり、1972年に出版された有吉佐和子の『恍惚の人』は、「何もわからなくなった」「あんなふうになったら、おしまいだ」などと、認知症に対する恐怖を植え付けました。その後も、「鍵をかけなければ対応ができない」「弄便があるからつなぎ服を着用させる」というようなケアが行われるなど、日本の認知症介護は確立されていませんでした。

　『痴呆』の名称は、2004年12月24日に『認知症』に変更（名称採択）されました。

　マスコミ等で認知症のことが取り上げられるようになっても、自分のこととなるとまだまだ心の壁が邪魔するのも、歴史的な認識から致し方がないのかもしれません。

　厚生労働省の2012年の調査では、全国の65歳以上の高齢者の7人に1人が認知症であり、その数は約462万人、さらに認知症予備軍である軽度認知障害が別に約400万人いるとされています。また、2025年には高齢者の5人に1人の約700万人が認知症になり、約10年で1.5倍に増えると推計されています。今や、認知症は誰もがかかる可能性のある、ごくありふれた病気なのです。

気弱なときは、過小評価になりやすい

　人は辛いことが重なったり失敗したりすると、どうしても悪い方向に考えがちです。

　都会では、若く元気なうちは互いに関わらずに日常生活を送ることを美徳とする日々を過ごし、近隣関係も希薄です。しかし、それぞれが歳を重ねてくると、一見幸せそうに見える家族でもさまざまな問題を抱えてくるようになるのが人間社会というものです。

　認知症は誰でもかかりうる病気ですから、話してみたらお隣も同じ悩みを抱えていたなんてことも珍しいことではありません。"勇気を持って"、隣近所の方へご挨拶から始めてみてはいかがでしょうか。そんなことから、以前は疎遠であった近隣関係の中で、新しい出会いやつながりができ、お互いに助け合える隣人同士となることもあります。

介護家族がお互いの悩みや体験を吐露したり、情報交換や相談もできるコミュニティカフェや認知症カフェ（詳細は市区町村の地域包括支援センター等に問い合わせてください）が各所で開かれています。心の健康のためには、参加して同じ介護で苦労している地域の仲間たちと話してみることも大切です。

アルツハイマー万歳！

　認知症の夫（83歳）を介護する妻（75歳）は、もともと近所との関係が悪かったこともあり、介護生活が始まって以来、近所の人が自分たちを笑っているような気がしたり、「罰が当たったのよ」という声が聞こえるような気がして近所の目を気にし、人を家に入れず、たった一人で10年間在宅介護をしてきました。

　一人の介護は長く苦しく、ストレスが慢性的なものになっていてもおかしくありません。通院で妻は「どうせ聞こえないんだから」と夫のことを口悪く（そうは言っても、放棄するわけではなく、孤軍奮闘し、看ていました）、「早く亡くなってくれ」とか「徘徊するのにさっさと出て行ってしまうんだから、交通事故にでも遭ってくれって思うわ」などと医師に話すことで、介護疲れを発散させているようでもありました。

　そんなある日、夫が肺炎にかかり、入院することになりました。肺炎はすぐに落ち着きましたが、年末ということもあり、そのまま病院で年を越すことになりました。病院では年末のイベントとしてオーケストラの演奏が予定されていたため、介護職員は寝たきりの夫をベッドのままでも演奏会場へ連れて行きたいと考えましたが、夫は要介護5で話せない状態だったため、妻に連絡をしました。

　すると妻は、「どうせ連れて行っても夫はわからないんだから、みなさんの労力を無駄に使わないでください」と言いました。しかし、当日、夫は熱もなく体調も安定していたので、介護職員は夫を連れて行くことにしました。

　夫は、クラシックが大好きでした。ベッドに寝たままでしたが、演奏が始まると胸元に組んだ手の指先で、音楽に合わせて指揮をするようにリズムを取り始めました。介護職員は連れて来てよかったと感動して、妻にその様子を連絡しました。

　妻は後日、介護職員にお礼とともに、「アルツハイマー万歳」と言ったそうです。「10年も介護してきたオタンコナスの夫が、人に喜びを与えたり、誰かに役割を与えたりすることができるなんて、アルツハイマー万歳！」と。

　このことをきっかけに、妻は、認知症のことを恥ずかしいと思わなくてよい、と感じるようになったそうです。この体験がなかったら、介護生活を終えたとしても、「一人で苦しいだけの10年間だった」という思いしか残らなかったでしょう。

Q3-16 介護で心が重くなり、ストレスによるうつ病と診断されました

介護殺人とうつ

　2005年の厚生労働省の調査では、自宅で介護している人の4人に1人は介護うつという結果があります。介護に関して悩みやストレスを抱えた人は、男女ともに6割以上に上ります。介護うつの症状を**表3-2**に示します。

表3-2　介護うつの症状・サイン

- 集中力がない
- 話しかけてもボーっとして、うわの空のことが多い
- 趣味や好きなことに興味を示さなくなった
- 面倒臭がって外出したがらない
- いつもイライラしていて落ち着きがない
- 食欲がなくなった
- 夜中に目が覚める、寝つきが悪い
- マイナス思考の発言が多い
- 友人や親戚など、人に会うのを嫌がる

上記の症状が2週間以上続いていたら、心療内科や精神科で診察してもらいましょう。

　毎日新聞の調査（2010～2014年、首都圏1都3県と近畿2府4県）によると、介護殺人44件のうち20件は、加害者は昼間だけではなく真夜中も介護しており、不眠であったことが報告されました。その「不眠」のうち、精神鑑定で「当時、昼夜を問わずの介護で、事件当時はうつ状態や適応障害だった」と報告されているものもあります。
　また、警視庁の調査（2007～2014年）では、全国で介護殺人は371件起きており、そのほかにも自殺や無理心中で亡くなっていると報告されています。
　認知症の人を介護する家族は、本人の認知症によるもの忘れや妄想、そして暴言、失禁など、認知症特有のさまざまな言動に、いろいろ考えながら一生懸命対応をするのですが、それとは裏腹に、逆なでされるなどでストレスを抱えている家族が多くいます。

体より心がだめになる

　介護のストレスによるうつ病には注意が必要です。
　認知症の人の介護者で、「体より心がだめになる」と訴えた人がいます。東京都老人総合研究所（現 認知症介護研究・研修東京センター）の調査によると、介護負担で多かったのは、「自分の時間がない、気苦労が多い、この先ずっと世話をしなければいけない、先の予測がつかない」ことでした。
　生活介助などの肉体的負担よりも、気苦労などの精神的負担が大きいことがわかります。介護は心を重くするのです。

心の不調から体の不調へ

　これらの精神的負担の延長にあるのが身体の不調です。介護者は、肩こり、腰痛、体がだるい、めまいやイライラ感、不安、心配、やる気が出ないなどと、心身ともに「不調」を訴えていると報告されています。自覚症状は強いものの、検査をしても原因となる病気が見つかりません。そのため、周囲からの理解が得られません。

私が頑張れば…

　認知症の症状の変化に伴う介護負担を見積もって、軽減することができればよいのですが、そうはいかないのが人の心です。「私が頑張れば…」と思ってしまうのです。介護を一人で抱え込んでしまい、そして悩んで疲れて、うつ病に…という例が多いのです。
　「私が頑張れば…」と思う人ほど、生真面目で責任感が強く、介護を一人で抱え込んでしまい、日々の介護にも完璧を求めがちです。そういう人が、自分のしている介護を否定されると、「こんなに頑張っているのに？」「私しかいないのに…」などと自分を責めたり否定したりして、悩み、疲れ、うつ状態に陥ってしまうという例が多くあります。
　認知症介護は一人の力を超えてしまうもので、過酷です。また、介護者の心は薄氷の上にいるような、とてももろい状態なのです。それは、介護者の日々の生活へのしかかってきます。一人で抱え込まないでください。他の人の力を借りることは介護を放棄していることでも、だめな妻（夫・娘・息子）でもありません。

介護はプロ、愛情は家族

　介護は24時間365日、切れ目がありません。一人ですべてできることではありません。「介護はプロ、愛情は家族」とは言い古された言葉ですが、もう一度思い起こしてしてみましょう。一人で頑張り過ぎて、人生の終焉の大切なときに愛情すらなくなってしまった家族も筆者は見てきました。

一人で抱え込まない

　介護疲れやストレスが原因でうつ病になるケースは稀ではありません。多くは一人で介護を抱え込んでいるのが原因です。周囲に助けを求め、介護負担を分散しましょう。分散化は、介護する人・される人、どちらのためにもなります。

病は気から

　家族であっても、認知症介護にのめり込まないようにしてください。頑張りすぎないでください。介護サービスとともに医師や介護専門職の助けを借りて、認知症の知識と対応を把握し、冷静にできる介護に努めるようにしてください。

　オープンな人間関係をつくることで、さまざまな情報や知恵を教えてもらえます。まずは身近な人に介護の事情を話してみましょう。

　介護の途中で、「情けない」などと気持ちが暗くなるようなことがあったら、深呼吸をするとか、その場を少し離れるだけでも落ち着くことができます。そして、自分の健康は自分で守ってください。健康でないと介護は続けられません。

　「病は気から」です。心の健康をまずは取り戻していきましょう。

ゆる～く考え、頑張りすぎないこと

　そのためには、我慢しないことです。心情を吐露したり情報交換や相談もできるコミュニティカフェや認知症カフェ（詳細は市区町村の地域包括支援センター等に問い合わせてください）が、各所で開かれています。心の健康のためには、参加して同じ介護で苦労している仲間たちと話してみることも大切です。

　そして、一番重要なことは、あまり頑張ってはいけないということです。気持ちに余裕を持って介護に当たってください。介護を厳密にやろうとしないでください。例えば、排泄介助が少し遅れたからといって、何の影響もありません。失禁をしても「認知症の症状なのだから仕方がない」という理解のもとで、冷静に対処してください。とにかくゆる～く考えましょう。一人だけで抱え込まないことです。

尽くす妻ではなくても

脱 孤独介護 ⑤

家族会に参加

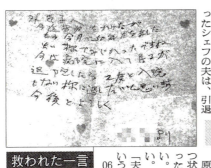

杉並区に住む外喜子さん(72)は4月、清水由貴子さん自殺のニュースに涙が止まらなかった。私と同じだ、と思った。

一流ホテルでも腕を振るったシェフの夫は、引退後、持病の糖尿病が悪化。自力でトイレに行くのも難しくなり、4年前に「要介護2」になった。

夫は他人が家に入るのを嫌がった。外喜子さんも「私1人で介護できる」と思った。だが、夫は、おむつを替えようとすれば「何するんだ」と暴れ、糖尿病食を出せば「こんなもの食えるか」と言う。

焦るのに体が動かない。家事が手につかない。原因不明のめまいや抑うつ状態に襲われるようになった。

夫は07年、特別養護老人ホームに移ってからも、明け方、事務室に忍び込んで「夫より先に死にたい」「早く迎えに来い」と電話してきた。

06年、知人の紹介で、近所の病院の介護家族の会に参加した。それぞれの語る苦労話が、自分を責めているかのように聞こえた。

「皆さんみたいに頑張らなきゃいけないのは分かってます。でも、心が壊れそう」。泣き崩れた。病院職員らに受診を勧められ、初めて自分がうつ病と知った。都外に住む娘が心配して「今はお母さんの治療が最優先」と、夫を介護病棟に入院させた。

家族会のメンバーは優しく接してくれた。「糟糠の妻とか、尽くす介護とか、近頃は美徳でもないらしいわよ」「カラオケ行こう」。人間、息抜きも大切だから」。昨年11月、夫は他界した。仲間は「やめないでね。先輩のアドバイスが欲しい」と引き留めた。

4月、家族会でお花見をした。満開の桜の下、「春が来た」を合唱した。最後に歌を歌ったのは、いつだったろう。

春が来た 春が来た どこに来た……。

歌いながら、仲間たちの笑顔を眺めてふと思った。「私、生きててよかった。死ななくて、よかった」

=おわり

(この連載は、寺下真理加が担当しました)

◇

救われた一言
今まで苦労をかけた

「今まで苦労をかけた」。亡くなる半年ほど前、金婚式に夫が妻にあてた唯一のラブレター=写真。いまも気分の落ち込む夕方、手にとって眺めることがある。

◇

孤独介護を脱出した体験談やお寄せ下さい。連絡先を明記。ファクス03・5457・0615、tokyo@asahi.com

〔朝日新聞朝刊（むさしの）2009年6月12日〕

Q3-17 認知症の親の介護は長男夫婦がするものですか？ 経済的にも厳しいです

誰が介護するのか

　介護保険制度ができて、認知症の介護ということが国民の社会保障の中で位置付けられるようになったとはいえ、介護にはお金がかかります。

　昔は家（いえ）制度があり、両親の扶養は長男家族が引き受けることになっていました。すなわち、戦前の民法では、長男が戸主として家督相続すると、長男とその嫁はともに両親の扶養義務を負うことになっていたのです。

　しかし戦後、民法が改正され、「直系血族及び兄弟姉妹は、互いに扶養をする義務がある」（民法877条1項）と規定されました。このように、今の民法では"介護に関する扶養義務は長男が負う"とは、どこにも書かれていません。「直系血族」には長男に限らずすべての子どもが含まれますので、子どもら全員が扶養義務の範囲内で両親の介護を請け負うことになっています。

　しかも、子どもの配偶者は「血族」ではなく「姻族」ですので、お嫁さんやお婿さんには原則として扶養義務はありません（例外的に家庭裁判所が扶養義務を負わせる場合（民法877条2項）があります）。

兄弟姉妹・家族内で日ごろから話し合う

　介護と言っても、初期の段階、中期の段階、重度の段階、終末の段階、どれも一様ではありません。

　認知症とわかったら、症状の軽いうちは、誰が、どのような状況で、どのような状態までを家族で介護できるのかなどを話し合います。

　さらに病気が進行してさまざまな症状が出てきたときには、そのまま住み慣れた地域、自宅で過ごすことができるのか、家族としてはそれぞれがどのような支援をできるのかなども考える必要があります。

　また、その後介護が必要な状況になったときに備え、「症状が出てきたら」「本人の望むかたちはどんな生活なのか」についても話さなければならないときが来ます。誰が引き取るのか、遠距離介護をしていくのか、どの段階になったら施設に入れるのかあるいは在宅だけで看ていくのかなども含めて、あらかじめ兄弟姉妹、身内で、それぞれの家族の事情

を鑑みて、それぞれ置かれた立場やこれまでの関係性、金銭的なことなども日ごろから話し合っておきましょう。

認認介護（Q3-12　p.132参照）になったときや遠距離、独居の場合等の対策をイメージしておく必要があるでしょう。

介護保険サービスを利用する

介護保険が始まって、街の中にデイサービスの車を見かけない日はなくなりました。30年前は、限られた団体（社会福祉法人や医療福祉法人等）がデイサービスやデイケアを実施していました。特に在宅サービスに関しては、数も少なく、地域での理解も進まず、偏見もありました。

その当時は、在宅の高齢者がサービスを利用することに対して、地域での理解不足もあり厳しい目が向けられていたので、「お嫁さんが日中いるのに、なぜデイケアに行かなければならないのか？」と風当たりも強く、兄弟に対しても快諾を得るのが難しい時代もありました。

介護保険は、「社会的介護」を推進しました。誰でもがなりうる病気としての認知症への理解も広まり、他の兄弟姉妹からの新たな情報も得られやすくなってきています。

介護費用をどうするか

2018年（平成30年）から、介護保険の自己負担は収入に応じて1割から3割負担になりました。入退院を繰り返したり病状が進むにつれ、年金だけでは介護費用がまかなえなくなる場合もあります。介護の費用をめぐって、兄弟姉妹間のトラブル等も発生しやすい状況です。

超高齢社会になって、医療費や介護保険の費用等の社会保障費の抑制が続いています。年金の問題もあり、今後、介護を受け持つ家族も老後の暮らし向きは安定とは言えません。

"介護費用をどうするか"は、親がまだ元気なうちは冷静に話せる機会でもあります。兄弟姉妹間での役割の分担、そして直接介護に当たる兄弟（配偶者は相続権がありません）への労いや介護費用等も含めて、親が亡くなった後の財産分与についてなど、家族でぜひとも話し合って備えていてほしいことです。もちろん、話し合うだけでは事足りませんから、公式の遺言書等を作成することが必要になります。

Q3-18
自分の親の介護なのに夫は嫁の私に任せきりで、親戚が文句ばかり言ってきます

介護の大変さを理解してもらう

　認知症介護はとても大変です。そのことをわかってくれない家族や親戚などがいると、デイサービスやショートステイに認知症の人を預けただけで、「そんな所に行かせないで、自宅で看てあげたほうが本人も安心なのでは？」などと、認知症の人のことだけを考え、介護者である嫁の苦労をまったく考えない発言をしたりします。

　また、本来、介護の直接的な共同責任者である夫が嫁に任せきりで、親戚、兄弟からの文句の仲裁や反論もしないとなると、嫁は精神的に追い詰められ、うつ病になったりついには離婚に至ることにもなります。極端な場合は、事件となるような最悪の結果になったこともあります。まずは、夫に介護の大変さを理解してもらいましょう。

　そのためには、「認知症とはどういう病気か」「病気の進行に伴って、どんな症状が出てくるのか」「どんなことに注意して介護すればいいのか」などについて、専門書を読んでもらったり、地域の認知症介護講座に出席してもらったり、ケアマネジャーの話を一緒に聞いてもらったりして、理解を深めるようにしてください。

経験したときにわかり合える

　介護の大変さは、介護した人でなければわからないといわれています。誰でもが認知症になるかもしれない時代になりました。24時間365日、「休まない介護」「休めない介護」という毎日が生まれています。

　今や動画もスマートフォンで簡単に撮れます。親戚や兄弟姉妹に理解してもらうには、つじつまの合わないことや昼間の行動・心理症状を映像におさめて見て知ってもらうことも一つの方法です。また、集まる機会があったときには、あえて用事を作り、認知症の人をその来客に2時間くらい見守ってもらうとよいでしょう。体験することで、理解が深まります。

コラム

筆者の体験談
嫁に任せきりから、兄弟姉妹、夫婦の絆を深めた事例

　長男である夫と義母Ｋさんと3人暮らしの嫁Ｙさん。元気なときから嫁Ｙさんと姑Ｋさんの問題は多発していました。
　IADL（手段的日常生活動作）は保たれているもののつじつまが合わず、すぐに怒り出したりする認知症が進んだＫさんとの昼間の生活は、Ｙさんの神経が逆なでされて限界になり、介護サービスを利用することになりました。
　そのときから遠方にいる兄弟姉妹は、「嫁が元気で家にいるのに、なぜ？」と、介護保険の利用に疑問を呈し、Ｙさんが体調を崩して入退院を繰り返すようになっても、「嫁が看られるでしょ！」と長男の嫁への圧力をかけてきました。

　身近な夫までが同じように責めていたこともあり、主たる介護者であるＹさんは追い詰められて筆者に離婚の相談をしてきました。そのときＫさんは要介護5になっており、Ｙさんはぎりぎりの状態でした。しかし筆者は、「介護は終わるもの。介護で離婚することはない」と、この家族を支援するようになりました。

　一番身近な夫に認知症介護を理解し体感してもらうために、妻の突然の家出に協力し、2、3日実母の介護を夫に任せたこともありました。その後、遠方の兄弟姉妹の上京に合わせて「家族での話し合い」にも参加させていただき、映像に収めた家での様子と施設での様子を見せて、家での生活は限界であることを話させていただきました。その後理解を得てやっと施設入所となりました。
　施設で過ごしている母のところには兄弟姉妹も訪れ、母親が穏やかに過ごしている様子を見て安心していただけました。

　葬儀の挨拶でＹさんは、義母が介護生活をプレゼントしてくれたおかげで、それが家族の求心力になり、兄弟、夫婦の絆を深めてくれたと感謝し、何よりも離婚をしなくてよかったと話されたそうです。

Q3-19 認知症になったら、お金の管理はどうすればよいでしょうか？

終活に向けての財産管理・整理

　終活とは、人生の終わりをよりよいものにするための活動をいいます。人生の終わりに備えることは、今現在をよりよく生きるための活動ともいえます。終活に向けた財産管理・整理はできているでしょうか。お金ばかりではありませんが、生きるために、介護のために、円滑な人間関係のために、やはりお金の問題は大切です。

　死後になってから、遺産の「相続」から「争続」になっているケースがあります。『司法統計年報』によると、「相続」をめぐるトラブルが急増しており、平成24年には17万4494件の相続関係の相談が家庭裁判所へありました。これは統計上表れた数字ですが、実際には、家族内の問題として封印されていることが多いように思います。微妙な家族史の人間関係や感情が巻き起こすものです。親亡き後に、相続分に絡んで兄弟姉妹、家族同士の争いとなり、絶縁状態になっていることもよくある話です。

　よかれと思って同居していた家族が、親のために使った介護費用が高すぎたと、別居の家族から訴えられたり、仕事を辞めて親の年金を生活費として使って介護していたのに、年金を横取りしたと言われるなどのトラブルも絶えません。元気で意思確認ができるうちに、親子で話し合っておくことが大切になります。

家族の中で管理人を決める

　親が高齢になってくると、誰が親の面倒を見るのかという問題が必ず生じます。さまざまな家族の事情があるので画一的に決めることはできませんが、兄弟姉妹で話し合って、直接親の面倒を見ることができる子どもの家族が、親の財産の管理人と決めることも一つの方法です。

　もちろん親の財産の管理人となった子どもは、勝手に財産を使わないよう、年に1回程度、介護費用やその他の必要経費について兄弟に報告義務を負うようにします。また、直接介護しない（できない）兄弟も任せきりということでなく、適宜支援をするように心がけることが、家族の絆を深めるためにも大切です。

成年後見制度の活用

　財産管理について、家族の中での口約束だけでは不安な場合や、身寄りの家族がいない場合には、成年後見制度を利用することも考えられます。

　成年後見制度とは、認知症、知的障害、精神障害などにより判断能力が不十分な人に代わって不動産や預貯金等の財産の管理、身の回りの世話のために介護サービス利用や施設への入所に関する契約や遺産分割の協議等を行う制度です。

　成年後見制度の利用を申し立てできるのは、本人・配偶者・4親等内の親族等・市町村長で、成年後見制度には法定後見制度と任意後見制度があります。

　法定後見制度では、家庭裁判所が判断能力の有無や程度に応じて補助、保佐、後見の3つのいずれかを審判し、それぞれ補助人、保佐人、後見人が選任されます。弁護士、司法書士等の法律の専門職後見人や市民後見人、あるいは親族が後見人等になる場合もあります。

　任意後見制度は、本人が十分な判断能力があるうちに、将来、判断能力が不十分な状態になった場合に備えて、あらかじめ自分で選んだ代理人（任意後見人）に、自分の生活、身上監護や財産管理に関する事務について代理権を与える契約（任意後見契約）を、公証人の作成する公正証書で結んでおくものです。本人の判断能力が低下した後に、任意後見人が任意後見契約で決めた事務について、家庭裁判所が選任する「任意後見監督人」の監督のもとで、自分の意思に従った適切な保護・支援を受けることが可能になります。

後見制度支援信託について

　それでも財産が心配だという人には、信託銀行が行っている「後見制度支援信託」があります。法定後見の補助人、保佐人ならびに任意後見では利用できませんが、支援を受ける人の財産のうち、日常的な支払のための金銭を預貯金等として後見人が管理し、通常使用しない金銭を信託銀行等に信託する仕組みです。

　信託財産は元本が保証され、預金保険制度の保護対象にもなります。後見制度支援信託では、信託財産の払い戻しや信託契約の解約にはあらかじめ家庭裁判所が発行する指示書が必要となるので、財産の適切な管理・利用のための方法の一つとなります。信託できるのは金銭のみです。(p.65参照)

Q3-20 成年後見制度で悪質な訪問販売などの被害を防げると聞きました

認知症高齢者を狙う悪質商法

　高齢になると判断能力が衰えてきます。認知症が加わるとなおさらです。また、話し相手もなく家で孤独に過ごしている方も多いため、訪問販売や電話勧誘販売でやさしい言葉をかけられると、何か買わないと申し訳ないと思い、自分で使いもしない高価な商品をすぐに購入してしまうことにもなります。

　また、老後のお金の不安もあるので、「この株を買えば値上がり確実です」「必ず儲かります」といった言葉に惑わされ、投資・出資を勧誘する利殖商法にも引っかかりやすいのです。認知症高齢者を狙った悪質商法は、あの手この手とさまざまなかたちで増加しています。

　このような悪質商法から認知症高齢者を守るためには、成年後見制度の後見人等の同意権、取消権を使って、売買契約等を無効にするなどの対策を講じることができます。

　ただし、認知症本人のためには、売買契約の取り消しなど単なる法律行為の後見だけではなく、ゆっくり話を聞いてあげるなど、併せて後見人や家族そして周囲の方々からの積極的な心への関与が望ましいと思います。

成年後見制度で自らを守る

　成年後見制度（Q3-19　p.149参照）を検討した場合、後見制度で成年後見人等（法定後見制度では成年後見人・保佐人・補助人）となった人は、本人の利益を考えながら、本人を代理して金銭貸借・保証人その他契約等の法律行為をしたり、本人が後見人等の同意を得ないでした高価な商品の売買に関する不利益な法律行為を後から取り消したりすることによって、本人を保護・支援します。

　具体的には、後見開始の申し立て時に、例えば、クレジット販売や5万円以上の商品の購入、割賦販売契約の締結については後見人等の同意が必要といった"同意権"を付与してもらわなければならないこともあります。詳細は、必要に応じて専門家に相談するようにしてください。

成年後見制度の手続き

まず相談しましょう
成年後見制度を利用する場合は、まず市区町村の地域包括支援センターや専門のNPO等で、後見人になってくれる方の確保等を相談します。

家庭裁判所への申し立て
次に、最寄りの家庭裁判所に行き、後見申し立てに必要な書類をもらい、必要事項の記入や関係書類（戸籍・住民票等）を準備するとともに、手数料を添えて申し立てを行います。

家庭裁判所での審問・審判
以降は、家庭裁判所での審判に先立ち、申立人、本人、後見人候補に対する事情・意見聴取等が行われ、その後、後見開始の審判と成年後見人等の選任が行われます。

法務局に登記
家庭裁判所の審判終了後、成年後見人の効力を発揮させるためには法務局に後見制度の利用、後見人とその権限の内容を登記しなければなりません。登記が終了すると成年後見制度が適用されることになります。

メモ

Q3-21 認知症の親を直接介護していた子は、多く相続できるのですか?

遺言などがなければ法定相続になります

　認知症本人が築いた財産は、本人の死亡によって、民法が定める法定相続により相続人に相続されます。その相続割合は、家庭の事情には関係なく法律で決められています。例えば、父親死亡の場合、母親と兄弟3人が残されたのであれば、母親50%、残りの50%を兄弟3人で1/3ずつ平等に相続ということになります。また、母親も死亡している場合は、財産全体を3人兄弟で1/3ずつ相続します。

　もし、兄弟のうちの一人が離職して父親の介護に献身的に従事していたという事情があっても、法律ではそのことによって割り増しを受ける権利は考慮されていません。そこで、法定相続を被相続人(この場合は父親)の意思によって変更するのが遺言制度です。主たる目的は、遺言者が自分の残した財産の帰属を決め、相続を巡る争いを防止しようとするものです。

相続遺言

　遺言でできることは、民法による法定相続分と異なる相続割合を決める、遺産分割の方法を決める、特定の相続人を廃除(相続人から除く)する、定められた相続人以外の者に財産を遺贈すること、遺言執行者の指定、子の認知等々となっています。前述したような、特定の子どもの献身的介護に対して特別な割り増しを受けさせたいと親が思うなら、遺言によって決めておくしかありません。

　親は、兄弟姉妹仲良くとは思っても、子どもが相続で争うなど望んでいないはずです。兄弟姉妹間で、親が元気なうちに話し合い、遺言書を作成してもらうとよいでしょう。

　遺言書は、裁判所の判決に法的強制力がある公正証書遺言書にしておく必要があります。公正証書遺言書は、公証人が内容を確認し、原本が公証役場に保管されるため、紛失や偽造の心配がなく、相続のトラブルを未然に防ぐことができます。

生前贈与

本人が生きている間に遺産を贈与することを「生前贈与」といいます。節税対策として使われることがほとんどですが、手続きをしないで贈与すると相続税よりも高くつくことになるので注意が必要です。

贈与税が非課税となる制度に「相続時精算課税制度」「住宅取得資金贈与の特例」「夫婦間の贈与」がありますが、死亡前の3年以内に贈与によって財産を取得すると、その財産は相続税の課税価格に加算されます。税制も改正されることがありますので、社会情勢や行政の動きに注意しながら、制度の内容を理解したうえで活用するとよいでしょう。

コラム

変わる相続制度　介護した嫁も金銭請求が可能に

新憲法で家制度が廃止になった現代においても、介護になると従来の家制度が持ち込まれ、暗黙の了解で長男家族、長女家族がみるものとなってしまうことがよくあります。長男・長女は相続人として財産を受け取る権利がありましたが、身体的にも金銭敵的にも一番介護を担う長男の妻や長女の夫（時には離職しての介護もあり）には、その権利はありませんでした。筆者は、その後、兄弟姉妹が介護・相続をめぐって関係が悪化する事例をたくさん見てきました。

2018年1月、相続人以外の親族が介護をしていた場合、財産の相続人に金銭を請求できる制度がまとまりました。

この改正では、血縁に関わらず「介護の貢献」が考慮されたといえます。家族の介護は血縁者がみるもの、という考えから、介護はみんなでするもの、という見方への変化も感じられます。具体的には、「6親等（いとこの孫ら）以内の血族と3親等（おいやめい）以内の配偶者が介護などに尽力した場合、相続人に金銭で請求が可能」になり、支払額は当事者間の協議で決定するというものです。これは「息子の妻」に当たる人を想定していると言えるでしょう。合意に至らない場合は、家庭裁判所にて決定を申請することもできます。

相続法制の見直しは1980年以来のことです。介護をしてきた嫁が相続の権利を得るためには、これまで遺言書への記載をお願いしたり、養子縁組するなどの方法を取らなければ泣き寝入りするだけでした。

メモ

第4章
究極の施設・事業所選び

Q4-1 介護保険を利用できる家族の支援先にはどんなところがありますか？

介護保険・認知症の相談ができる公的機関、民間組織

　介護保険・認知症に関するさまざまな相談や支援を行っている公的機関、主な民間組織は表4-1、4-2のとおりです。市区町村では保健所、地域包括支援センター、福祉事務所が、都道府県では高齢者総合相談センターがあります。

表4-1　介護保険・認知症の相談・支援を行っている公的機関

区　分	相談窓口	相談内容
市区町村	●保健所	もの忘れ外来など認知症に関する医療機関の紹介や相談などができます。
	●地域包括支援センター	医療機関の紹介、認知症の介護予防や介護に関する相談や悩みのほか、福祉・医療などさまざまな相談ができます。
	●福祉事務所	老人の福祉や生活保護に関する相談ができます。
都道府県	●高齢者総合相談センター（シルバー110番）	認知症を含む高齢者の日常生活全般の悩みごとや心配ごとの相談のほか、法律に関する相談ができます。

※1）相談窓口の連絡先はお住まいの市区町村役所に問い合わせてください。
※2）高齢者総合相談センターは地域により内容が異なります。

表4-2　認知症の相談・支援を行っている民間組織

相談先	連絡先
●認知症の人と家族の会　電話相談 （公益社団法人 認知症の人と家族の会） http://www.alzheimer.or.jp/	TEL. 0120-294-456 月〜金曜　10：00〜15：00 （土・日・祝日を除く）
●認知症110番 （公益財団法人 認知症予防財団） http://www.mainichi.co.jp/ninchishou/	TEL. 0120-654-874 月・木曜　10：00〜15：00 （年末年始、祝日を除く）
●介護家族会 ●認知症カフェ・コミュニティカフェなど	開催場所や日時は、お住まいの市区町村の役所などにお問い合わせください。

　「認知症の人と家族の会」は、認知症の介護家族が集まって情報交換や悩みの相談などを行う家族会として創設され、全国組織として47都道府県に支部を置いています。
　「認知症110番」は、認知症の予防・治療に関する調査研究および社会的な介護体制作り、介護家族への支援活動などを行う目的で設立された認知症予防財団が運営しています。

介護家族会で広がる家族支援の輪

　認知症の介護家族会は、介護家族が同じ立場の人と出会うことで「一人で悩まない」「悩みを共有する」の精神で運営されているところが多く、介護家族の孤立を防ぐことを主な目的としています。

　介護の悩みは一様ではありません。100人いたら100人の介護生活があるといわれています。介護家族会ではさまざまな方々との情報交換から、自分の介護生活への知識やヒントを得ることができます。そして、介護に対する苦悩が自分一人だけの問題ではないことを確認し、何よりも自分の辛苦をわかってくれる人に出会えた安堵感を得ることができます。このような場があることで、介護者も前を向いて進めるようになっていき、介護への心構えや備えにつながっていきます。

　残念なことに、介護生活がある日突然始まると、こうした情報も閉ざされ、というよりも右往左往しているうちに考えがそこまで及ばず、多くは一人で抱え込んで悩んでしまうのが現実です。認知症の介護家族会の開催場所等の情報は、行政や地域包括支援センターで教えてくれます。

認知症カフェがつくる介護家族の居場所

　最近では、認知症施策として国が打ち出したオレンジプラン（現在は新オレンジプラン）で認知症カフェ(コミュニティカフェ等含む)の設置が推進されているので、地域にお住まいの認知症の人や介護家族が気軽に集える居場所がつくられてきています。これらのカフェは、ちょっとした情報交換や交流をする場所になっています。介護家族会に行くには勇気がいると感じる場合は、同じ悩みを抱える人との「出会いの場」「つながりの場」として活用するとよいでしょう。

　地域の介護家族会や認知症カフェ(コミュニティカフェ含む)は、施設、病院、認知症の介護家族等によってさまざまな形態で運営されており、地域に点在するようになってきていますが、開催頻度は比較的少なく、開催日時も限られています。参加する場合は、お住まいの地域の市区町村の役所・地域包括支援センターに問い合わせのうえ、参加してください。

　これらの家族支援の集まりは、それぞれの団体の特徴もありますし、また自分自身との相性もあるでしょうから、行きやすいところで自ら参加してみて、自らの状況に合うところを判断するとよいと思います。

Q4-2 要介護認定の上手な受け方はありますか？

まず要介護認定調査と主治医の意見書が重要です

　介護保険の要介護度の認定は、病気が重いか軽いかの認定ではありません。あくまで、"介護の手間"のかかる度合いです。例えば、がんの末期であっても何とか自分で食事を食べられるなら、誰かに介助してもらわないと食べられない人よりも介護の手間は小さいので、要介護度は下がります。

　要介護認定調査では、市区町村に要介護認定の申請を行うと、希望の日時に市区町村の職員（認定調査員）または委託を受けたケアマネジャーが訪問して、介護を必要とする認知症の人（要介護者）の心身状態や暮らしぶりについて聞き取り調査を行います。

　また、申請を受けた市区町村から依頼を受けた認知症の人のかかりつけ医は、本人の心身状態についての意見書（主治医意見書）を作成し、市区町村へ情報提供します。かかりつけ医に関しては、申請時に記入する欄がありますので、いる場合は記入します。いない場合は医師を紹介してくれますので、そこで診察を受けてください。

　その後、コンピューターの一次判定、医療・福祉の専門家による介護認定審査会での二次判定（要介護判定）が行われます。二次判定では、この認定調査結果および主治医の意見書をベースとして、コンピューターでは判断できない要介護者の状態と病歴や家族の介護状況等が加味され、最終の要介護度が決定されます。

　実態に合った要介護度を決定してもらうためには、認定調査や主治医の診察で、本人の心身状態と日常生活で介護に困っていることをいかに正確に伝えることができるかが鍵となるといえるでしょう。

要介護認定調査への対応

事前に準備

　認定調査の質問項目は74項目もあります。認知症高齢者の場合は、身体状況が良好な場合、実態が見過ごされてしまうので、できるだけありのままの状況を伝えるためにも、事前に困っていることが何なのかということをまとめておきます。

　頭の中だけでまとめると、肝心なことを伝え忘れてしまったりします。箇条書きにしてメモをつくっておきましょう。普段の介護状況や本人の既往の病歴をコピーして、調査員

へ渡すとスムーズです。具体的には、トイレを汚すので介助が必要、鍋の空炊き、暴言や徘徊があるなど、現在困っていることについて、発症日時や発症の程度を記載しておくといいでしょう。

認定調査時の準備

　本人だけで認定調査を受けると、プライドがあるために、普段できないことも「全部できます」と答えてしまうことが多くあります。認定調査時に正確な実態を伝えるためには、必ず家族や常時介護している人が立ち会い、ありのまま正確に伝えましょう。

　また、認知症の人はプライドを傷つけられることを嫌がります。目の前で家族が、自分について困っている出来事を調査員に話したりすると、「そんなことはない。自分で全部ちゃんとできている！」などと虚勢を張ってしまいがちです。こうしたことを避けるためにも、チェックシート（Q1-10　p.21参照）やメモ等を活用して普段の状況を詳細に記録し、別途、調査員に渡すことが必要です。これは医師に意見書を書いてもらうときにも、とても有効な方法です。

　要介護度認定調査では、調査票に特記事項を記入する欄があり、本人の普段の様子や困った行動等の具体的な記入があれば、要介護度を決定する審査会で参考にしてもらえます。少しでも気付いたことがあれば遠慮なく記入し、調査員に伝えましょう。

　また、困った行動等は、できるだけ具体的に発症状況や回数を伝えることが重要です。徘徊がある場合は、「夜中、早々に起き出し、毎朝太陽が昇るころには荷物を持って出かけてしまい、その都度家へ戻れず、警察や新聞配達のお兄さんに毎日お世話になっている」というように、具体的に伝えるのです。

介護状況は正確に伝える

　適切な要介護認定を受けるには、調査員からの質問にはできるだけ正直に、ありのままの介護状況を正しく伝えるように心がけましょう。要介護度は、あくまでも「介護の手間」だということを念頭に置きましょう。

　認知症の人のチェックで大切なところは、認知機能、精神・行動障害、社会生活での適応についての項目です。これらは目に見えるかたちで表れないため、見逃されやすいです。調査時に介護者が必ず立ち会うようにしましょう。

Q4-3 よいケアマネジャーの見分け方はありますか？

ケアマネジャー（介護支援専門員）とは

　ケアマネジャーは正式には介護支援専門員といい、介護サービスを受ける利用者の相談役として機能します。

　ケアマネジャーの役割は、①要介護本人や家族からの相談に応じ意向や希望を伺う、②その方が最も適切な介護保険サービスを受けられるよう介護サービス計画（ケアプラン）を作成する、③サービスの手配・費用計算・見直し等、介護サービスに関する関係機関との連絡、調整を行うことです。また、介護サービスを受けるための要介護認定調査にも、市区町村に委託されて調査員として登録し、訪問する方もいます。

介護サービス計画（ケアプラン）の作成

　ケアマネジャーの重要な仕事の一つに介護サービス計画（ケアプラン）の作成があります。ケアプランを作成しないと介護サービスは受けられません。

　ケアマネジャーは、介護サービスが開始されると、定期的に住まいを訪問して認知症の度合いや健康状態、サービスがうまく適合しているかなどをフォローしていきます。

　なお、ケアマネジャーは、要介護者本人に対して直接的な介護や生活支援は行いません。介護や生活支援は、ケアプランによって医療・福祉の専門職が行います。

ケアマネジャーを見極める

　安定した介護生活を送るうえで、ケアマネジャーがどのようにケアプランをつくり、具体的にサービスを手配し、利用者はもちろんのこと家族も含めてフォローしていくかが、今後の介護生活の重要な鍵となります。

　デイサービスを利用する場合も、最初は本人が嫌がって行かないことも多くみられますが、そこを上手に調整・手配できるケアマネジャーを選ぶことです。男性の認知症の人や若年性認知症の人は、高齢者の通うデイサービス嫌がり、行きたがりません。そんなとき、生活歴を踏まえて施設へは「お仕事に来ている」と感じさせる工夫や役割を持たせるなど、その人に合った方法を見極めながら少しずつ誘導していきます。最初は認知症専門デイサービスではなくリハビリを目的とするような一般デイサービスに通う、あるいは午前中だけ行って短

時間の利用を試みるなどして、雰囲気や本人の居心地のよさ、心理状態や病気の進行、身体状態等に合わせて事業所を選んでいけると、その後も上手に通うことができます。

また、本人の状態も変わりますので、その場合には別の施設に移ることも考えなければなりません。在宅生活を長く続けられるかどうかは、ケアマネジャーの質に大きく影響されてしまいますので、ケアマネジャーの見極めは大切です。

よいケアマネジャーの選び方

利用者としてケアマネジャーを選択する場合は、表4-3のような条件に照らし合わせて当てはまると、よいケアマネジャーといえるでしょう。

表4-3

> ①相性がよい。感じがよい。利用者に対する支援を家族全体への視点から総合的に考えることができる人で、人間に対する愛情を持っている。
> ②いつでも連絡・相談でき、介護知識も豊富で、柔軟な思考・価値観を持っている。
> ③利用者、家族の話をよく聞き、公平中立的な立場で利用者本人たちの利益を最優先できる。具体的なプランが提案でき、臨機応変に対応できる。
> ④容易なプランの提示ではなく、介護を取り巻く状況を的確に判断できる力(非言語的コミュニケーションを駆使し、統合・分析する力)を持っている。
> ⑤過去・現在・未来についての予測を立て、説明できる。
> ⑥自分の所属だけのサービスではなく、情況に応じてなぜそこを使うのか説明できる。
> ⑦介護サービスについて、利用できる情報やその手配先、地域のネットワークの情報・知識を幅広く持っている。
> ⑧苦情や要望、トラブルが起きたときの対応が公平中立であり、迅速に対応ができる。

ケアマネジャーの変更

ケアマネジャーは市区町村や地域包括支援センターから渡される居宅介護支援事業所の一覧表から選ぶことになりますが、要介護者とその家族に対するケアマネジャーとの関係は、その後の介護生活において重要な位置を占めることになります。

ケアマネジャーはいつでも変更可能です。サービスの押し付けや要介護者のニーズに合わないなどの理由から、自分の介護生活が思うようにいかず、ケアマネジャーを変更したいと思ったときは、遠慮なく申し出ることがその後の介護生活を円滑にするためにも大切です。

また、引っ越し等の場合もケアマネジャーは変更することができますが、大事なことは要介護者へのサービス等が途切れないように上手に連携を取って変えていくということです。

Q4-4 介護保険の不満・苦情はどこに言えばよいのでしょうか？

介護保険への不満・苦情とは

　介護保険の介護サービスを利用していくうえで、利用者本人と家族にはさまざまな不満や苦情が生まれてきます。例えば、サービスを受けている段階では、個々の介護サービスを計画するケアマネジャーや実際に介護や生活支援に当たるヘルパーとの相性、サービスの実施内容や料金についての不満・苦情はよくあることです。

　また、受けられる介護サービスの内容に影響する要介護認定においても、不満が生じることがよくあります。要介護度は、要支援1・2と要介護1〜5の7段階で判定され、要介護度が1段階違えば在宅においては受けられるサービス内容や回数の上限も違ってきます。

不満・苦情はどこに言ったらよいか

サービスに対する不満・苦情

　介護保険法では、介護保険の事業者は、提供したサービスに係る利用者およびその家族からの苦情に迅速かつ適切に対応するために、苦情の受付窓口を設置することになっています。また、ケアマネジャーは自分が提供・計画した介護・支援サービス等に対する利用者およびその家族からの苦情に、迅速かつ適切に対応しなければならないとされています。不満や苦情は我慢せずに申し出て、改善してもらいましょう。

　不満や苦情を申し出る場合は、サービスを提供している事業者や施設の窓口、またはサービスの計画、手配・フォローを行っているケアマネジャーに相談をします。それでも改善がみられなかったり対応に不満がある場合は、市区町村、国保連合会、県に相談・苦情等を申し出ることになります（表4-4）。まずは市区町村役所で相談するようにしてください。

表4-4　介護保険の苦情窓口

- 市区町村役所の福祉課、介護福祉課の苦情相談窓口
- 各都道府県の「国民健康保険団体連合会」の苦情相談窓口
- 都道府県の福祉、介護の苦情相談窓口（市区町村や国民健康保険団体連合会で調整がつかなかった場合）

要介護認定結果に対する不満・苦情

　要介護認定にどうしても不満な場合は、都道府県の介護保険審査会に「不服申し立て」を行うこともできますが、新たな認定結果が出るまでに、さらにまた数カ月という期間がかかります。

　認知症の進行や疾病に伴って要介護度が変化したときには、次の更新時を待たずに要介護認定を申請できる「区分変更申請」を行うことができます。この申請は随時行うことができ、1カ月程度の短期間で結果が出ます。

コラム

苦情は介護の質の向上のため！言おう！

　ある介護家族（妻）は、認知症の夫（要介護5）のいる施設へ毎日面会に行っていました。面会のたびに、洋服に食事の残菜が付いたまま、汚れたままとなっていたり、部屋のゴミ箱がゴミの山になったままになっているのが多く見受けられ、「嫌われ者になっても介護の質がよくなれば！」と苦情を言いました。職員からは、疎ましく思われているだろうなと感じていたそうです。

　施設が企画した一泊二日の旅行に、認知症の夫と二人で参加したときのことです。要介護5の夫の介護を旅行中も一身に引き受けてくれた介護職の仕事ぶりを目の当たりにして、重度の認知症の人を介護するということは何と過酷な労働であるかを知ったのです。施設に預けているのだから当たり前にやってもらうと思うのではなく、介護は介護職だけの仕事ではない、家族もできることを手伝うことで、その人らしい生活が保障されるのだということを、旅行中に学んだそうです。

　それからは、同じ苦情でも「○○はできますか？私にもできることは言ってくださいね」と、自分たち介護家族が手伝うことも前提に声をかけるようにしました。すると、それまで逃げ腰だった職員が、「気づかないこともあるので、そのときは教えてください」と良好な関係ができ、施設全体の質も向上してきたと言っていました。

Q4-5 認知症の人を預かってくれる施設にはどのようなものがありますか？

認知症介護に注目の施設

　最近注目されているのは、認知症の進行に伴い、顔なじみの関係にて在宅介護を継続することができる小規模多機能型居宅介護施設です。「通い」「泊り」「訪問」を組み合わせてサービスを受けることができ、いくつかの施設を利用するよりも、人との関わりを深めながら介護生活を送ることができます。

　また、最近顕著にみられる民間サービスの新しい動きとして、サービス付き高齢者向け住宅等も増えてきています。簡単にいうと、高齢者マンションに外部が運営するヘルパーステーション等が付いたものと考えればよいのですが、現時点ではまだ質や内容が千差万別です。国土交通省・厚生労働省の管轄で、入居者の看取りまでしてくれるサービス付き高齢者向け住宅等もできてきています。

　特別養護老人ホームは、さまざまな専門職の手厚い介護が受けられることと料金が安いため、多くの利用希望者がいます。しかし要介護度3以上という入居条件があるために、身体的には自立していることが多い認知症の初期の人は、条件で外れてしまうことがあり、やむを得ず諦めた家族は孤軍奮闘して在宅生活を余儀なくされている方もいます。また、認知症の人の言動に振り回されて介護家族が音を上げることは、認知症の初期段階に多くみられますが、要介護1、2と低く出ることが多いので、市区町村、地域包括支援センター等に現状を訴えていくことによって「やむを得ない事情」として入所できることもあります。

　有料老人ホームとグループホーム、サービス付き高齢者向け住宅等は比較的早く入居できますが、利用料金は特別養護老人ホームより高く、特に有料老人ホームでは高額な入居金が必要となる場合があるので注意が必要です。

　介護老人保健施設は、一時的な滞在の後、基本的には在宅介護に復帰するための施設ですが、2000年4月から逓減制（3カ月ごとに退所しないと施設への国からの補助が減額される制度）は撤廃されていますので、各介護老人保健施設に問い合わせるとよいでしょう。

認知症介護施設の利用状況は？

　規制緩和により、介護保険制度における福祉施設等の設置は、在宅部門を中心に株式会社やNPO等の参入が認められるようになりました。それまでは、社会福祉法人、医療法人等

の公的な法人しか施設を設置することができず、公的なお金による建設のため数も限られており、どんなに徘徊の激しい認知症の人でも週に2～3回という利用制限があって、介護家族の負担になっていました。今は在宅部門を中心として日中預かってくれる施設や事業所が増えてきたため、認知症介護家族にとって、身体的負担はだいぶ軽減されてきたと思います。

安価で手厚い介護の提供をする一方で、要介護度が低い場合はなかなか入所につながりにくい特別養護老人ホームの施設入所を待っているときは、特別養護老人ホーム等のショートステイの利用をつないでいく、または、他の施設（グループホーム、サービス付き高齢者向け住宅、有料老人ホーム、小規模多機能型入居施設、宅老所）等を使わざるを得ないのも実情です。

コラム

みんな心配していたでしょ！

在宅で5年間介護していた娘さんが腰痛で倒れて、急遽筆者のいる施設に入所することになった要介護3の母Sさん。本人は帰りたがり、隙を見てはエレベーターに乗り込もうとする姿がたびたびみられ、家族からは週末に一時帰宅させたいとの申し入れがありました。帰宅すると、施設に戻るときには抵抗して大変だったそうですが、在宅では生活できず、家族は葛藤しながら入所させていました。

筆者も、まだ施設を開設して間もないころで、鍵をかけない、向精神薬を飲ませない、拘束しないと理念は立派でしたが、まだまだ軌道に乗るまでには至っていない時期でした。どうしたら入所者さんが落ち着く環境（ハードもソフトも含めて）ができるのかと、いろいろ悩み暗中模索しているときに、知人が、「環境を変えたら、瞬時に大丈夫になった」と教えてくれたため、すぐに副主任以上を連れて施設見学に伺い、落ち着く家庭的な空間づくりを教えてもらいました。

そうして近所の力を借りて、家具や什器を集め、夕食後に「場つくり」を開始しました。するとどうでしょう、いつも荷物を持って出て行こうとしていた認知症の入所者の方々が集まってきて、「誰が嫁に来るんだい？」と言いながら箱から什器を取り出すのを手伝ってくれました。その中にはSさんもおり、3カ月もするとそれまでとはまったく別人のように、率先して皆さんにお茶を入れてくれるやさしいお母さんになっていました。

Sさんの家族はその姿を見て、自信を取り戻し、次は週末ではなくお正月に連れて帰りました。すると、Sさんは3日もしないうちに、「みんなが心配しているから帰る」と、なんと施設に向かって歩き出したそうです。そして家族より、「本人がソワソワして『帰る』というので、（施設へ）連れて帰ります」と連絡があり、実際に戻って来ました。Sさんは戻って来ると、開口一番「みんな心配していたでしょ！」と言いました。

本人にとって、自分のあるがままをやさしく包み込む仲間（各職種・利用者等）と空間が、安心した"居場所"になっていたようです。

Q4-6
心も体も疲れ果てています。そんな理由で施設に預けてよいのでしょうか？

介護家族にはレスパイトケア*が必要！

　認知症の人を在宅介護する家族は、食事など日常生活の世話だけでなく、事故がないように見守るなど、片時も休むことができません。自分の生活をすべて犠牲にして介護する身体的・精神的なストレスに、介護家族は追い詰められていきます。このようなときに、ひとときでも介護から離れて自分を取り戻し、趣味を楽しんだり出かけたりすることは、長期の介護生活を送るうえでの精神衛生上、非常に重要です。

　例えば、デイサービスは日帰りの預かりでバスで送迎するのが一般的なので、朝の見送りから夕方の迎えまでの間、介護者はとりあえず身体介護からは解放されます。その間、自らの通院や家事等に使える時間ができるでしょう。ショートステイは宿泊もできます。最大30日まで預かってくれるので、「送り出したと思うと夕方には介護が始まる」通所サービスよりは少し長く、心身共に休むことができ、介護者自身の人生を取り戻すことができる時間となります。

　介護は長期にわたる戦いです。ときにはこれらのサービスを利用しながら、専門職へ介護のすべてを委ね、自らの健康のためにも心身共にリフレッシュする機会をつくっていきましょう。

＊レスパイトケア：1976年に心身障害者のショートステイとして始まった。乳幼児や障害者、高齢者などの要介護者を在宅で介護している家族の心身の休養をするために、一時的にケアの代替を行うサービスのことをいう。

介護施設・事業所は、真のレスパイトケアを提供しよう！

　認知症高齢者は、自ら施設・事業所を選択して入所することはほとんどないために、「なぜここに入れられているのか」「ここにいてよいのか」と感じて施設で落ち着かなかったり、部屋を間違えて口論になったり、「なぜ無理やり裸にされて風呂に入れられるのか」と、当人にとっては不可解なことから、職員やほかの利用者へ暴力行為が出てしまうこともあります。運よく入所できて家族としてはホッとしたのもつかの間、せっかく受けられる介護サービスも、余儀なく退所になることもあるのです。

　認知症介護において介護施設は、介護家族も安心して預けられる、心身共に休養できる施設でなければ意味をなしません。

　室伏君士先生は、「認知症の方には"なじみの関係"が大切」とおっしゃっています。な

第4章 究極の施設・事業所選び

じみの関係とは、認知症の人と職員で見知った関係ができるような安心できる "場" でもあるのです。それが、介護家族にとって真のレスパイトケアにつながっていきます。
　コラムの事例（p.165参照）にもありますが、同一人物で、同一施設にて、認知症の本人はもちろんのこと、家族も驚くほどに変わることもあります。

コラム

介護家族の自己実現を求めて

　筆者のところでは、月1回、どなたでも参加できる家族会を開いています。もちろん当月までどなたがみえるのか、どんな状態の人を介護している方がみえるかもわかりません。
　筆者が翌月の家族会は他の用事と重なってしまい開催できないことを伝えたとき、家族会の参加者に「皆さんだけ（介護家族だけ）で集まってみたら」と提案してみました。初めは戸惑いの声も聞かれましたが、その中の一人から、「皆で集まれる場所としてカラオケはどうかしら？でも夫をデイサービスに預けながら皆でカラオケなんてしているのを知られたら、顰蹙（ひんしゅく）ものね！」と躊躇してました。介護は長いものです。さまざまな困難に立ち向かう気力がなければ続けられません。私は「いってらっしゃーい。歌の歌えない人には強要しないで誘ってね」と伝えました。
　その次に開催された家族会で話を聞いてみると、久しぶりに「元気をもらえた」「介護も頑張ろうと思えるようになった」と口々におっしゃいました。そこから私は、介護者の自己実現も大切であると考えています。
　介護の体験を生かし、ある方はボランティア、またある方は70歳を過ぎてから終活、ある方は、以前はTV取材はお断りしていたのが、今は世の中で苦しんでいる家族の力になればと積極的に取材に応じてくれたり、ある方は奥様が入所したので70歳過ぎて大学院後期へ進学。どの家族も、介護の体験をしたからこそ、また新しい道が開けたと言ってくれます。介護前に描いていた人生設計とは異なっているかもしれません。しかし自らの人生に向き合い、前に進める介護家族を応援したいと思っています。

Q4-7 よいショートステイ・お泊りデイ等の見分け方はありますか？

ショートステイとお泊りデイ

　ショートステイ（短期入所生活介護）とお泊りデイ（サービス）は、いずれも在宅で介護している要介護者（認知症高齢者など）を宿泊も含めて短期間（数日〜30日程度）預かってもらい、施設で介護を受けながら生活するというサービスです。

　在宅介護を行っている介護者（家族）が用事や病気等で一時的に介護ができなくなったとき、安心して要介護者を預けることができ、介護者（家族）の負担軽減に役立っています。

　これらのサービスの特徴を比較すると表4-5のとおりです。お泊りデイは、デイサービスの施設がそのまま利用できることや予約が取りやすいこともあり、最近急激に増加してきています。ただし、介護保険は適用されませんので全額自己負担（一泊食事込み2,000〜4,000円前後の場合が多い）となり、介護保険が適用されるショートステイの費用は要介護者の収入によって異なってきますが、場合によっては高くなります。

　また、お泊りデイではこれまで、介護職員の数が不足しているのにお泊りを引き受けたり、

表4-5　ショートステイとお泊りデイの特徴の比較

	ショートステイ	お泊りデイ
利用条件	・介護保険の認定者であること （要支援1、2、要介護1〜5）	・介護保険の認定者であること ・その施設でデイサービス（通所介護）を利用していること
介護保険の適用	あり	なし （自己負担）
利用期間の制限	・連続30日まで ・最大介護認定期間（3〜12カ月）の半分の日数まで	・長期利用（4日以上）は居宅介護支援事業者と相談 ・地域によりショートステイと同様の制限もある
長所	・最初から宿泊を想定した施設なので、住環境・生活環境が整備されている	・予約がとりやすい ・デイサービスで利用している施設なので、要介護者にとって宿泊でも違和感が少ない
短所	・予約がとりにくい （1〜2カ月待ちの場合もある）	・デイサービスの施設を利用しているので、宿泊のための環境が整備されていないことがある

多人数を雑魚寝させたりしている事業者もあり、生活環境や安全性の問題が指摘されていました。そこで国は2015年4月、お泊まりデイに関するガイドライン（指針）にて、利用者定員や宿泊室、安全設備について表4-6のように定めました。また、人員や運営方針についても指針で定められており、今後はお泊りデイでも環境整備が図られてくると思われます。

表4-6　お泊りデイの設備に関する国の指針

①利用者定員は、1施設あたり昼間のデイサービスの利用者定員の1/2以下でありかつ9人以下
②1室あるいは1人当たりの床面積は一部屋4畳半ほどの7.43平方メートル以上
③消火設備（スプリンクラー）や非常災害に必要な設備を持つこと

ショートステイ・お泊りデイの申し込み

いずれも、まずは介護保険の要介護認定を受ける必要があります（介護保険と認定の受け方については本章のQ4-2参照）。

要介護認定を受けて担当のケアマネジャーを決めた後は、ケアマネジャーに相談しながら進めていくことになります。お泊りデイの場合は、まず日中のデイサービス（通所介護）を受けることが必要になりますが、ショートステイと同じく事業者への利用申し込みは図4-1の①〜⑦の手順で行います。

事業者が決まったら、ケアマネジャーと事業者とが、利用頻度・サービス内容・介護保険の給付限度額等を考慮し最適なケアプランを作成し、その内容を介護者（家族）と確認したのち、契約後に利用が開始されます。

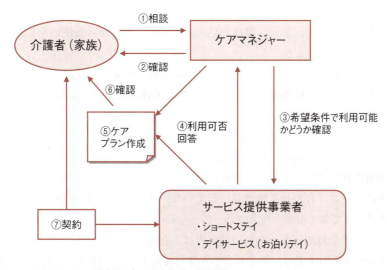

図4-1　ショートステイ・お泊りデイの申し込み手順

ショートステイ・お泊りデイの選び方

　ショートステイ・お泊りデイを適切に選ぶには、前もって施設の情報を調べておきましょう。そして介護者（家族）と要介護者本人も見学に行き、本人がその施設の雰囲気になじめるかどうかを見るのが望ましいでしょう。介護者が倒れてしまったなどの理由で、急に初めて利用することになる場合もあります。

　選択にあたっては、次のことに留意することが大切です。なお、お泊りデイサービスやショートステイは、昼間本人がなじんでいる施設から利用を開始すると、スムーズに行くことが多いです（Q4-11　p.186参照）。

立地条件

　ショートステイ・お泊りデイは基本的に短期間の利用になるので、自宅から近い施設がよいでしょう。短期間でも、契約手続きや持ち物等で施設間と自宅を行ったり来たりするので、行き来しやすく、交通の便もよい所を選びましょう。

施設状況・雰囲気

　施設は建物の立派さや内外装のきれいさだけで判断するのではなく、床・トイレの掃除・消毒が行き届いているかどうか、居住区域の明るさや臭気の有無等の環境も確認することが大切です。また、施設のスペースで車椅子の移動ができたり、一人あたりの床面積、要介護者に必要と思われる備品等が完備されているところがよいでしょう。

職員状況

　職員の充足数、経験年数や資格（介護福祉士、初任者研修等）に加えて、実際に見学してみて、職員と利用者のコミュニケーションがうまくいっているか、一方的な押し付けがないかなどを確認します。また、職員の話し方や対応、乱暴な言葉使いをしていないかなども見ておくとよいでしょう。

　また、緊急時の対応マニュアル、急変時の対応方法、医師への連絡をするのか、看護師が配置されているのか、避難訓練の有無等についても確認しておく必要があります。

サービス

　食事については、味・内容のほか、高血圧・糖尿病食、きざみ食・ソフト食・おかゆなど、個々の利用者の状況に応じた対応が可能かどうかがポイントになります。そして、食事介助も利用者のペースに合わせて無理強いしていないか、食事の提供時間、内容、献立、提供の仕方も確認しておくとよいでしょう。

　ショートステイやお泊りデイを利用した方は、在宅へ戻るのです。ショートステイやお泊りデイを利用する前までは、手すりにつかまってもトイレに行けた、立つことができた、話すことができていたのに、これらのサービスを利用したことによって何もできなくなったと言われることがよくあります。

介護従事者である私たちは心しなければなりません。在宅から来たときの状態を、プロの手によって悪くしてしまうことは絶対に避けなければなりません。むしろ、トイレも手引きでできるようになったなど、機能が向上したならよいのですが、悪い状態にして家族に戻したら、「ショートステイを使うと状態が悪くなるので利用したくない」と介護家族を苦しめるだけです。これは、預かる施設側が肝に銘じなければならない一番大切な運営のポイントであり、介護家族が確認すべきポイントでもあります。

レクリエーション・アクティビティ

介護生活の中で、利用者が体を動かすことができるように十分配慮しているかどうかは重要です。預けている間、どのようなケアプランで、どのように過ごせるよう留意してくれているかが大切なのです。ショートステイ・お泊りデイを利用中に、ほとんど寝かされていたり車椅子に座ったままだと、在宅に戻ったときに認知症の進行がみられたり筋力が弱って歩行困難になっていることもあるからです。

なお、利用者が嗜好品（酒、タバコ等）を嗜む場合は、その施設で受け入れ可能かどうか確認する必要があります。嗜好品を好む人は、禁止されると多くの場合不穏になることがあるので、できるだけ在宅生活の延長線上の生活を送れるように配慮してくれる施設・事業所を選びましょう。

入浴方法、入浴回数もチェックする必要があります

入浴は何回あるか確認しましょう。施設での入浴は、原則週2回というところが多いです。また、入浴方法や浴室のスタイルも施設によってさまざまなため、どういうかたちで入浴させてくれるのかも確認しましょう。本人の希望通り入浴させてくれるのか、自分のこだわりのシャンプーやリンス等を使えるかどうかも確認しておくとよいでしょう。

送迎方法

ショートステイやお泊りデイを利用する人は、要介護度の高い方が多いです。寝たきりや車椅子の場合は特に、家族が送迎するのは非常に負担です。別料金だとしても、施設が送迎してくれるのか、あるいは送迎会社を紹介してくれるのかなどを聞きましょう。お泊りサービスを利用できますと言われても、送迎の問題が解決しないと、結局使えないということもあり得ます。

支払い方法

送迎サービスを利用する場合、家族は自宅で送り出すだけの場合も多くあります。それなのに支払いは家族が施設に来て払わなければいけないと、結局介護者の負担になります。クレジットカード払いは可能か、後日銀行引き落としにて支払えるか、あるいは送迎時に送ってきた人が集金してくれるかなど、介護者に負担がかからない支払い方法になっているか確認しましょう。

費用

ショートステイは介護保険が適用されますが、利用者の収入により自己負担割合が1〜2割と異なります。また、利用者の要介護度と施設の形態（個室、多床等）でも費用は変わります。

お泊りデイの費用は全額自己負担です。しかし、お泊りデイ利用の前提条件となる日中のデイサービスの利用については、介護保険が適用されます。詳細については利用しようとする事業所に書面にて確認することが重要です。

コラム

先祖代々の糠床を抱えてショートステイ

一人暮らしをしていたDさん（要介護2／89歳）は同じ話の繰り返しが多くみられるようになってきたことから、近くに住む共働きの娘がショートステイの利用を勧めました。しかし、「泥棒が入るから」と言ってなかなか応じてくれないので、筆者からも勧めてほしいと依頼されました。

よくよく話を聴いてみると、先祖代々の糠床を毎日の日課として守っていることがわかりました。そこで施設と相談し、糠床を持って行ってよいことを前提にショートステイの利用を始めることになりました。

服装など特に決まりはありませんが、「お世話になるのならみっともない恰好では行けない」とDさんは和服をお召しになられたままの利用となりました。娘さんがいろいろ諭しても、洋服に着替えようとはしませんでした。そして、毎朝、車椅子に乗ったDさんの膝の上に糠床を乗せてもらい、その糠床をDさんは大事そうに抱えて朝の日課をこなしていました。

若い職員は、糠漬けのつくり方と着付けも教えてもらえてよかった、と言っていました。

コラム

筆者の体験談　〜ショートステイのひと工夫を

　筆者が以前運営を任されていた施設では、ショートステイ後の在宅生活を念頭に置いてケアプランを立てていました。ショートステイ利用中は何もせず、部屋で寝ながらテレビを見ていただけだったので歩けていたのに歩けなくなったとか、トイレに行けていたのにおむつにされたので在宅に戻ったら行けなくなったとか、巷ではよく聞くものです。こんな話を聞くと、これでは何のためのショートステイの利用かわからなくなってしまいます。在宅生活に戻る前提の対応を特に意識していました。

　また、デイサービスの利用者がショートステイを利用することも多くありますが、その際、人も環境もまったく異なった空間のために戸惑ってしまうとの声を聞きました。
　そこで、日中のアクティビティタイムの段階から、入所の方も在宅の方もさまざまに交流でき、分け隔てなく個人の自由意思にてアクティビティを選択できるように、近所のボランティアを最大限に活用したいと考えました。個別ケアを重視した数多くのプログラムを行えるよう、そして午前・午後でそれぞれプログラムを選択できるようにしたかったのです。そこで、近隣に「生きていることが資格です」という募集チラシを配布し、地域の方のボランティアを募りました。そのおかげで、施設内には職員よりもボランティアの数のほうが多くなり、皆の笑顔と楽しい声で活気づいていました。そして、通所の方も入所の方も、分け隔てなくプログラムを選択できるような工夫を職員に周知していきました。（このとき、ボランティアへの教育も大切です）
　アクティビティ運営における失敗としては、一人の人が同じアクティビティを独占したり、空間に縄張りを張って他者を寄せ付けないような環境をつくり出してしまうこともあり、それを職員も容認しているような風土ができてしまっていることもあるのです。職員には在宅介護を支えているプロ集団であることを意識づけし、そうならないための運営となるよう気を付けました。

　これにより施設全体に一体感が生まれて利用者も利用しやすくなり、リピーターも増え、結果的に運営がよくなっていきました。

Q4-8 特別養護老人ホームには、どうすれば入れるのですか？

2015年(平成27年)、介護保険法が改正

　2015年（平成27年）に介護保険法が改正され、特別養護老人ホームに入所できる人は原則として要介護3（特例あり）以上の方となりました。

　条件が合っていれば、入所したい施設へ直接申し込みます。申込書に記入し提出すると、入所判定会議にかけられ、入所の必要度の高いAランクとBランクのいずれかに分けられて、順番が付きます。

　そして、現況、入所希望理由、要介護度、主たる介護者の状況によって点数化され、空きが出ればAランクの方から入所になりますが、判定会議にて、優先順位が変わっていきます。申し込み順では決してないため、Aランクでないと入所はなかなか難しいところもあります。

　ただし、要介護1や要介護2でもやむを得ない事情による場合は、特例的に入所できます。

特例的に入所できる人

①認知症で、日常生活に支障をきたすような症状等が頻繁にみられること
②知的障害・精神障害等を伴い、日常生活に支障をきたすような症状等が頻繁にみられること
③家族等による深刻な虐待が疑われること等により、心身の安全・安心の確保が困難な状態であること
④単身世帯であるなど、家族等の支援が期待できず、地域での介護サービス等の供給が不十分であること

要介護1や2で、入所の手続きをするには

　特別養護老人ホームに入所申し込みをする際に、特別養護老人ホーム以外での生活が困難である事情について、申込書等に記載する必要があります。

　施設は申し込みを受けたら、必要に応じて市町村の意見も聞きながら、特例入所の対象として認められるか、重度の要介護状態で入所を待っている方と比較して優先的に入所することが適当か、検討していきます。

特別養護老人ホームの待機者数が変動している！

待機者数の減少！？

　要介護高齢者等、特別養護老人ホームの入所待機者は、厚生労働省の調査によると、2013年（平成25年）では52万人超で、4年間で10万人以上増え、東京は日本一施設入所待機者が多い地域といわれていました。

　しかし、2015年（平成27年）4月1日の介護保険の改正により、東京都内、埼玉県でも特別養護老人ホームの集中しているところでは空きが出始め、相談員が営業に回るという状況に変わってきています。東京都高齢者福祉施設協議会の調査（2015年）でも、稼働率が下がり、2,200人のベッドが空いている状況と報告されています。

　そのうえ、介護職の人材不足という理由から、新設でも半分の定員でしかオープンできないという状況も生まれています。

なぜ一年でこんなに違うのか？

　一つ目は、特別養護老人ホームの入所条件が2015年（平成27年）4月から変わったことが挙げられます。要介護3以上、特例的に認知症等や虐待において在宅の生活が困難な方は、要介護1以上であれば入れるという基準なので、認知症の初期、要介護度の軽い方が入れなくなりました。認知症介護をされている家族にとっては、かなりのストレスを抱えていることが多いのですが、この基準によりなかなか入れないのが実情です。

　二つ目は、一部の利用者は、利用料が年金等の所得により1割から3割（平成30年8月より3割負担実施）となり、いっきに5〜10万円弱ほどの介護料負担増加となってしまい、また、特別養護老人ホームの入居費や食費の軽減もなくなりました。そうすると、民間の施設と比べると若干安いものの、ほぼ変わらない利用料となってきたため、民間施設への利用者の流出がみられるのです。

　三つ目は、介護保険ができて以降、全国どこでも入りたいと思う施設に個人でその施設に申し込む方式となったことも挙げられます。法改正前の「特別養護老人ホームにおける待機者の実態に関する調査研究事業」（平成23年度老人保健健康増進等事業）では、家族の申し込み理由として、「本人の状態が変化し、自宅での生活が困難になってきたため」70.5％、「家族（介護者）が介護を続けることが困難になってきたため」67.0％と当然の理由がみられる一方、「今すぐに入所する必要はないが、将来のために施設に申し込む人」（家族46.2％、ケアマネジャーの判断45.4％）が半数弱存在しています。独居のためいずれ来る将来の保障のために申し込む人、複数の施設へ同時に申し込む人、もうすでにどこかの病院等に入っているが申し込みを取り下げる義務はないため、そのまま申し込み中にしている人、などがいるのです。これにより、数字そのものの信憑性が低い可能性があるものの、現在の在宅介護における不安の表れとも受け取れます。

52万人の待機者は、どこに行ったのか？

　国の法改正によって、平成11年にサービス付き高齢者向け住宅の建設に税制優遇と補助金が導入されました。これにより20万件以上の伸びを見せており、待たずに入居できるよ

うになってきました。

　また、かつては家を処分しないと入所できなかった有料老人ホームも、今はほぼ入居金なく月割りで入れるところもあり、入居後90日以内ならクーリングオフ制度も利用できるため、入所しやすくなっています。

　さらに、在宅部門のサービスの伸びは著しく、かつては数が限られていたため週2日しか使えないなどの制限がありましたが、2000年の規制緩和によって株式会社やNPO法人の参入もあり、今や24時間365日の介護や、お泊り等でも使える工夫をしているところが増えています。

　このように、認知症介護家族にとっては、施設に入所しなくても在宅介護をしながら使える施設サービスが増えてきています。それでも認知症介護は、日中のレスパイトケアだけでは到底救われないことも多く、昼夜逆転や排泄の処理、介護の抵抗等、介護家族は24時間365日、気が休まらないことも実情としてあります。

　介護家族のニーズとしては、在宅介護の厳しさから、要介護度が低くても待っていることができず施設入所を希望する方が多いのですが、特別養護老人ホームとほぼ介護費が変わらなければ、施設サービス＝従来の特別養護老人ホームへの入所ではなくなってきていて、特に都市部では顕著になってきています。

　認知症介護家族は、介護の実態に合わせて、ケアマネジャー等に相談し、特例を上手に利用していきましょう。

求められる医療ニーズへの対応
（毎日新聞2016年6月30日付より改変）

　医療ニーズの高い75歳以上の後期高齢者が増えていますが、平成22年度調査では、医療処置等を必要とする申込者の受入方針について、「お断りすることがある」「原則としてお断りする」と回答した施設の割合は、「吸入、吸引」58.4％、「経鼻経腸栄養等」56.4％とあり、重度の医療行為の必要な方が特別養護老人ホームへ入所するのはなかなか難しい実態もありました。

　医療行為を必要とする方が地域で暮らせるようになるには、看護師だけではこれらのニーズに対応することができないために、2011年（平成23年）改正介護保険法に盛り込まれた『介護福祉士等による喀痰吸引等の実施等の措置を講ずる』ために、「社会福祉士及び介護福祉士法も一部改正する省令」が制度化されました。これまで医師法・歯科医師法・保健師助産師看護師法で医療資格者のみ認められていた『医行ため』のうち、「喀痰吸引等」（喀痰吸引、経管栄養）は、医師の指示のもとで、「診療の補助」として介護福祉士、研修を受けた介護職員が都道府県に登録した事業者に所属し、痰の吸引（口腔内、鼻腔内、気管カニューレ内部）と経管栄養（胃ろう、腸ろう、経鼻経管栄養）を実施できるようになりました。これによって、今後研修を積んだ介護士が増え、医療的行為を必要とされる方の入所も徐々に進んでいくと思われます。

　ここで大切なことは、医療的ケアを実施していることの意図をしっかり、職業倫理として捉えていくことです。これまでも、ことに施設等において看取り介護を日常生活の延長

線上として、終末期においても「生きる」ことを護ることを中心に、必要に迫られて実施してきた先駆的な施設や事業所の介護の質や理念を学ぶ必要があります。
　そうした現場での実践の努力で、喀痰、吸引等が行われていた「違法性阻却論」が、合法化されました。

メモ

Q4-9 在宅介護と施設介護のメリット、デメリットは？

在宅介護と施設介護のメリット、デメリット

在宅介護の場合

　在宅介護の最大のメリットは、認知症の人が慣れ親しんだ環境のもと認知症の人本人の意見でそのまま生活を続けられることです。毎日、認知症の人の状況をつぶさに観察することができて、体調管理も対応しやすくなります。専門職と一緒に、利用者の状態の変化を丁寧にアセスメントしながら、共に介護生活を築いていくことができます。

　在宅介護のデメリットは、日常の家事に加えて認知症の人の世話をしなければならないことです。訪問介護やデイサービスを利用するとしても、転倒、失禁、言動、夜間の徘徊の心配等、さまざまなことに振り回されていきます。認知症が進行するにつれて、介護家族の負担は心身共に大きくなっていきます。

　介護家族が同居している場合、在宅介護に決めてサービスを利用する段階になって、訪問系のサービスの出入りで落ち着かないということもあります。また、独居の認知症高齢者は訪問系サービスが始まると「ほんとは自分でできるのに」「人の家から物を盗もうとしている」などと嫌がることもあります。

　交流や活動の場であるデイサービスに対しても、「あんな集団行動なんてばからしい」「あんなところで、今さら肩身の狭い思いをしたくない」などと、サービスを使うまでに至らないこともあります。これでは、せっかくのサービスも活用することができません。

　サービスを利用した在宅介護生活が軌道に乗り、日常の生活を取り戻すまでには、本人も家族にも多大なエネルギーが必要になります。

施設介護の場合

　施設介護の最大のメリットは、介護家族の身体的な負担を大きく削減できることでしょう。利用者本人にとっては、多くの方と触れ合うことによって他者との関わりが持て、社会性が保たれていきますし、何よりも多くの専門職によって方針を決めて介護していくので、一人ではできないことや状態変化等へも素早く対応できます。食事の提供があるところでは、栄養・健康管理がきめ細やかに対応されます。

　一方、デメリットは、認知症本人の自由度が減り、本人が施設になじめないために毎日

のように電話がかかってきたり、施設利用者や職員に暴言・暴力を与えて呼び出されたり、家族も施設での日々の様子がわからないので心配になったりと、気が休まらないということもあります。

しかし、入所した施設によっては、あんなに行きたくないと言っていたことが嘘のように、施設の人気者になって皆さんのお世話に精を出していたり、職員のお手伝いとして甲斐甲斐しく働いていたりと新たな発見もあり、安堵することもあります。入所した施設との相性や質によって、介護者の負担感は大きく違ってきます。

一番大きな問題は、在宅よりも費用がかかるということです。比較的費用が安く済む特別養護老人ホームなど介護保険を利用できる施設は、経済的負担が少なくて済みます。

サービスを利用するうえでのハードル

在宅か施設かを決めたとしても、それですべてがスムーズに解決へと向かうわけではありません。

サービス利用前のアセスメント

サービスの利用は、要介護認定を受けて受給要件を満たさなければなりません。

要介護認定によって、要支援1・2、要介護1～5の7段階で介護区分が決定します。その区分によって支給限度金額が決まり、利用するサービスも決まります。

ケアプランを作成するためのアセスメントでは、今後の介護生活に関わる情報として、家族構成や生活歴、身体状況はもちろん経済状況まで聞くことになりますが、見ず知らずの人へ立ち入った個人の情報を提供することに躊躇する高齢者もあります。余談になりますが、上手なアセスメントができるケアマネジャーは、今後の事柄についての相談等もできる信頼のおける人が多いようです。

サービス利用の罪悪感

要介護者が「施設なんて」という場合はもちろん、逆に介護する家族のほうが「妻一人看られなくて情けない」「おふくろは苦労もいとわず頑張って子どもを育ててくれたのに」などと罪悪感を持ってしまい、在宅サービス利用・施設入所に思い切れないというケースも多々あります。

お世話になる認知症本人の気持ち

子どもに世話になるのは「申し訳ない」という思いが親の気持ちを萎縮させ、自身の希望を心の奥に押し込めてしまう場合があります。「誰の世話にもならない」と強情を張る場合もあるでしょう。家族の話し合いは、そうした親の複雑な感情をきちんと汲み取ったうえで、「何がベストか？」を考えたものでなければなりません。親の気持ちと介護の現実を擦り合わせ、双方にとって最良のかたちを考えていくことが大切です。

誰か一人の犠牲によって行われる介護生活、糟糠の妻などは、時代に即しません。

経済力

親の経済力、子どもの経済力等、置かれた状況によって、介護費用捻出が変わってきます。このような経済的な事情も、選択肢に影響を与えます。

認知症の人の利用制限

認知症の人の入所への道のりは、介護家族がさまざまな困難を乗り越えて入所の意向を固めたとしても、認知症だからといって要介護度によっては利用制限されてしまうなど、施設側の都合、制度の都合で選択肢が変わってきます。また、施設側の対応として、認知症の行動・心理症状に対応できないなど、サービスの質の問題から利用できないことも多いです。

専門職としては、認知症介護家族が行き先が決まらずに路頭に迷うことだけは避けたいものです。困難な事例であっても、関わった事例は介護現場の質の向上に必ずつながりますので、皆で知恵を出し合いたいところです。

このような場面に直面したとき、運営側のリーダーの理念というのは大きく影響するものです。それは、介護職員一人ひとりの職業生命にまで関わってくるほどです。ぜひ、前向きに取り組んでほしいと思います。施設・事業所等の評判は、地域の方が一番知っています。医療・福祉の専門職として、困難なケースについても「なぜ、そうしたことが起こるのか」「どうして○○するのか」などを精査・検討し、果敢に挑戦してほしいものです。

メモ

コラム

私、絶対施設に入りたくないの

「妻が以前『私は絶対施設に行きたくない』と言っていた」ということで、一生懸命在宅介護を続けられていたご家族（夫）がいます。しかし、妻の認知症の進行は早く、常時徘徊するようになり、一時も目が離せなくなっていきました。筆者が徘徊している妻にたまたま遭遇して、このご夫婦と出会うことになりました。そのとき、頑なに一人介護を強調する夫が気になり、その後も専門家として後方支援をしていました。

専門家なら予測できることですが、夫は「妻一人くらい看られなくてどうする」と構えてしまい、案の定、夫が先に倒れてしまいました。その当時は、認知症というと有吉佐和子の『恍惚の人』のイメージが先行しており、認知症や介護施設への情報や理解も断片的で「ああなったらおしまいだ！」と恐怖をあおられるような捉えられ方をしていました。このご夫婦の認知症への理解もそうでした。

しかし、時代は変わりました。認知症の情報や理解も進み、よりよい対応ができる事業所も増え、地域の受け止め方も時代とともに変化しています。のちにその夫婦は、介護保険のサービスを利用するようになりましたが、「今は、施設入所は必ずしも不幸せではない、という実態がわかるのですが、妻と話していたときは、施設入所になったら廃人同様だというイメージが先行していました」と話していました。

介護生活や認知症の周辺症状にまで想像が及ばず、「妻の言葉のみ」を守ってきた夫でしたが、やっと、「認知症の症状やその介護は、自らの力量を超える」と言っていた筆者の言葉をわかってもらえるようになりました。「介護生活がこんなに長く、残りの人生に覆いかぶさるとは想像していませんでした…」と述懐していらっしゃいます。

Q4-10 介護には、どのようなかたちがありますか？

超高齢社会の行方

　日本は、世界に前例のない長寿国となりました。高度成長時代に大都市に人口が集中した結果、都市部の高齢化が進んでいます。一方で、中山間地域や離島などでは高齢化だけでなく過疎化も進行し、65歳以上の高齢者が50%を超えた集落が増加しました。これらの集落を「限界集落」と呼んでいます。限界集落を超えた集落は超限界集落に、そして「消滅集落」へ向かうといわれています。さらに、人口減少も起きており、2040年には「超高齢化」とともに人口が1億人を割り込んでしまうともいわれています。

介護者側の事情も千差万別

　核家族や共働き家族、晩婚による介護と育児のダブルケアラーやパラサイトシングルの経済的依存、リストラ、少子化、多重介護、海外赴任等、介護世代の置かれている状況は多種多様に変わってきています。介護が始まっても、誰もが家で24時間つきっきりで介護できるような状況ではないのが実際です。

　また最近は、働き盛り世代が在宅介護のために離職する人が増え始め、男性介護者の割合も徐々に増えています。また、収入を減らさないために子ども夫婦は働き、孫が介護しているという例も増えてきました。

　高齢化に伴う介護費用の増加から、介護保険料（税）も高くなってきています。

　認知症の人とその介護家族がいかに快適に生活を送れるかということを念頭に置いて、認知症の人それぞれと家族の事情に合わせて決めていきましょう。

介護のかたちはさまざまです

　特別養護老人ホームの入所要件が要介護3以上となったため、要介護認定を得ても要介護1・2では、すぐに特別養護老人ホームに入ることができなくなりました。入所要件を満たすまでの間、どこで暮らしたらよいのか、特に老親と同居をしていないケースが多い現代においては、選択の幅を広げて考える必要があるでしょう。

呼び寄せて同居または近距離別居で看る

　呼び寄せるといっても、必ずしも同居を指すわけではありません。今はさまざまなサービスが増えてきているので、近距離のアパートやサービス付き高齢者向け住宅等を利用して、こまめに通える距離で暮らすという選択もできます。

　呼び寄せる介護家族にも、これまで生活してきた空間の使い方や時間の使い方があるものです。身内とはいえ、そこに高齢者が同居するとなると、生活のスタイルや時間軸の違いから、介護家族に戸惑いやストレスが出てくることも当然考えられます。呼び寄せる場合は、同居だけではなく、近距離別居という選択も一緒に検討しましょう。

認知症の人の性格によって適性を考える

　いずれの場合にも、認知症の人がこれまで暮らしたなじみのある土地を離れ、新しい地域での生活になじめる体力や気力、そして社交性があるかどうかもポイントとなります。長い間暮らしてきた地域や住まいを離れるだけでも、ストレスがかかるものです。

　体力や気力的に新しい環境で生活をスタートでき、さらに同居家族や近所との関わりが上手にできる社交的な方の場合は、元気なときに早めに呼び寄せ、新しい「つながりの基盤づくり」をしたほうがよいでしょう。社交性が乏しいタイプの方の場合は、呼び寄せて新しい環境になっても引きこもったり活動量が減るなどして、認知症の症状を必要以上に進行させてしまう場合がありますので、性格的な向き不向きもポイントとなります。

　家族が時間的・経済的に遠距離介護できない場合や、今暮らしている地域の介護サービスが少ないあるいは不足している、近所に迷惑をかけているなどの場合も、前述のポイントに留意しながら、呼び寄せ・近距離別居を検討しましょう。

　友人・知人・親戚等との交流が少なく、田舎で独りぼっちという場合も同じです。

自分や家族が親元に同居する

　自分だけあるいは自分の家族も一緒に、認知症の親元に同居するという選択もあります。Uターン介護（単身Uターン介護）といわれるものです。

　Uターン介護を選択する場合は、介護する家族の経済や生活の基盤がしっかりしており、実行に移す前にUターン後の生活のイメージが具体的に描けていることが重要です。親のためにと意気込んでUターンを決意し、家族みんなで引っ越して同居を始めたとしても、田舎には仕事がない、子どもが通う学校がこれまでの学力レベルと違ってしまう、塾がない、友人・近所づきあいできる交友関係を築けないなど、さまざまな問題に直面し、生活を立て直せないケースは数多くみられます。

　日本ではまだまだ、「親の面倒は子どもが見るものだ」という考えも根強くあります。遠距離介護も選択できるのに、この考えがあるために、Uターンして生活破綻に陥るのです。どうしても「親を想って」という気持ちが先立つものですが、実行に移す前に、自らの生活、家族の将来を考え、どういう生活を望んでいるかについて家族会議をすることです。

妻がUターンする場合

妻が単身でUターンする場合、別居する自分の家族への負い目を感じながら介護生活を送る悩みがあります。特に夫の扶養になっている専業主婦の場合は、夫に養ってもらいながら夫や子どもの世話はできず、また夫の稼いだお金で自分の親の介護をしているという負い目です。しかし、二つの家族を同時に世話することはできません。決意したからには割り切って、自分の家族には食事の用意や仕事・学校等の身の回りのことはしてもらえるよう事前に話し合い、自分の家族が自立する準備をしておくことも大切なポイントです。

身体は一つしかありません。両方の家族を世話することはできないのです。それなのに、気持ちに負い目を持ったまま別居介護生活を送ると、自分の心がいっぱいいっぱいになってしまい、ストレスをため込むことになります。食事も、今は調達しやすいサービスやお店が充実してきています。宅配サービスやお弁当屋さんもあります。利用できる社会的資源を活用して、家族一人ひとりが自立できるチャンスにもつなげながら、家族で話し合っていきましょう。

夫がUターンする場合

また、男性が単身でUターン介護を選択するケースもよくみられます。特に、実家から離れた都市で要職に就いて仕事をしてきたような男性の場合、経済的にも余力があり、「自分の親くらい面倒を見たい」と自分の家族とは別居して単身Uターンを決意するのですが、実際には田舎では仕事もなく、蓄えを切り崩しながらの生活も次第に破綻し、これまでの生活との落差に気持ちまでも落ち込んできて、ついには親に虐待をしてしまうケースもみられます。

自らの自立した生活あっての介護です。Uターン後の生活をしっかりイメージできていることは、非常に重要なポイントになるのです。Uターン介護をするとしても、地方の地域にもよいサービスが増えてきています。抱え込まず、外部のサービスの併用も検討しましょう。

遠距離のまま看る

認知症の人を中心に、住んでいる地域で交友関係がある場合は遠距離介護を選択できます。おかずを分けてくれたり天気が悪かったらちょっと覗いてくれるご近所さんや、「梅を見に行こうか」などと誘ってくれる友人がいる場合は、要介護になったとしても無理に呼び寄せたりUターンせず、その地域で暮らすのがよいでしょう。

親の生活が経済的に厳しい場合は、子どもたちは外部サービス利用の費用や交通費等を負担しますが、一人の介護家族に負担が集中することは少なくなります。離れたところに暮らす長男が多めに負担し、実際には近くに暮らす弟が近距離介護をする場合など、役割分担をしながら介護するのもよい方法です。その際は、「いつもありがとうね」「よくやってくれていて嬉しく思っているよ、だから僕は東京にいられるんだよ」など、お互いに労いの言葉をしっかり口に出して伝え合うことが非常に大切になります。心の中では思っていても口に出さないのは、伝わっていないことと同じです。しっかり言葉に表して、声に

出して伝え合いましょう。

　親に何かあった場合、離れて暮らす子どもが近くで暮らす兄弟に、「なんで気がつかなかったんだ」などと責めてしまいがちですが、近くで暮らす兄弟も、「任せきりで全然帰ってこないのが悪いんじゃないか」という気持ちになり、お互いにわかり切っていることなのに責め合ってしまうことでトラブルになります。離れて暮らす以上、近くに暮らす兄弟に親を任せているなら何があっても驚かない、相手を責めないことが肝心です。

サービス付き高齢者向け住宅等に入所する

　入浴、排泄、清掃等の日常生活における生活介助や食事の提供等の介護サービスを提供し、比較的要介護度が高い人を受け入れている有料老人ホームに対し、サービス付き高齢者向け介護住宅は、安否の確認や生活相談サービスだけが義務付けられている施設なので、介護サービスの提供は外部のサービスを利用することになりますが、入所者は自由に生活できるのが特徴です。

　民間業者の参入が進み、有料老人ホームで提供されているような多種多様なサービス内容を擁しているサービス付き高齢者向け住宅も増えてきています。例えば、寝たきりや重度の認知症になられても、看取りまでするサービス付き高齢者住宅も出てくるようになりました。入所のときに、条件や対応が自分たちの希望に合っているかを確認しておくことが大切です。

元気なうちから話し合いを

　元気なうちに本人の意思を確認しておきましょう。また、家族としてどうしたらよいかもよく相談しておくと、「ある日突然介護がやってきた」ときに、のちの介護生活がスムーズに運べます。

Q4-11 「あんなところ」と言って、デイサービス（デイケア）に行きたがりません

本人に合った事業所を選ぶ

　本人には嫌がる理由があるはずです。ひと口にデイサービス（通所介護）やデイケア（通所リハビリ）と言っても、規模や運営形態、内容や介護の質等はさまざまです。ケアマネジャーと相談しながら、本人の生活歴や趣味、性格等が少しでも発揮できるような事業所を見つけることが大切です。特に、軽・中度の認知症の人が初めてデイサービス・デイケアを利用するときの選択は、その後の在宅での介護生活に大きく影響しますので、ケアマネジャーの力量も問われるところです。

初めてのサービス利用

　特に男性は、施設とのマッチングが難しいといわれています。働き者だった人は、ゲーム等に興じることは遊んでいるだけと感じてしまい、こうしてはいられないと思ってしまうものです。簡単な家事や草取り、日曜大工等をうまく取り入れる工夫をしているところがよいでしょう。これまでの社会生活や性格、趣味等の特徴を捉えて対応してくれる事業所選びがポイントになります。

　初めて通う男性は、デイサービス・デイケアの中で役割があるとか、リハビリテーションを行う目的が納得できるなど、論理性を重視する傾向があるので、その心理を上手に活用して事業所選びをすることが大切です。

　また女性は、人となかなかなじめないタイプの方や専業主婦だった方の場合、大きい施設では気後れして仲間に入りづらかったりするので、最初は小さいところから行ってみるのもよいでしょう。家庭的な雰囲気の事業所であれば、お茶を入れてあげたりするなど、主婦として培ってきた才覚を発揮でき、近所の集まりにでも来ているような関係性が取れて、顔見知りの「なじみの関係」をスムーズにつくれることもあります。

認知症の人の相性やそのときどきの症状に合ったデイサービスを選びましょう

　介護者の心理状況によって、認知症本人の状態も変わります。そのときどきの状態に合っ

たサービスを提供しているところ、支援できるところを選びましょう。場合によっては、別の施設に移るという選択も考えられます。在宅生活を長く続けられるかどうかは、ケアマネジャーの質に大きく影響されますので、ケアマネジャーの見極めは大切なのです。

まずは、ケアマネジャーや介護スタッフ等のサービス提供者と認知症の人との相性を見極めましょう。次に、ケアルームの雰囲気やサービスの内容です。にぎやかなところが好きな人、静かで落ち着いたところが好きな人、それぞれのこれまでの人生の中で大切にしてきた生活歴や過ごし方を考慮しながら、相性を見ましょう。

専門性の高いケアマネジャーと出会うこと

デイサービスやデイケアは、本人の病状の進行に合わせて3回、4回と事業所を変えても構いませんし、家族の介護状況や本人の症状に合わせて目的別に複数のところに通っても問題視されることはありません。むしろ、そこまで丁寧なアセスメントとマッチングができるケアマネジャーに出会えた方は、今後の介護生活で大きな支えを得たと言っても過言ではないでしょう。

要支援1から要介護5まで、サービスをうまく利用しながら在宅で過ごすことは、認知症の人でも不可能ではなくなってきました。デイサービスひとつとっても、今や多種多様なサービスを付加した事業所が登場していますから、そのときどきの状態に合った事業所を選ぶことが大切になります。

認知症の種類に応じた事業所選びも重要

前頭側頭型認知症はわが道を行くタイプで、同じ行動を同じ時間に繰り返したりする常同行動があります。そのため周囲の状況に合わせていくことが不得手で、小規模の空間での対応は難しい場合があります。この疾患は、歩き続けるなど同じことをし続けるこだわり、常同行動が特徴ですから、集団行動を重視して個人の動きを制止すると怒り出したり、立ち去ったりしてしまいます。

ですから、他の認知症の人に影響が出ないように、広い部屋や廊下等の整った環境が用意されているデイサービスの利用を進めることがポイントになります。

「よい事業所」選びには本人・家族との相性も

施設にとって認知症介護というのは、利用者本人の介護だけではなく、介護家族も共に支える必要があるのです。介護家族の心理状況によってもサービス内容が変わってきます。介護家族も認知症の人も、デイサービスやデイケアという未知の経験にチャレンジしなければならないときは、大きなエネルギーを必要とするのです。

いきなりケアプランを実施するのではなく、買い物や散歩のついでに、認知症の人を連れて見学をする、あるいは数時間ほど体験させてもらい、利用する本人やその家族との相

性の「よい事業所」選びをすることで通いやすくなることもあります。

そして、「よい事業所」とは、建物の立派さや大小、法人の大小、内外装など見た目のきれいさなどではなく、認知症介護において、本人の生活歴や病状等に合わせたケアの展開はもちろんのこと、介護家族への支援や相談等を視野に入れて運営しているところといえるでしょう。

デイサービスだけでなく地域のカフェやサークルもあります

デイサービスの選択において、ケアマネジャーや事業所等の円滑なマネジメントがいかに重要かは前述のとおりですが、例えば、認知症の初期や若年性認知症の人は、介護保険の認知症デイサービスも一般のデイサービスの利用にこだわらず、ボランティアとともに施設におむつたたみに行っている方もいました。あるいは、認知症の本人の状況を受け止めてくれる地域の認知症カフェやコミュニティカフェ、ボランティアサークル等に通い、徐々に集団生活に慣れるような丁寧なケアプランの作成も望まれます。

認知症の人の職歴や性格・趣味、プライド、そして生活歴からの対応を心がけたいものです。

◆介護家族の声
～施設（事業所）を変えただけで～

認知症で要介護2の夫は意欲の減退が目立ち、日中も自宅でうとうとしていることが多かったので、ケアマネジャーに勧められ、やっとデイサービスに通うようになりました。

しかし、2、3回通うと、「私はまだ若いのに、あんな年寄りの集まるところには行きたくない」と、デイサービスの迎えが来ても行こうとしません。

ところが、他の介護事業所のデイサービスに変えてみたら、休みの日なのに「車はまだ来ないのか」と、デイサービスに行くのを楽しみにするようになりました。

（介護者：妻／アルツハイマー型認知症／要介護2）

コラム

こんなめし食えるか!! 家に帰る!!

筆者の体験談です。

　介護老人ホームの開設に伴い、デイサービスもオープンしました。昼食までは、椅子を並べてくれたり、リハビリの道具を職員と一緒に運んでくれていた元大工で働き者のＫさん（認知症の要介護2）は、昼食の「会席膳風に並んだ食事」の配膳を見ると急に落ち着きがなくなり、「家に帰る」「うちは金がねぇんだ!」と怒り出して、出て行ってしまいます。

　職員のＯさんが、自らのお弁当箱にＫさんの昼食を入れ替えて、「Ｋさん、今日お弁当を忘れてたので、さっき奥さんが持ってきたよ」と言ってみると、「弁当なくて困っていたんだ。持ってきてくれたのか…」と言うので、「よかったね、外のベンチで、一緒に食べよう」と誘うと、落ち着いて昼食を食べ始めました。

　そこで、本人が使用していた弁当箱を家族に持って来てもらい、この日から1カ月、職員がデイサービスの昼食を詰め替えて、一緒に仲良く陽の当たるところでの昼食を繰り返していたら、Ｋさんの怒りは静まり、帰宅願望もなくなりました。

　3カ月ほどたって、今度はみんなと一緒に食事ができるきっかけになるようにと、お誕生日会に会席膳のようなものを用意して、「Ｋさんが立派な家をつくってくれたので、落成式のお祝いらしいわよ。みんなでいただきましょう」と話してみると、初めは照れていましたが、難なく召し上がることができ、その後、皆さんと同じ場所で同じ物を召し上がってくれるようになりました。

　筆者のこの施設は新設だったので、会席膳風とはこちら側ができる最高に奮発しての精一杯のおもてなしでしたが、Ｋさんがこれまで一家の大黒柱として家族を守るために経済生活を営んできた姿を捉え続け、不安なく食事をとっていただくための試みとして結果を出せたことに、筆者をはじめとした職員は多くを学ぶことになりました。

Q4-12 「あんなところ」「こんなところ」へ入れてしまった自分を責めています

「あんなところ」？の歴史

措置制度の高齢者福祉とは

　介護保険開始以前の高齢者施設は、市区町村の保健福祉計画のもとで認可された社会福祉法人や医療法人が設置する、概ね60歳以上の方を対象とした老人福祉法の『高齢者在宅サービスセンター』と、概ね65歳以上の方を対象とした老人保健法の『デイケア』が、俗に『デイサービス』といわれていました。これらは、市区町村の措置のもと利用することになっており、各市区町村の財源により数が限られているため、通所する日数も週に2回などと決められていました。

　また、特別養護老人ホームも措置の対象であったために、利用するにはまず市区町村へ申し込み、順番で振り分けられる仕組みで、今のように自分で入りたい施設に申し込むことはできませんでした。さらに、特別養護老人ホームの入居金は、世帯合算による収入のため当時0円から約24万円まであり、サラリーマンで同居の家族は、せっかく決まっても辞退することもありました。

高齢者福祉の始まりは、戦前の生活保護から

　日本の高齢者福祉施策は、明治5年（1872年）に東京府養育院が設置され、貧窮民救済施設が開設されたことから始まりました。明治7年（1874年）の「恤救規則」により、生活保護の対象者で、身寄りのない貧窮の老衰者がその対象者で、戦後、昭和25年（1950年）にできた新生活保護法でも、「老衰のために独立して日常生活を営むことができない介護者を収容して、生活扶助を行う」施設という位置づけでした。そして、当時、高齢者の扶養は、家父長制度によって「家族」が行うことが当たり前でした。

高度経済成長と高齢者福祉

　その後、高度経済成長とともに家族形態、働き方などが変わり、昭和38年（1963年）、「老人福祉法」が制定されると、すべての高齢者が入居できる特別養護老人ホーム等が整備されてきました。当時は、寝たきりというと脳卒中によることがほとんどでしたが、核家族化が進む中、どのように寝たきりの高齢家族を介護するかは、国民的な課題でもありました。

地方から呼び寄せてみたものの、子どもたちは高度成長期における働き盛り世代であり、仕事に出てしまいます。親は都会のマンションで子どもたちと同じ住まいにいるだけで、日中は誰からも介護されているわけではなく、テレビを見ながら寝ているだけという状態。デイサービスに通所するようになっても、方言が通じないなどの理由から仲間ができず、結局家に引きこもり、弱っていくなどの例も多く、社会問題でもありました。一方、Uターン介護をしても、介護家族の生活が軌道に乗らず、機能しなくなることもみられました。

寝かせきり高齢者、社会的入院などの負の記憶

また、入所対象となる当の高齢者にとっても養老院のイメージがどうしても強く残っていて、入所した高齢者が「娘がこんなところに捨てていった」などとよく言ったものでした。高度経済成長とともに、核家族や共働き家族が増えていくなか、昭和47年（1972年）には「老人福祉法」の改正（1973年1月施行）があり、老人医療費の無料化が行われたことで、過剰な薬漬けや社会的入院が進みました。当時の日本の高齢者福祉について、大熊由紀子氏がかつて日本の当時の高齢者の置かれている状況を『寝かせきり老人』と表して警告を鳴らしたほど、劣悪な環境であったことは否めない事実でした。

また、急速な高齢化や社会的入院を解消しようと打ち出されたのが、平成元年（1989年）のゴールドプランです。在宅福祉推進十か年事業として、デイサービスやショートステイ、ホームヘルパーサービス等が始まりました。

しかし、当時のケアは手探りで、系統立ったケアの手法が確立されておらず、根拠のない療法等も大流行でした。個人に対するケアというよりも、集団に対するケアとしてのプログラムを展開しており、風船バレー（現在は科学的に効果が証明されていますが、当時は効果不明）を行わせるなど、幼稚園のようなことをさせているという負のイメージが付きまとっていました。

介護保険の時代になっても介護サービスを受けるのは恥!?

2000年4月からスタートした介護保険制度は、社会的介護を推し進め、今では街中の至るところでデイサービスの送迎車を多く見かけるようになりました。国民にも、介護の状況になったら「デイサービス」「ヘルパーさん」というイメージが浸透し、要介護高齢者の誰もが通う時代となりました。要介護の高齢者が入居できる特別養護老人ホーム等が整備されてきた現在では、老人ホームに入ることは珍しいことではありません。

しかし、これまでの日本の高齢者福祉の負の部分を見せられてきた60代後半以上の家族は、「あんなところ」「こんなところ」と、心の奥底に焼き付けられた負のイメージをなかなか払拭することができないのです。

介護者のアイデンティティーの混乱・喪失

介護が必要になれば介護保険を使うということは浸透してきましたが、いざ自分のことになると葛藤が出てくるのも、奥ゆかしい日本人の性格かもしれません。

介護の専門家は、介護家族や本人から介護の相談をされると、介護保険のサービスのケアプランがすぐに浮かんできます。そして、そのケアプランを家族へ提示し、サービスの利用へとつなげていきます。

　プロに助けてもらうことで介護の負担は楽になったようにも見えますが、介護者としては、「自分でやろうと思っていたのに」「人様から見たら成人した子どもとの同居なのに、なぜ外部のサービスを利用するのかなどと思われるだろうか」あるいは「必ずしも介護できる子どもばかりではない」などのやるせない思いがあります。なぜ家の恥を人様にさらけ出し、卑屈な思いでサービスを利用せざるを得ないのかと、自分への憤りや悲壮感、虚無感も混ざり合い、その受け止め方は千差万別なのです。

　介護者自身の中に、自分のすべてを介護に捧げる覚悟で介護へ向かわざるを得なかった自分（アイデンティティーの喪失体験）に対しての葛藤が残っていたり、前述のような高齢者の介護の質の歴史に対する偏見を持っている場合、気持ちの整理がついていないときにデイサービスの利用を進めてしまうと、喪失感を覚えることもあります。

　初めて施設等を利用する段階になって、「やれやれ…」と思う反面、施設の職員から「何事もなく皆と仲良く過ごしましたよ」と言われると、「あんなところには絶対に行かないと元気なときは言っていたのに」「嫌だという感覚や理性もなくなったのか」「そういうこともわからなくなってしまったのか」「なんて情けない状況になったんだろう」との思いが錯綜します。

　認知症の人が元気だったころと比較して、現在置かれている状況を介護者が受け止め切れず、現実を直視できずに、「あんなところ」「こんなところ」と心のバリアがあり、家族のためにと告げている職員の言葉が耳に入らないような時期もあるのです。

　そして、その時期は、薄氷の上にいるように繊細で傷つきやすく、職員の言動に一喜一憂し、ときにはクレーマーと化してしまう時期でもあります。

受容には時間がかかります

　介護家族が、認知症になった肉親を丸ごと受け入れるには、時間が必要です。それぞれの置かれた場所で、認知症の症状に振り回され、当初抱いていた愛情も、ときに愛憎に変わったりしながらの年月を重ね、あるがままの姿を受け入れるようになるには、経験という長い時間が必要なのです。

　認知症の介護は、介護自体もさることながら、病気と向き合い、自らの心の昇華と向き合って、初めてわかることもあります。

「あんなところ」「こんなところ」から教えられること

　家族の気持ちは介護生活を通して変化していくものです。次の詩はその心の変化を非常によくたどっています。

こんな所

　その施設には、始終口を開け、よだれを垂れ流し、息子におむつを代えられる身体の動かない母親がいました。大声を出して娘を叱りつけ、拳で殴りつける呆けた父親もいました。老女が、行く場所も帰る場所も忘れ去って延々と歩き続けていました。鏡に向かって叫び続け、終いには自分の顔に怒り、ツバを吐きかける男に、私は驚きました。うろつき、他人の病室に入っては叱られ、子どものようにビクビクしてうなだれている老人も見かけました。

　父が入院して母を介護する者がいなくなり、初めて母を病院の隣の施設に連れて行ったときのことでした。施設の中に入った私は、その様子にものすごく驚きました。「こんな所」へ母を入れるのかと思いました。そう思ってもどうしてやることもできず、母を置いて帰りました。兄と私が帰ろうとすると、母は一緒に帰るものだと思っていて、施設の人の制止を振り切って出口まで私たちと一緒に歩いてきました。施設の人が止めるのをどうしても振り切ろうとする母は、数人の施設の人に連れて行かれ、私たち家族は別れたのです。こんな中で母は今日眠ることができるのか。こんな中で母は大丈夫か。とめどなく涙が流れました。

　それから母にも私にも時は流れ、母は始終口を開け、よだれを垂れ流し、息子におむつを代えられ、大声を出し、行く場所も帰る場所も忘れ去って延々と歩き続け、鏡に向かって叫びはしませんでしたが、うろつき、他人の病室に入り、叱られた子どものようにうなだれもしました。「こんな所」と思った私も、同じ情景を母の中に見ながら「こんな母」なんて決して思わなくなりました。「こんな所」を見ても、今は決して奇妙には見えません。お年寄りが自分の世界の中で、自分の生を必死に生きる姿に見えてきたのです。

　経験というトンネルをくぐることで、同じ月でも違って見えるものだと、今になって思います。あの頃は、まだ母は少しばかり話し、歩くこともできたので、他のお年寄りと比べて、まだ母の方がましだと思っていたのです。母は認知症じゃないと、どこかでまだ母の病気を受け入れることができなかったのかもしれません。

　満月の夜には、母を施設に置いて帰った日のことをはっきりと思い出します。あのときとはまったく違う自分を、あのときとまったく同じ月が淡く照らします。そして、あのときとまったく同じ黒い影が、私をじっと見つめているのです。

（藤川幸之助：満月の夜、母を施設に置いて，中央法規出版，2008より）

Q4-13 施設にいったん入所すると、もう在宅には戻れないのでしょうか？

特別養護老人ホームと在宅復帰

特別養護老人ホームの役割

　指定介護老人福祉施設（特別養護老人ホーム）は、法律的には書いていないのですが、慣例的に「終の棲家」として生涯過ごすことができる施設（病状が急変し、臨終を迎えそうなときは病院へ転院することも多い）として存在しています。

　しかし、特別養護老人ホームの運営基準では、「施設サービス計画に基づき、**可能な限り、居宅における生活への復帰を念頭に置いて**、入浴、排せつ、食事等の介護、相談及び援助、社会生活上の便宜の供与その他の日常生活上の世話、機能訓練、健康管理及び療養上の世話を行うことにより、…」と規定されており、本来は在宅復帰を目指した介護を行うことになっています。

特別養護老人ホームにおける在宅復帰への取り組み

　可能な限り在宅生活への復帰を目指して、平成18年より「在宅・入所相互利用加算」が設けられています。ホームシェアリングとも呼ばれている加算です。全国でもまだ例は少ないのですが、加算が認められているので、施設内で積極的にリハビリテーションやおむつはずし等を行い、介護家族が在宅にて対応ができるまでの回復を目指し、在宅に戻れる状況になったら戻します。施設から在宅へ、在宅から施設へと行き来もできるため、家族も安心して在宅介護することができます。

在宅から施設へ、施設から在宅へ

　認知症の症状は、変化していきます。認知症の中核症状は誰にでも現れますが、BPSD（行動・心理症状）は、すべての人に現れるわけではありません。決して平坦な道のりではありませんが、その都度家族で話し合い、専門職にも相談して地域の介護サービスを利用し、無理のない自分らしい介護をすることができます。

コラム

在宅から施設へ、施設から在宅へ戻った事例

　三世代同居で、父親（78歳）の介護をしている家族の事例です。
　たび重なる徘徊で、警察や民生委員の方、近所の方々を巻き込んでの徘徊捜索が続きました。ほぼ毎日、ひどいときは1日に3回も…。父親を連れ戻り、妻も子どもたちも家族全員が疲れ果ててほっとして座り込んでから、ものの15分も経たないうちに、またいなくなってしまうのです。
　妻の献身的な介護で生活を続けていましたが、とうとう妻から離婚を切り出されました。慌てた夫は、筆者のところに相談に訪れ、夫婦、家族間の調整を図り、施設に入所することになりました。
　入所から7年、ご本人は徐々に体力が衰え、寝たきりに近い状態（要介護5）となられました。神妙な顔をして、ご夫婦が私のところに見えました。
　「今の状態なら、家族で面倒を見られるので、家に連れて帰りたい」と言うのです。
　そこで、家族と一緒に在宅復帰への計画を立て、訪問診療・訪問看護師・サービス提供事業所等の協力を得て、無事に在宅へ戻りました。その後、「"心の看取り"が家族間でできました」とご報告を受けました。

　シングルマザーとして三人の娘を育ててきたKさん（58歳）が若年性認知症になりました。Kさんには、長女（23歳）、次女（18歳で進行性の難病発症のため在宅で車椅子）、三女（14歳）があり、長女が一家の大黒柱として家族を支えています。
　長女は結婚を前提にお付き合いしていた彼に、家族を置き去りにして結婚することはできないと事情を話し、「お試し婚」3カ月の有期限で3Kの都営住宅で家族との同居婚をスタートさせました。しかし、3カ月を過ぎても離れることはありませんでした。彼らは要介護の母を交えた5人での生活を選択したのです。結婚した若い二人が介護の中心となり、その間に女児も生まれました。女児の誕生はKさんに母親としての役割を思い出させたのか、孫を可愛がりました。そんなとき認知症が進んだKさんが自らの排泄物を離乳食として女児に食べさせる事件が起きて、ご夫婦で相談に来られたのです。
　「このようなことがあったけれど一生懸命育ててくれた母親だから最後まで家で看たい、何かよい方法はないか」と言います。「ご自身の夫婦生活、家庭生活も大切だから、ここまで症状が進んだ認知症介護は限界に近いので、施設入所もやむを得ない選択では？」とアドバイスすると、若い夫婦から「週末は外泊ができ、自分たち家族と一緒に過ごせること」の条件提示がありました。条件に合う施設を探し出しての入所となり、この若夫婦は言葉通り、週末に迎えに来ては外泊させ、家族で過ごしました。その後、Kさんが寝たきりになり、3人のお孫さんも小中学生になったので、施設を退所させ、在宅サービスを利用しながら最期は自宅で看たい、家族と一緒に暮らせないかと、強く希望するようになりました。
　私は、次の施設の開所式に出席中でしたが、どうしても会いたいという家族がみえているというので伺ってみると、長女一家で、退所の旨と上記の相談をしたいと言うのです。私は思わず、当時Kさんに排泄物を食べさせられたお孫さんに向かって、「あなたのお母さんは日本一ね」と声をかけていました。
　さまざまな家族の事情によって、ご本人の最期が変わっていくこと、家族の介護生活が変わっていくこと、そしてそこまでに一人ひとりの人生が刻まれていることを、私たちケアに携わる者は、心に留めておかなければならないと思っています。

Q4-14 在宅から施設等への入所は、どの時期を考えたらよいでしょうか？

在宅か施設かに優劣はない

　在宅介護と施設介護のどちらを選択するかということには優劣はありません。また、施設か在宅かの選択は、要介護度の問題でもありません。

　親や配偶者に介護の必要が出てきたとき、家で看るか（在宅介護）、施設で看てもらうか（施設介護）はとても大きな選択です。

　介護保険施設への入所要件が要介護3以上になったので、それまでどこで暮らしたらよいのかなど、特に老親と同居をしていないケースがますます増えている現在、検討するべきことは多くあります。

自らがいっぱいいっぱいと思ったときが分岐点

　介護の形にそもそも正解はないのですが、あえて言うならば「看る側も看られる側も幸せになれる場所を見つける」「家族が考える介護ができる場所」であるべきではないかと筆者は思います。ですから、要介護状態の問題で在宅か施設かを決めるものではありません。他人と比べるものでもありません。

　経験的には、介護家族が「自らが壊れそう、もういっぱいいっぱいで無理」とか「もう（認知症の人の）顔も見たくない」との言動が出てきたときが、施設入所を考える時期だと思います。施設入所を考える分岐点の時期は、性別やその立場によっても違いがあります。

性別・立場別による「いっぱいいっぱい」の違い

介護者が男性の場合

　Q3-3（p.104参照）にも記しましたが、介護者が男性の場合は、生真面目さから精一杯介護する相手に向き合い、弱音を吐かずにぎりぎりの状態になる限界まで介護生活を続けてしまうことがよくあります。

　筆者はこれまで、何千件の介護家族の相談に携わってきましたが、男性介護者から「私が倒れそうだから、何とかしてください」と相談を持ちかけられたことは、ただの一度もありません。ほとんどは筆者が「おっせっかいおばさん」になって、「あなたが倒れたら、

誰がどう看るの？」と何度か説得し、ようやくしぶしぶ受け入れて、それでも戸惑いながら施設入所へ向かうのです。

しかし、大丈夫と頑なに拒んで、一人頑張ってしまう方もいます。介護者が先に倒れてしまうことも珍しいことではありません。そうならないように、筆者は付かず離れずのところにいて不測の事態に備え、急変時に即対応できる近隣の施設・事業所等と影のネットワークをつくったり、家族にもペーパー等で情報をお知らせするなど、さまざまなアプローチをし、布石を打っておきます。訴えがない場合は、介護者の言動に注意して向き合い、「顔色が優れないから無理しているな」と思ったとき、限界になる前に声をかけます。

残念なことに、倒れてみて初めて筆者の言葉を信用してくれるケースもあります。しかしその後は、弱音も吐ける関係を築け、筆者の提案をしっかり聞いてくれるようになった方もいらっしゃいます。専門職としては、「危ない」と思う介護家族を常に網羅しておき、いつでも動ける体制関係づくりをしておきます。専門用語でいうアウトリーチです。

介護者が女性の場合

女性はいつもその反対で、「私が倒れそうです…」と訴えられます。そして多くの場合、介護サービスを使うことに同意を得ています。そのため、ケアプランを立てるところまではスムーズに行くのですが、利用者が男性だった場合は、介護者のサービスを利用したい気持ちとは裏腹にサービス導入までが難関になる場合が多く、拒否されることに根負けして諦め、在宅でぎりぎりの状態で介護されている方も珍しくありません。

介護者が嫁の場合も、「介護が大変なので、どこかに入ってください」と言えない方が多いです。日本には長男の嫁信仰（!?）があって、「長男の嫁は、当然義親を看るべき」と思われていることが原因です。

そのまま放置すると介護者も含めて共倒れとなり、予期しないことにまで発展する結果となります。介護者の周りの家族は、介護をしている人の言動や気持ちの動きに注意して、ケアマネジャー等に相談しながら、施設入所を考えるようにしてください。

介護者のストレス

介護者は、相手が肉親であればなおのこと、「私が頑張れば…」と気負いながらの介護生活に突入していくことが多いです。

介護は育児と同じく自分の自由になる時間がなく、忙殺されていくことは同じです。育児は日進月歩、子どもの成長への希望と、だんだん手がかからなくなる楽しみを味わうことができます。しかし介護は、共に年老いていき、体力的にも気力的にもできなくなることが増え、将来のことを考えると先が見えないものです。これがまた介護のストレスとなり、うつ状態にも陥ります。

毎日毎日、数秒ごとの出来事に振り回され、自らの感情を抑えながら日々過ごしていくことになってしまうので、外界との関わりも限定的になってしまいます。少しの疲れや認知症の人の言動に振り回される自分を癒すことも忘れ、どつぼにはまっていきます。季節

の移ろいも感じなくなる"離人感"も生まれ、精神的ストレスが根雪のように積もってしまうのです。

　こんなときに専門職と出会っていると救われるのですが、認知症の初期で介護を始めたばかりのときは、ほとんどの方がそのような機会を得ることなく、孤軍奮闘してしまいます。そして、瞬間的な出来事が引き金になって、誰もが予期していない悲しい介護の事件が起きてしまいます。

筆者の関わった虐待事例

　この事例が、認知症の虐待事例のマニュアルのモデルとなりました。

事例）危機的介入から家族再生まで

　山岳地で自給自足型の農業を営んでいた、夫Aさん（86歳／要介護3／アルツハイマー認知症）と妻Bさん（83歳／要介護3／アルツハイマー認知症）。お盆に長男が帰省した際、両親がカビだらけのご飯を平気で食べているのを発見し、このままにしてはおけないと、長男は嫁と折り合いが悪い姉妹の反対を押し切って両親の財産を処分し、東京の自宅に呼び寄せました。しかし半年ほど経ったころから、道に迷った両親が警察に保護されたり、二人で手を繋いで徘徊し、3日間見つからないことなどが起こるようになったため、長男は、嫁がパートに出る週3日だけ、通所サービス利用を決めました。

　両親とも温厚な性格で、通所先でも他の利用者と打ち解け、書道や洋裁、畑づくりなどに喜んで参加していました。そんなある日の入浴時、職員がBさんの二の腕にアザを発見します（第一次発見）。ただし、早期の介入によって家族が他者を受け付けなくなり、家庭崩壊や事件等になることもあるため、ここでは要経過観察・支援の段階でスタンバイとすることにしました。それから2週間のうちに、衣服の内側の二の腕、背中、太股、内太股、腰などにアザが増えていることを確認します（第二次発見）。報告を受けた筆者もそれを確認し、閉ざされた家庭のなかで明らかに虐待があることが想定されましたが、家族の連絡帳にはいつも職員への感謝が述べられ、送迎時の家族の様子にも変化はないようでした。家族による虐待が起きていても、他者に向けて平静を装っていられる心理状態に細心の注意を払いながら、的確な判断と介入のタイミングを見極め、いざという時に動けるネットワークに協力を仰ぎながら、介入は今少し時期尚早と判断し、緊急出動に備えることにしました。

　それから2週間後、通所介護の迎えの際、Bさんの右目の奥は青黒く、頬骨付近は赤黒く腫れ上がっていました（第三次発見）。いつもは手を振る家族はBさんを押し込むようにバスに乗せて家に入り、打撲については「転んだ。このごろは足腰も弱くなって！」と語気強く答え、連絡帳には「特別変わったことはありません」の短い一文だけがありました。痛いほどに家族の平静を装うことの限界を感じ、家族の苦悩が読み取れ、いよいよ出陣の態勢を取るときだと判断しました。

虐待が疑われる家庭の訪問は、訪問・介入の仕方が大事になります。昼食は自宅で食べると言っていた長男夫婦の昼食の時間に合わせ、筆者はケアマネジャーとして「近所を回っていて、たまたま近くまで来た」と言って訪ねました。突然の訪問でしたが、家族と関係はできていたので、「忙しいのにどうぞ」と迎えてくれました。

　筆者は長男に、日ごろの介護の大変さを労いました。すると静かだった長男が突然嗚咽して泣き出し、「ちょっと見てほしい」と立ち上がりました。8畳の和室へ促されると、そこは、畳がむしり取られ糸だけになり、床は剥き出し、窓を開けた隣接の新築の家の壁はウンチが塗りたくられていました。「一晩で二人がやった」「毎晩、夜起きては、雨戸を開けたり閉めたり、出て行こうとしたりで、私たちは慢性の寝不足で、疲れたよ…」と長男は言いました。Bさんは草取りのつもりで畳をむしり、Aさんは山で用を足していたことを思い出すのでしょう。「もう、どうしたらよいかわからない」「隣の家からは、弁償してくれと。近所付き合いもできないから出て行ってくれと言われた」「相当なお金がかかるらしい」「殴っても殴ってもやめない。父はよぼよぼなのに、むかってくるんだ」と言います。嫁も「私も、はじめは止めたのだけど、ここまでされたらもう…」と言いました。

　長男夫婦からは、虐待の事実を認めながらも、途方に暮れている様子が痛いほど感じられました。そして、この状態は在宅介護の限界を超えていること、認知症の今後の進行は予見できることについて説明し、施設入所も含めた今後の方向性を一緒に考えました。

　長男夫婦は施設入所に拒否的でした。両親の財産を処分して引き取ったのに1年足らずで施設に入れてしまったら、姉妹から何と言われるかわからないという理由でした。しかし、虐待の事実も確認できた今、「万が一、Bさんの打ちどころが悪かったら事件になっていたかもしれない。それでは、今日まで必死に介護してきたことが水の泡になってしまう」と筆者は諭し、施設入所は介護放棄ではないこと、入所後も家族として愛情を十分与えられることを改めて伝えました。そして、長男の姉妹等に一度話しをさせてほしいこと、この家の状態を何か映像に残しておくこと、今後の手続きのためにも行政に連絡・相談・連携していくことを了承してもらいました。

　その後、両親は約1カ月のショートステイを利用し、長男夫婦のレスパイトケアに徹しました。その間、筆者は長男家族といくつかの施設を見学し、長男家族は施設に対する偏見や不安を少しずつ薄れさせていきました。入所前には、長男の姉妹に認知症の状態や映像に収めた自宅での両親の姿を見てもらい、長男の選択は「止むを得ない」と理解が得られました。そして、入所判定会議で虐待の状態の報告がなされ、入所が決まりました。

　両親夫婦は以前のような落ち着きを取り戻し、元来温厚な性格なので入所者との関係も良好で、認知症が進んでも「おっと」「おっか」と呼び合って、お互いの居場所を確認しながら仲良く暮らしました。長男家族は面会を欠かさず、長男の姉妹も施設を訪れるようになりました。そして、「二人は、仲がよいことだけが取り柄だ。これで、よかったんだね」と兄嫁を労うようにもなりました。それから1年半後、長男家族は両親を車で家に連れて帰って、食事をしたりしているとのことでした。

Q4-15
入所した施設・病院によって、認知症の症状が軽減することはあるのですか?

対応の仕方によって症状は変化します

　認知症の人は自分の記憶があいまいになったり、自分がどこにいるのか、今は何時なのかなどがわからなくなったりして、不安と恐怖にさいなまれています。このようなときに、施設・病院の職員や看護師が嫌な顔をしたり、乱暴な口調で話したり、ついには怒ったり叱ったりというように対応を誤ると、認知症の人はますます不安になり、症状が進行してしまうことになります。

　一方、施設・病院の職員や看護師等が、認知症という病気についての深い理解と適切な対応を心得ている場合には、逆に認知症の症状が軽減することもあります。認知症の人の不安や恐れ、焦燥感等に配慮して、常にやさしく穏やかに話しかけ、話を否定せずよく聞いてあげて、認知症の人に寄り添う気持ちを持っていることが必要です。

認知症の人のプライドを守ったケアを

　また、認知症の人のプライドを傷つけないような対応が大事です。人間は人の役に立ちたいと思う生き物ですので、認知症になっても本人のできることを、役割を持ってやってもらうことはケアに有効です。できるだけ瞬時に、その成果を認め合う関係が大切です。

　認知症になっても、自己の存在が認められると達成感や高揚感が得られ、このことが症状の軽減にもつながっていきます。

◆介護家族の声
～病院・施設（事業者等）の選択を間違えると～

　私の夫は、ショートステイでお世話になった老人ホームで完全に寝たきりとなり、歩行も食事もまったくできなくなりました。その後、別の老人ホームへの入所が決まって移転した結果、新たな施設の対応によって復活し、歩行も常食摂取も可能になりました。

　新たな施設では、夫の介護ばかりでなく、家族の健康まで気遣ってくれます。聞けば、家族のケアも自分たちの仕事だというのです。施設によってこれほど差があり、介護の質が違うのかと、驚いています。

　たまたま行き着いた施設がよいところだったので、助かりました。本人への接し方だけでなく、心理的に敏感になっている介護家族にとっては、介護専門職の言葉が、心暖まる「神様の言葉」になったり、冷たい「鬼の言葉」になったりします。介護は技術だけでなく、心のケアも本当に大切だと思います。

　介護家族は「本物」を見分ける目を持たないと、要介護度はどんどん上がっていくばかり、生活の喜びもなくただ死を待つばかり、とんでもないことになるんだと思いました。

（介護者：妻／アルツハイマー型認知症／要介護3）

コラム

対応が変われば症状も変わる…

　施設内では徘徊ベストスリーと思われる3人と職員1人で、近くのレストランへお誕生日の昼食会に出かけました。昼食会は言うに及ばず、落ち着いて食事をすることができました。

　施設内では落ち着かず、隙あらば徘徊していた3人なのですが、落ち着いて食事ができた理由は、簡単です。

　認知症の人は、すべてがわからなくなったのではありません。温かく迎えてくれる、自分のことを丁寧に「人」として扱われての「おもてなしをしてくれる」場合は、五感で直感的に大人としての自分を表現し、振る舞えるのです。

　特にこのような相手の対応を敏感に感じ取る認知症の人は、新しい人や場所ではその力を発揮します。普段の日常生活の振る舞いには認知症の症状が現れているのに、要介護認定調査等では、ふつうに「ものわかりのいい人」として振る舞っているという例を多く見聞きします。

　昼食会では、施設内で見せる表情とは違い、店内の乳幼児に話しかけたり、ほかの方に気遣いながらお茶を入れてくれたり、とても落ち着いて食事ができました。施設に戻っても、職員が車から荷物を降ろしていると、出て行くどころか荷物を運ぶ手伝いをしてくれて、3人そろって「温泉に行ってよかった！」と大満足の笑顔で話していました。

　ここで、間違っても「温泉じゃなくてレストランでしょ！」などと言ってはいけません。内容的に違っていても訂正せず、「そうよね、よかったね！」と楽しかった思いを共有することが、認知症の人の居心地のよさにつながります。

　認知症の人の介護では、このような対応が求められます。居心地のよい環境を整えることが、いかに大切かがおわかりいただけるでしょう。

第4章 究極の施設・事業所選び

Q4-16
入所する介護施設の違いを教えてください

介護施設の状況は

　介護保険法の改正により、2015年（平成27年）から施設入所の要件が要介護3以上となり、要介護度の低い認知症高齢者の方が在宅生活を余儀なくされるようになってきています。

　また、認知症になっても、要介護状態でも住み慣れた地域で暮らし続けることができるよう、地方自治体を実施主体とした地域包括ケアの構築が進められており、在宅部門を中心とした施設・事業所等が増加しています。

　都心部では土地が高騰しているために、行政が介護施設を増設する余裕はほとんどありません。また、せっかく開設しても、介護人材が集まらず、半分のベッド数からスタートする施設も見受けられ、需要と供給のバランスがうまく機能していないようです。

　一方、民間の有料老人ホーム等はかなり増設されてきています。その施設の内訳、所轄官庁、形態、経営母体等も千差万別で、高い入居金の問題や、パンフレットと実際が違うという問題が起きていたり、職員も素人の集まりであったりと、トラブルが増えているのも事実です。しかし、民間の施設でも利用者本位のきめ細やかな対応をされ、看取りまで伴走するところも出てきています。詳細を調べることはとても大切です。

入所したい施設の特徴・介護の方針を決める

　施設といっても、介護保険施設（特別養護老人ホーム、介護保険施設、介護療養型医療施設）なのか、その他の施設なのかによってもさまざまな違いがあります。どの法律の適用施設なのかによって、職員配置や運営方針、入所基準、費用負担等もすべて違うのです。

　在宅介護が厳しい状況になると、余裕がなくなるために、「とりあえず、入所できることが第一優先」となり、説明等を十分に聞くことなく入所を決めてしまったり、家族の思い込みも生じたりしてトラブルが絶えません。まだ在宅介護をしている間に、ショートステイやデイサービスを利用していて余裕があるときに、いろいろ調べておくことも大切です。

有料老人ホームとサービス付き高齢者向け住宅の法律の違い

表4-7 高齢者の主な住まい

住宅	サービス付き高齢者向け住宅（サ高住・サ付）		バリアフリー構造の賃貸住宅。少なくとも、安否確認と生活相談を提供
	シルバーハウジング		公的な賃貸住宅。主に所得の低い方向け。生活援助員が見守りや生活相談に対応
施設	有料老人ホーム	健康型	サービス内容に応じて健康型・住宅型・介護付きの3つに分類される。費用は高め
		住宅型	
		介護付き	
	ケアハウス・軽費老人ホーム		自立生活を続けられるよう、食事など日常サービスを提供する
	認知症高齢者グループホーム		小規模、家庭的な雰囲気で暮らす
介護保険施設	特別養護老人ホーム（特養）		常時介護を必要とする方向け。費用負担が軽いこともあって人気が高く、なかなか入居できない
	老人保健施設		在宅復帰を目指し、リハビリなどに取り組む。3〜6カ月の短期入所が原則
	介護療養型医療施設		日常的に医療を必要とする高齢者向け

＊特別養護老人ホームは介護保険認定が要介護3以上の方が対象　　　　　　（出典：日本経済新聞）

表4-8 サ高住と有料の違い

	サービス付き高齢者向け住宅	有料老人ホーム（介護付き）
所轄官庁	国土交通省・厚生労働省	厚生労働省
対象	自立〜要介護（軽度の割合が高い）	自立〜要介護（重度の割合が高い）
権利	借地借家法	利用権
職員体制	基準なし	3：1以上（最低ランクは1.5：1以上）
入居金	なし（一部あり）　敷金（家賃の数カ月分）	あり（一部なし）
介護	外部のサービスを利用	すべて施設職員で対応
医療	低い 通院・往診 自由に決めることができる	高い 看護師常勤、協力医療機関義務付け
居室	最低25m^2以上 ＊条件付きで18m^2以上もOK	最低13m^2以上 ＊新築の平均18m^2〜20m^2

表4-9 有料老人ホームとは？

ホームの類型	介護サービスの提供	介護サービスの提供方法	入居できる方	
			自立	要支援要介護
介護付き有料老人ホーム（特定施設入居者生活介護）	あり	入居ホームにて、ホームスタッフが立てたケアプランに基づき、ホームからサービスを受ける	○	○
住宅型有料老人ホーム	あり	入居ホームにて（自宅にいるときと同様に）入居者自身が選択・契約した外部サービス事業者からサービスを受ける	○	○
健康型有料老人ホーム	なし	介護が必要になったら、原則、契約を解除し、退去しなければならない	○	×

＊介護付き有料老人ホームは、介護保険法に基づき「特定施設入居者生活介護」指定を受けた介護サービス事業者が提供する、居宅サービスとして位置付けられています。

有料老人ホームとサービス付き高齢者向け住宅のサービス内容の違い

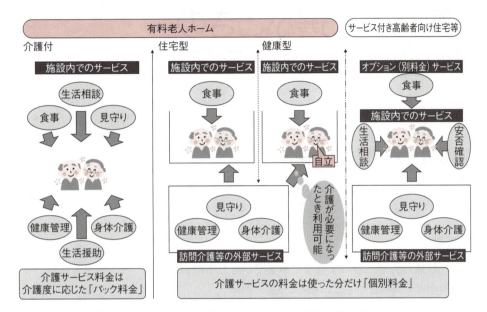

図4-2　サービス提供方法の違い（有料老人ホームとサ高住の違い）

◆介護家族の声

　認知症の症状が悪化し、家族では手に負えなくなって施設に入所し、面倒を見てもらいました。入所してすぐのこと、入所者同士のケンカで父は転倒して骨折、寝たきりとなりました。

　それからたった1年であっという間に衰弱し、感染症にかかって死去しました。

　後悔してもしきれませんし、ケンカを止められなかった職員にも腹が立って、思い出すたびに涙がこぼれます。「あのとき、あの施設に入れなければ…」と、この後悔は自分が死ぬまで持ち続けるのだろうと、父への申し訳なさでいっぱいになります。どうしたら自分が立ち直れるのか、方法が見つかりません。

　すぐに入所できるということだったので、よく調べもせずその施設を選びました。もっとよく調べておけばよかったと、心から後悔しています。

（介護者：娘／脳血管性認知症／要介護2から要介護5へ）

Q4-17 入所施設を選ぶときの注意点を教えてください

入所事業所の内容を確認する

入所を考えるときには、どの法律の、どんな形態の施設なのか、入所ではなく在宅介護の延長としてのロング・ショートステイとするのかなど、まず初めに確認をします。

入所基準

どんな状態の方が、どのような状態までいられるのか、年齢、収入基準、医療の範囲、退所の理由等を調べなくてはいけません。

人員配置基準

介護保険の施設は、利用者3人に対して1人の職員配置基準（3対1と通常言います）を満たしていなければ開設できません。ここで注意が必要です。常時、3人の利用者に対して1人の職員ではありません。運営上の基準です。当然、お休み、勤務交代等がありますので、日中、常時人手不足のように忙しい状態になってしまうこともあります。

一方、介護付き有料老人ホームは、職員配置が「2.5対1（忙しさは残る）」とか、「2対1（手厚い）」とか、「1.5対1（かなり手厚い）」など、職員数が少し増えています。プラスのサービスは別料金なのかは、しっかり確認しておく必要があります。高額な代金を支払って入所しますので、かゆい所まで手が届くサービスを展開しているのかと思われますが、高額な費用は人件費に使われるというよりも、共用部分のエントランスの豪華さ等や地代、設備投資費に使われていることがほとんどです。大手になればなるほど、その傾向が強いように思われます。建物が華美でもなく、清潔で庶民的、家庭的な雰囲気で、入居金に比して人員を多く確保している事業所は、介護に対する方針がしっかりしており、満足度の高いケアを提供していることが多いのですが、その場合、開設者や経営者が篤志家的なことが多く、経営に不安が残るところもあります。

次にサービス付き高齢者向け住宅ですが、ひとことで言うと、高齢者向けマンションに外付けのサービスが付いたものと考えてください。国の基準では、18m²以上のバリアフリーの設計と安否確認と生活相談サービスを提供する要件だけクリアできれば、開設できます。超高齢社会になって公的な施設が不足していることから、先述したように国が補助金を出したので多種多様なかたちの施設ができ、運営の方法も多様化してきています。

急増するサービス付き高齢者向け住宅の主な運営の特徴

　運営が介護型、住宅型、終末期型と大きく分けられますが、あくまでも高齢者マンションに外付けのサービスですので、特別養護老人ホームのように24時間、すべての介護が介護費用でまかなわれるわけではありません。

　介護型は、併設でヘルパーステーションや居宅介護支援事業やデイサービスなどがあり、入居費用とは別にそれらのサービスを利用することになります。重度になったとき、介護度限度額でのサービスだけでは対応ができなくなりますし、その他の費用がかさんでしまうことにもなりかねませんので、ここはしっかりと確認が必要です。

　住宅型は、風呂、キッチンが付いていて自立に向けた形式をとっているところが多いですが、介護や医療の提供等はどのようになっているのかは確認が必要です。

　終末型は、医療法人等で行っているところが多いですが、実際はまだ少ない状況です。緩和ケアを行うことを目的に、在宅の訪問診療を行っている医師を中心としてチーム医療を展開しているところがあります。また、介護付き有料老人ホームやグループホームや小規模多機能型居宅介護施設等を併設しており、状態によって移動をするところもあります。ここで注意が必要なのは、移動は身体の移動だけではないという点です。施設の形態が何の法律のどの施設に移るのかも確認が必要です。

　特に認知症の対応は多種多様で、質も千差万別です。行動・心理症状が出てしまうと、「高齢者マンションですので、他の方に迷惑になりますから退所してください」もしくは「ずっと介護者が付き添ってください」などの要求が出てきて、トラブルになることも多いようです。施設選びに関するトラブルは、在宅における認知症の介護が限界になって急遽入所させたいと思う気持ちが先走り、介護家族の"入所＝全介護"という思い込みと事業者の客引き合戦による説明不足が重なって、認識のずれや確認不足が双方に起こって問題になります。

医療・リハビリ体制・入浴

　入所に関わる確認事項として、医療・リハビリ体制・入浴が挙げられます。

　介護保険施設は、医療機関と連携を取ることや医師や看護師の配置が決まっています。一方、介護付き有料老人ホームは、日中のみ看護師の配置義務となります。また、介護保険施設は介護報酬にリハビリ加算ができるため、計画的にリハビリの実施があります。一方、その他の施設ではリハビリ室があっても使用されていなかったり、リハビリ専門のスタッフがいなかったりします。その他、入所に関わることについては、書面にて確認をする必要があります。

入所に関わるお金

　入所にまつわる費用の確認も重要です。入居金の一時金はいくらなのか、一時金は何年で減価償却なのか、一時金を払わなくてもよいのか、月々に支払うお金、食事代、光熱費は含まれているのか、介護費用はどれくらいか、その他必要なお金はいくらなのか、細かくてわかりにくい場合は、詳しく書面で示してもらうとよいでしょう。

Q4-18 究極のよき施設・事業所の見分け方を教えてください

究極のよき施設を選ぶときの3つの考え方

　これから筆者が示すことは、「究極のよき施設を選ぶときの考え方」です。あちこちに民間の介護相談センター等がたくさんできてきましたが、次に述べるようなことを言う相談員はおりませんし、むしろある所では真逆のことを言っています。なぜそんなことが筆者には言えるかというと、それは筆者の「よき施設」をつくるために心血を注いだ長い経験に基づくものだからです。

　筆者は縁があっていくつかの施設を立ち上げてきました。入所している利用者の「個の尊厳」を具現化する施設運営を、昼夜問わず試行錯誤を繰り返しながら、ときに失敗をしながらも「断らない介護」をプロとして自負できるように夢中で行ってきました。職員の努力そして利用者、家族、ボランティア、地域住民が一体となった運営の結果、それらの施設は地域の方はもちろんのこと、入所希望者が多すぎて地域の住民しか入れないナンバーワンといわれる施設となり、事業グループ内でも売上ナンバーワンの施設になりました。また、介護認定審査会の第三者評価委員の経験や大学院での研究を通じて多くの施設等で実習や研修を重ね、筆者の言うよき施設・事業所にはどこも共通点があることを見出しました。ここで述べる考え方はそこから得た究極の答えなのです。

　よい施設を選択するときの考え方の基本は3つあります。一つ目は「介護は人なり」だということ、二つ目は「介護に対する理念・指導力を持ったリーダーが存在するか」ということ、三つ目は「施設の運営・職場風土はどうか」ということです。

1.「介護は人なり」です。施設で働く人の様子を見ましょう

　開設して間もない施設は建物もきれいですが、施設選びの判断材料にはなりません。働く人の質がすべてを決定すると言っても過言ではありません。

　筆者が最も大切にしているのは、施設で働く人を見ることです。受付の対応、介護スタッフの日常対応（出会っても挨拶がないなどはもってのほかです）、介護サービスでの対応等からその施設の状況がわかります。職員が血相変えて走り回っているという施設では、余裕がない介護をしている状況が窺われます。丁寧な介護が行われないかもしれません。入所者に対する職員の態度も見どころの一つです。

　忙しいことはどこも一緒なのですが、職員同士がすれ違うときに、アイコンタクトや会

釈したりしていることも注意すべき大切なポイントです。そのような交流があるところは職員同士の連絡も密で、さりげない見守り等が常に利用者へ向けて行われているところです。昼食時間・昼食後の過ごし方を見るのも参考になると思います。おざなりな対応をしていないかを、職員の表情から読み取ることができます。

「福祉は人なり」です。その"人"とは、人に対する"まごころ"や思いやりがある人です。職員がいつも笑顔で、入所者も落ち着いて生活している施設なら、家族も安心できます。

2. 介護に対する理念を持った施設（事業所）の指導力・介護力（リーダー）が存在するか

介護に対する理念を持ったリーダーがいるかいないかで、まったく運営が変わってきます。その"介護に対する理念"とは、人に対する尊敬と情熱です。その施設に介護の理念を持ったリーダーがいるかいないかは、初めての方にはわかりませんが、一発で見抜く方法があります。どの本にも書いてありません。

「相手の介護に対する本気度を知るためには、アポ（予約）なしで行くのです」
＊＊＊＊アポなしで行く方限定＊＊＊＊＊

ただ、いたずらにこれをすると相手に迷惑がかかりますので、施設に入っても最後まで認知症の高齢者に尊厳を持って暮らしてほしいという強い思いがあるご家族の方だけに限って、この方法は使ってください。

その瞬間の対応で（下記の項目）わかります。介護職以外の一般職でもどのよう接してくるかで、その施設とリーダーの程度が概ねわかります。

そして、介護職だけでなく事務職などを含めてそこで働く人の質は、個々人の能力等の質によるのではなく、介護職のリーダーが「介護はどのようにあるべきか」ということをどのように考え、部下の介護職を適切に指導しているかで決まります。

強い理念を持ったリーダーが存在する施設は、職務のミッションが隅々まで浸透しているので、従業員はそれぞれに誇りを持ち、責務を理解して仕事をしています。だからこそ、このような対応ができるのです。

リーダーの介護の理念や指導力が自ずと質に反映されるのです。このため、その施設のリーダーの人となりを知ることはとても重要です。施設リーダーの施設長としての経歴や現場の長としての考えや方針も参考になります。現場経験のない施設長は、従業員との軋轢がある場合も少なくないのが現実です。施設長が従業員に適切な指導ができているかどうかも、施設の善し悪しを決定します。

3. 施設運営・職場風土はどうか

介護家族は、介護が始まるとさまざまな情報や新しいことを学ばなければなりません。また、日々変化していく要介護者の生活を整え、自分の生活も含め他の家族が日常生活に支障をきたさないようにしながら、今後のことも含めて思いや考えを巡らし暮らしていかなければなりません。介護や家事など、生活を維持するだけで精一杯なのが実情です。そんな状況の中で、介護家族はやっと時間をつくり、施設を訪問してくるのです。初めて訪れた介護家族のことを思いやれないような施設・事業所は、すべてにおいて人間に対する

思いやりが欠けている施設運営・職場風土と言わざるを得ません。この職場風土は介護専門職を見るまでもなく、表4-10に示すような窓口の受付事務職の対応を見るだけでわかる大切な要素です。

このような職務の理解や組織風土の形成は、言葉通りをなぞって理解しても、にわかにでき上がるものではありません。だからこそ、突然の訪問の対応で露わになってくるのです。

表4-10　受付の対応でわかるよき介護施設・事業所の見極め

※※※ 究極の見極め方 ※※※

　介護施設の施設運営・職場風土等を見極めるには、その施設を決められた見学日でなくアポ（予約）なしで訪れるという方法があります。もちろん後で出直すことも覚悟で訪れるのです（巷に出ている本にはすべて、アポ（予約）を取ってから行ってくださいと書いてあります）。もちろん時間的に余裕がないときにはアポを取って行けばよいでしょう。

　その施設は自分の大切な家族（要介護者）を預ける場所であり、施設職員は自分の家族が今後の残された人生をよりよく生きてもらうために共闘していく相手です。預ける家族への愛情が深かったり、預けた後に自責の念にとらわれないことを願うなら、この究極のやり方を勧めます。

　突然の来訪者に対して、受付が「今すぐは細かいご説明はできないかもしれませんが、わかる範囲だけでもよろしいでしょうか」とか「またご足労をおかけすることになりますが、詳細は専任職員から改めてご説明させていただくことになります。それでもよろしいでしょうか」などと丁寧に臨機応変に対応してくれれば〇、「今日は無理です。見学会がありますからそのときに来てください」と追い返すようなら×となります。

　なぜなら、介護施設では日々さまざまな出来事が起きています。マニュアル通りに人間の生活を押し込めることはできません。マニュアル通りにしか対応できない施設は、認知症高齢者の対応についてもマニュアル通りにしかできず、見て見ぬふりをするような職場風土ができあがっており、リーダーの理念も反映されていないことがすぐにわかります。

究極のよき施設選びのために

自分の目で見て確かめる。口コミも有力な情報です

　最も大切なのは自分の目で見ること、利用者家族の口コミ等を聞いて確かめることです。たいていは見学日程が決まっていて型通りの説明があるようですが、見学に合わせた説明では本当のところがわかりません。見学者が不安にならない材料を施設側が提示して、安心できるように対応する場合が多くあるからです。

本人と一緒に施設を見学・体験すること

　入所したい旨を電話で伝えたとき、どのように対応してくれるか、電話応対の良し悪しも参考になります。インターネットを使って調べるのも方法の一つですが、たいていはよいこと、よい情報しか公開していません。目で見て、耳で聞いて、肌で感じて確かめるの

が最もよい方法でしょう。もし、近隣の方が入所されている施設ならそのご家族に聞いてみる、あるいはお見舞いに行って施設の雰囲気を確かめることもできます。最も優先されるのは、入所する本人がなじめる施設かどうかですから、時間的に許されるのなら、本人と一緒に施設を訪ねるのがよいでしょう。

その施設に大切な家族を預けるのですから、今後の残された認知症の人の人生を共によりよく生きていくために共闘するパートナーですので、愛情が深く、自責の念にとらわれないことを願うのなら、この究極のやり方を勧めます。

施設選びの基本

施設選びのポイントをまとめると次のようになります。
①施設のパンフレットや資料を取り寄せて検討
　・必要とする介護やリハビリテーション等が行われているか
②入所者の家族等の話を聞く
　・適切な対応（介護等）が行われているか
③電話をかけて施設側の応対をチェック
　・外部への接し方、外部に開かれた環境になっているか
④見学会参加・体験入所
　・施設設備や職場風土、雰囲気の確認
⑤従業員・施設長の態度や言葉遣い
　・従業員の質や施設長の経験等
⑥施設の雰囲気（ソフト・ハード共に）
　・入所予定の人が施設になじめるところかどうか
⑦第三者評価の結果、介護サービス情報公表の結果を見る
　・施設の透明性、公平性、利用者本位の運営をしているかどうか
⑧契約書、重要事項の説明書、経営母体の運営方針
　・契約の段階になってからではなく、利用する前に見せてもらい、利用者に不利益がないかどうか
⑨日々の生活の過ごし方
　・押し付けの介護生活になっていないか、個人を尊重した生活かどうか
⑩入所者の家族への連絡等（家族への支援）
　・家族への対応の仕方
⑪家族の面会等の規制
　・利用者、家族中心の運用になっているか

地域包括ケアの勧め…自分らしく暮らせる施設探し

　地方自治体への権限移譲が進められ、認知症になっても、要介護状態でも住み慣れた地域で暮らし続けることができるよう、地方自治体を実施主体とした地域包括ケアシステムの構築が進められています。これにより、認知症の地域支援やケアの対処方法として、さまざまな形態や施設事業所が地域にできてきています。特別養護老人ホームの入所が要介護3以上となったため、要介護度が軽度の人は入所することが厳しくなってきました。しかし、認知症中・軽度の人の在宅介護生活は厳しいものです。

　このような事情があっても地域で暮らすことが可能になってきている要因の一つは、グループホームや小規模多機能型居宅施設の存在です。地方であっても素晴らしい運営を展開している事業所・施設等が増えてきています。長年住んだところで、友人関係等も途切れず、認知症になっても住み慣れた地域で暮らせるかは、こうした事業所・施設選びにかかっていると言っても過言ではありません。

　運営、質において、事業所・施設の格差は起きています。表4-11を参考に、よい事業所・施設と巡り合うことが何よりも重要です。

表4-11　グループホームを選ぶときのポイント

そのグループホームは

- 町外れではなく、町の中にありますか？
- 買い物、散歩、喫茶店の利用などで地域に溶け込んでいますか？
- 自室に使い慣れた家具や思い出の品々が持ち込まれていますか？
- お年寄りの服装や髪型が個性的ですか？
- かかりつけのお医者さんや訪問看護師さんと連携がとれていますか？
- 経営がガラス張りですか？
- 家族がいつ訪ねてもOKですか？
- ご近所の人たちとのつきあいがありますか？
- 職員がお年寄りを敬愛し、さりげなく支えていますか？
- 職員がゆったりと幸せそうですか？
- お年寄りが「介護を受ける人」ではなく、そのホームの「主人公」になっていますか？
- お年寄りが笑顔ですか？

(痴呆性高齢者グループホームの将来ビジョン．平成10年度老人保健推進等事業による研究報告書，医療経済研究機構，東京，1999より抜粋)

究極の施設選びチェックポイント
絶対後悔したくない方へ…究極のよき施設選び

表4-12は、大切な人をお願いするときに、譲れないポイントになります。項目にチェックが少ない施設は、後に後悔することが多いので、避けたほうがよいでしょう。

表4-12 究極の施設選びのチェックポイント

- ☐ 来客に対しては、「いらっしゃいませ」「こんにちは」「会釈」ができ、あるいは職員同士で基本的な挨拶ができる。すれ違いなどにおいて「こんにちは」「お疲れ様」等と基本的な挨拶ができたり、アイコンタクト等にて交流がある。
- ☐ 職員の電話対応、直接対応が丁寧で親切。担当者以外であっても相手に気遣い、用件をきちんと聞いて対応できたり、用件先とつなぐことができる。そして親切であること。
- ☐ 職員や職場の雰囲気が全体的に明るい。
- ☐ 忙しそうに働いているが、職員がいきいきと働いている。
- ☐ 利用者の整容が乱れてなく、食事でこぼし等があっても、そのまま放置されていない。
- ☐ 認知症高齢者を「○○ちゃん」、ため口、あだ名などで呼んでいたり、ちゃかすようなことをしていない。
- ☐ 共有スペースやトイレなどが清潔。また共有スペースやトイレ、居室のまわりが整えられており、幼稚な飾り付け等がされていない。
- ☐ 職員の介助を受けて歩いている利用者が多い。利用者の自立に向けた取り組みとして、日常生活の中でおむつはずしや手引き歩行がされている。
- ☐ においが鼻をつくようなにおいではなく、家庭的なにおい（生花や美味しそうな食事のにおい）がする。
- ☐ 共有スペースに集まってきている利用者が多い。共有スペースでの過ごし方が画一的でなく、何らかの企画や配慮がある。
- ☐ ベッドや車椅子に手足を拘束されている人がいない。
- ☐ 不意の訪問にも臨機応変に対応できる。
- ☐ 年間を通じ、ボランティアや地域の人たちとの交流が盛んである。
- ☐ 地域へ出かけて行くことが多い。
- ☐ 地域の来訪者が多い。
- ☐ 地域の方と顔見知りの関係ができている。
- ☐ 施設は、施設であっても地域住民としての自覚がある。
- ☐ リーダーは施設運営に対する方針をきちんと言える。
- ☐ 看取りに向けた考え、方針・研修等がしっかりしており、自らの言葉で説明ができる。

（筆者作成）

メモ

第5章

終末期はどう迎えればいい？

Q5-1 認知症の人の終末期ケアについて教えてください

超高齢社会と死

　医療技術の進歩により、介護される期間が10年以上続くことも珍しいことではなくなりました。内閣府「高齢者の健康に関する意識調査」では、過半数の方が、いつか迎える死は「わが家で」と願っています。しかし、現実に家族が望む「死に場所」は圧倒的に「病院」が多く、介護する側とされる側の思いには乖離があります。

　厚生労働省は、平成29年度末での介護療養病床の廃止が決定されていましたが、6年の移行期間を延長しました。在宅での診療報酬では看取り介護加算が新設され、40〜65歳未満の末期がん患者も介護保険の給付対象者となりました。さらに、介護保険法の改正では、表5-1のように「尊厳の保持」が明文化されました。

　さらに、特別養護老人ホームでの終末についても看取り介護加算が新設されました。今後は「病院以外の死に場所」で最期を迎える人が増えてくるでしょう。

表5-1　介護保険法　第一章　総則

【目的】（第1条）
この法律は、加齢に伴って生ずる心身の変化に起因する疾病等により要介護状態となり、入浴、排せつ、食事等の介護、機能訓練並びに看護及び療養上の管理その他の医療を要する者等について、これらの者が**尊厳を保持**し、その有する能力に応じ自立した日常生活を営むことができるよう、必要な保健医療サービス及び福祉サービスに係る給付を行うため、国民の共同連帯の理念に基づき介護保険制度を設け、その行う保険給付等に関して必要な事項を定め、もって国民の保健医療の向上及び福祉の増進を図ることを目的とする。

終末期ケアとは

　死には、突然の事故死や心筋梗塞などによる「予告なしの死」と、がんなどの「予告された死」があります。前者は何も準備できず一瞬にしてすべてのものが消えてしまうため、本人は生前のプライドを持って死ぬことができる反面、残された者はその死を受け入れるまでに時間がかかることがあります。

　後者は中高年の疾病からくることが多く、長年、要介護状態となり、認知症やADL（日常生活動作）の低下、病気と闘う苦痛などを伴うことになります。自分の身体のコントロー

ルや意思表明が思うようにできず、本人の望む終末のステージとは違う医療・福祉従事者側主導の管理的なケアを受けて、自尊心を打ちのめされる場合も多いようです。

　終末期ケアとは、人がまもなく死を迎えようとする状況になったときでも、その人の尊厳を維持しつつ、その人の望む最期のときに向け、生きることを支援することと考えます。そして、その人にとって、最後まで医療・福祉関係者、家族、友人、ときには地域のボランティア等とともに、積極的に自分らしい死に方を模索することともいえます。

生活の質を維持した終末期ケアを行うには

　日野原重明氏はQOL（生活の質）について、「科学としての医学を超えて人間として存在することに価値を置く感性を、人間の最後にも与える方向で医療者は判断し、行動しなければなりません。（中略）科学としての医学は、この最後のステージでは存在意義を失い、哲学、宗教を含む人文科学と同じ枠の中で人間を扱うものとして昇華すべきなのです」と言っています。

　日本の3大死因は、がん、心臓病、脳卒中ですが、がん末期の方の終末期ケア（ターミナルケア）としては、ホスピスが改めて注目されるようになってきています。

　ホスピスとは、終末期ケアを行う施設のことです。1960年代イギリスで、末期がん患者に対して積極的治療を行わず主にモルヒネによる鎮痛等の緩和ケアを行う施設が、シシリー・ソンダース女史により始められました。これが近代ホスピスの始まりです。ホスピスは生命の量（寿命）を引き延ばすところではなく、生命の質を高める場所であるという共通の理念を持っています。日本では、1981年に初めてホスピスが誕生し、2002年9月には108カ所にまで増えました。しかし、その急速な増加のために、ホスピスで働く医師・看護師の質が追いついていないのではないかと懸念されているところです。

　また、神谷美恵子氏は代表的著書『生きがいについて』の中で、老人の生きがいについて「『自分の存在は何のため、また誰かのために必要であるか』が肯定的に答えられれば、それだけで十分生きがいを認める人が多いと思われる」と言っています。

　人生は長短ではありません。いたずらに命を延ばすのではなく、一人ひとりの人生はかけがえのないものであることを認識し、その方の生を肯定し、それまでの人生に敬意を表すことから、その方の最後のステージまで伴走する「終末期ケア」が始まるのだと考えます。

認知症の人の終末期ケア

　認知症の人や加齢によって身体機能が衰退した人の終末は、終末期に関わる専門職であってもいつから始まったと明言できるものではなく、現場を悩ませています。人生の最後を迎えるケアの呼称も、"ターミナルケア"や"緩和ケア"、"終末期ケア"、"エンドオブライフ・ケア"、"看取りケア"等さまざまに呼ばれており、若干内容が違っていますが、いずれも死を迎えるまでの残された最後を、人としての生を全うするためのケアが求められています。

　最近、厚生労働省は「人生の最終段階における医療」という言葉を使っており、超高齢社会の中で、生活の延長線上での終末期のプロセスを重要視する時代になってきています。

Q5-2 認知症の人の終末期の症状はどうなりますか？

認知症の人の終末期の症状

　認知症の人は、在宅や施設で長期療養を経る間、疾病や加齢に伴う身体機能低下によって徐々に心身の状態が変化します。重度になると体力や筋力の身体機能が低下し、会話はもちろん日常生活の食事・排泄・入浴・整容等、ほぼすべてにおいて介護が必要になり、歩けていたのが車椅子に、そして寝たきりの生活になります。また、食事中に誤って食物が気管に入ってしまう誤嚥性（ごえんせい）肺炎になる可能性が高くなります。

　一方、認知機能の低下のため、自分が誰なのか、周囲の人や家族が誰なのかがわからなくなり、喜怒哀楽も表現しにくくなります。そして、ついには死を迎えます。

　認知症の人は、他の疾病によって急激に病状が悪化した場合を除き、突然死が訪れることは稀であり、家族、スタッフと最後まで「人間らしい生を全うすることができる」時間を持つことができます。

　認知症が重度になってきたときの症状と軽度のときの比較を表5-2に示しました。軽度のときと比べて、重度になるとさまざまな障害が出てきます。

　認知症の初期、軽度認知障害のときには、本人の望む死へのインタビュー等も行うことができ、その人が望む死を迎えるための態勢を組むこともできます。

表5-2　認知症症状の軽度と重度の比較

	軽度の場合	重度の場合
記憶	幼少期など昔の記憶は忘れませんが、最近の出来事は忘れてしまいます	昔の記憶もあいまいになり、わからなくなります。最近の出来事はまったく覚えられません
時間、場所、人物の認識	年月の時間感覚が不確かになりますが、場所や人物はだいたいわかります	年月の時間感覚だけでなく、場所、人物についても認識できなくなります
会話	日常の挨拶やお天気などの会話は概ね問題ありませんが、記憶が必要な会話は困難になってきます	日常会話だけでなく、通常の話のやりとりそのものが困難になり、意思疎通がほとんどできなくなります
日常生活	趣味や興味の対象に関心がなくなっていきます。食事や排泄は自力でできますが、料理などの複雑な作業ができなくなってきます	日常生活で全面的な介助やケアが必要となります。失禁や寝たきりそして食事だけでなく食物を飲み込むことにも問題が出てきます

最期のときには

　終末期において、死が近づいていることを示す兆候は**表5-3**のとおりです。このような兆候が出てきたとき、医療職や介護専門職は家族とともにその人が望むかたちでの看取りの準備をしていく必要があります。

表5-3　死が近づいていることを示す兆候

①ほぼ寝たきりの状態、または起き上がることが非常に困難になる
②非常に衰弱している
③食べたり飲んだりできなくなる
④嚥下が難しくなる
⑤眠っていることが多くなる

（森田達也・白土明美：死亡直前と看取りのエビデンス，医学書院，2015より）

メ モ

Q5-3 いったんおむつになったらもう外せないのですか？

認知症高齢者の尿意・便意

　排泄行為は、排泄前、排泄、排泄後と多くの行為から成り立っています。尿意があってもトイレの場所やトイレそのものの使い方、そして下着等の着脱方法がわからなかったり、ADLの低下により、行けない、自立排尿ができない、トイレのあと戻れないなどがあります。また、尿意をうまく伝えられなかったり、膀胱括約筋が弱くなったり尿意や便意を感じるのが遅くなったりすることから、トイレに行きたいと思ったときにはすでに遅く、失禁するようになります。

　失禁すると、認知症の人の体の清拭と下着・服の交換や床等の清掃を、介護者（家族）は行わなければなりません。たび重なると大きな負担になり、認知症の人に安易におむつをさせてしまうことになるのです。

認知症の人とつなぎ服の歴史

　排泄にまつわる認知症の人の行動・心理症状で、昔は非常に多くみられ、介護者から嫌がられるものが弄便といわれる不潔行為でした。弄便は、肛門の中に手や指を入れて便をこね回したり、付近の壁になすり付けたり、汚れたものを脱ぎ散らかしたりする行為です。これらは、「気持ち悪いから排出する」などの潜在的に残された尿意や便意のサインを見過ごしていただけで、自分への抑制に対する精一杯の抵抗の表れなのです。

　そして、認知症介護についてまだ方法論も体系化されていなかった40年ほど前に、何とかこれを阻止しようと全国の介護者が考えたのが、鍵の付いた"つなぎ服"です。当時の介護プランでは個別ケアという思想はありましたが、今日の「個人の尊厳を守る」という視点のものではありませんでした。一斉に同じジャージの洋服を着ていた時代から、次は、つなぎ服はそのままに、チェックや水玉やピンクやブルー等の実にさまざまな模様のものがつくられるようになりました。この服は、尿意や便意を感じておむつの中に用を足し、気持ち悪さを感じて、あらゆる隙間から手を入れておむつを脱ごうとする認知症の人の行為を阻止するために、洋服の端々に鍵を取り付けたものでした。

　また、日本の高齢者介護は、脳血管障害による寝たきり対策から始まったという歴史があり、当時の脳血管治療のほとんどは、大熊由紀子氏の『寝かせきり老人のいる国いない国－真の

豊かさへの挑戦』（1990年ぶどう社）にあるように、尿意や便意のある高齢者でもおむつを当てられ、その結果、認知症高齢者ができ上がってしまったという歴史があります。

つまり、「病気」＝「寝かせきりの介護」＝「おむつ」という構図ができていったのです。

おむつが人に及ぼす影響

認知症の人におむつを利用しようとするとき、まずみられるのはおむつ拒否です。認知症の人にもプライドがあり、また普通の下着とは違って違和感があるので、「そんなものはつけたくない」と拒否します。また、おむつに排泄するということは気持ち悪いと感じられるものですので、おむつをさせても、自分でおむつをはぎ取って垂れ流したりすることもあります。

人間は本来、その人の生活・身体リズムに合わせて定期的に排泄をするようにできています。通常の人でも便秘で肌が荒れるとか気持ちが重くなるなど、排泄がうまくいくかいかないかは身体や精神状態に大きな影響をもたらします。認知症の人でもこれは同様です。加えておむつをするというのは認知症の人のプライドを傷つけ、尿意や便意の喪失につながり、多くの場合、認知症を進行させてしまうことにもなります。

おむつを外すためには

認知症の人でもおむつを外すことは可能です。まずは、寝たきり排泄をしないことです。少しでも立位がとれれば、立つことからリハビリを始め、トイレ誘導をしていきます。

ここで大切なのは、普段から寝たきりにさせないということです。寝たきりにさせていると、バレリーナのような尖足となって関節が拘縮してしまい、立つことが不可能になります。立つためには関節が屈曲して床に直角に立てることが大前提になります。やむを得ず寝たきりとなったときには、関節の拘縮を防ぐための可動域訓練を意識的に行うことです。

全国老人福祉施設協議会では、人間の尊厳の維持や自立支援の観点から「おむつゼロ」を目指して、水分ケア・食事改善・歩行訓練等の総合的ケアによってトイレでの自然な排便を促す取り組みを提唱し、介護力向上講習会で具体的な技術の研修を行っています。これを受けて、全国の多くの介護施設で「おむつゼロ」を目指した取り組みが行われています。

おむつを可能な限り排除して自然に排泄させるようにすると、寝たきりの認知症の人でも回復して立ち上がることができるようになったという事例が報告されています。これらの事例におけるおむつを外すための具体的なケアの概略は、表5-4（p.222）のとおりです（詳細は出典資料をご覧ください）。

表5-4

- 水分：1日1,500cc以上の水分摂取
- 食事：1日1,500kcalの食事
- 排便：下剤をやめて、自然排便
- 運動：とにかく歩く

(高頭晃紀著，竹内孝仁監修：100の特養で成功！「日中おむつゼロ」の排泄ケア～寝たきりの利用者が起き上がる、立ち上がる，メディカ出版，2016より)

では、どうしていくかです。認知症の高齢者は、さまざまな原因で失禁します。失禁には、便失禁、尿失禁があり、それぞれの原因を探り、対応を図っていく必要があります。

便失禁

便意は、意思を表示することができないほど認知症が進んでも、生理的機能として比較的最後まで残っています。おむつを使わないためにもこの機能を生かし、自然排便を促すことに徹します。自然排便を促すには、「下剤を使わない介護」のために、医師、看護師、介護職等が生活を見直し、チームアプローチで取り組むために意思を統一することから始まります。排便はトイレかポータブルトイレにできるだけ座らせて、1回に自らの力で固形物を排泄することが重要です。

まずは十分な水分と食事（繊維質の食事や介護用に開発されたファイバー等も使用する）を摂り、胃腸など内臓の活動を活発にするための運動も行います。これらを認知症の重度の人または多くの入所者がいる施設等で行うのは難しいかもしれません。とはいえ、実践して成功している施設も増えてきていることを専門職は忘れてはなりません。

認知症高齢者には、生活空間が狭小化し活動量も少ないため、便秘になりやすい方が多くいます。「便秘＝下剤の常時服用」から、意識するまもなく1日に何度も垂れ流すようになり、介護者は安易におむつの利用を選びやすくなるのが介護現場です。

この問題を解決する取り組みは、介護の専門性を高めていけるチャンスでもあります。おむつに排便するという不快感が解消されると、認知症で無表情となって反応がない場合などでも、反応が戻ってくるというようなよい影響がみられることもあります。

尿失禁

高齢者になると、身体的にも排泄機能に変化が表れてきます。
①膀胱の容量が小さくなる
②尿意から排尿までの間、排泄を我慢できにくくなる
③膀胱内に尿が残留しやすい
④尿道括約筋が弛緩し、尿失禁が起こりやすい
などが挙げられます。

見落としてはならないのは、排尿障害*によることもあるということです。排尿日誌をつけ、排尿のパターンや排尿量、尿意等の言動からアセスメントをし、必要なら泌尿器科受

診し、疾患がないか確認し、治す必要があります。治らないときは、どこが問題なのか、問題の解決策をチームにて検討し、改善を図るためにどのようなケアをチームで取り組んでいくのか、見極めていく必要があります。

＊排尿障害には大きく分けて、尿を溜められない蓄尿障害と、尿を出しにくいまたは出せない排尿障害があります。

　これに加えて、認知症の高齢者が生活の中で、排泄前、排泄時、排泄後と排泄行為のどこで支障をきたしているか、その要因を見極めなくてはなりません。尿意を感じるのが遅くなったり、トイレの場所、トイレの使い方、着脱、整容、元の場所等がわからなくなって失禁につながることも多いです。本人の排尿時間や、排泄前に出すシグナルをケアに生かしていかなければなりません。

　重度になっても、できるだけ腹圧をかけられる体勢をとれるように、体幹機能を維持できるような生活を取り入れていきます。おむつゼロにした施設の中には、企業と共同で『トイレでふんばる君』の開発をした施設があります（Q2-19コラム参照）。

　ベッドでも、覚醒時はギャッチベッドにしたり、食事もできるだけ車椅子や椅子に座らせるなどの工夫が必要となります。

「おむつゼロ」から生活の活動時間を考える

　"おむつを使用しない"を目標に取り組んだ施設では、結果的に"おむつが外れた"と言っています。認知症の高齢者の生活時間・環境等を見直すことによって、"おむつが外れた"ことは付随的であったと異口同音に言います。

　認知症高齢者は、自ら活動時間を組み立てて、趣味活動や自由な時間を過ごすことは困難になります。日中活動の中で、心が動き、楽しく、筋力強化ができ、体幹機能を鍛えるアクティビティの充実と、食事等でおむつが外れていくのです。

　こうした取り組みにより生活そのものの改善が行われ、失禁対応だけで疲弊したり、行動・心理症状で振り回される介護から職員も解放され、両者にとっても余裕ができる介護生活を送れるようになります。長期的視野を持って取り組みましょう。

Q5-4 骨折をするともう歩けなくなるのですか？

認知症の人は転倒・骨折しやすい

　高齢になると身体機能の衰えとともに、白内障等で視力も衰えています。通常の人は身体的自覚があるので意識的に障害物を避けることができますが、高齢者は段差を見落とすなどして足を引っかけたりします。あまり運動もしないため筋力や平衡感覚も低下しており、何かの拍子でよろけたりすると、転倒しやすい状態となっているのです。

　認知症の人は、これに加えて認知機能の低下により周囲の状況に気を配ることができなくなっているため、こうした状況が起きやすくなります。

　認知症の高齢者は、自らの健康のために運動することがほとんどなくなって生活空間の縮小が生じて筋肉が衰えたり、年齢とともに骨粗鬆症が進行していることもあり、転倒したときに骨折しやすくなっています。また、骨折しても痛いことをうまく伝えられず、足を引きずっているのを見て初めて骨折がわかることもよくあります。家族など周囲の人は、認知症の人が転倒しないように、床や段差等の環境配慮が必要です。

骨折から寝たきりにさせないケアの問題点

　在宅において骨折等をはじめとする寝たきりの原因をつくらないよう、2015年（平成27年）の介護保険の改正は、寝たきり予備軍に向けて、筋力トレーニングや口腔ケア、栄養指導を導入して、予防介護に重点を置きました。要介護状態で在宅生活をするときは、ケアマネジャーと関わります。ところが、担当のケアマネジャーの経験が浅く、人間の可能性を熟知していない場合、何のためらいもなくポータブルトイレ、ベッド、車椅子の3点セットを用意してきます。

　日本の狭小な住宅事情では、これらを入れることによってますます手狭になり、心理的にも圧迫感を感じ、行動も制限されるようになります。本人はベッドのある部屋で一連の生活行動をすませることになり、可動制限を増長し、家族との交流も減少し、「何もすることがない…」と、また寝て過ごすことになります。寝ていることで身体の可動域制限から寝返りや起き上がることもできなくなり、能力の低下や活動の意欲を減退させ、眠れなくなるため睡眠薬を服用することになります。そうすると、フラフラして転倒しやすくなったり、トイレが間に合わず、まもなくおむつを当てがわれ、尊厳どころか生きる気力も失わせるという悪循環をつくっていきます。これでは自立への支援になりません。

骨折から認知症や寝たきりに移行することが多い

骨折から入院することになった場合、もともと認知症になっていなくても、身体が不自由になり生活環境が変化したことなどから認知症になってしまったという例は多くみられます。骨折は高齢者にとって大きな問題なのです。

高齢者は入院等で寝たきりになると、たちまち筋肉が落ちてしまいます。厚生労働省によると、筋肉量の減少は、安静にして1週間過ごすと20%、3週間で68%、5週間で96%と大きくなっていきます。骨折して安静に過ごす期間が長くなるとリハビリによる回復も難しく、あっという間に寝たきりになり、坂を転げ落ちるように死を迎える恐れがあります。

骨折時に「手術をするかどうか」というのも迷うところですが、現在は、できるだけ早めに手術をして歩かせることが主流となっています。

認知症の人のリハビリ

一般的には、リハビリについてもできるだけ強度を上げ、筋肉量の減少をできるだけ食い止めたほうがよいのですが、認知症の人の場合、病院でのリハビリを続けられるかどうかという大きな問題があります。

認知症の人は多くの場合、何ごとにも意欲が低下しており、またリハビリの必要性についても認識できません。また、リハビリ自体についても自分が何をしようとしているかという認識がないので、病院での術後のリハビリの訓練プログラムでは、他人がやっている間待つことができなかったり、リハビリ室のさまざまな機械に気を取られて触れたりして、思うように進まないことも多くあります。このようなことから、認知症高齢者はケガをする可能性もあるとのことで、手術後リハビリを中止することもよくあります。

認知症の人の術後の回復は、介護事業者・施設で決まる!

「手術の後…」、ここからが大切なのです。

病院にそのまま入院していると、自分が手術後だということがわからずベッドから降りようとするので拘束ベルトをされます。ベルトをされている理由がわからないので騒ぎます。騒ぐと他の入院患者に迷惑になるので、向精神薬を飲まされます。向精神薬を飲んでいると、昼夜逆転、意識もうろう、食欲減退、便秘、筋力低下等の障害が生じます。その悪循環から、合併症を併発してしまうのです。

あっという間に車椅子でも立ち上がりができなくなるなど、より重度の認知症に進行していく状況になる方が多くみられます。この状況になると、一人暮らしをしていた認知症の人は、在宅に戻ることが難しくなります。

また、ここで介護事業所・施設や病院の選択を間違えると、その後の介護生活は寝たきりになるか、歩けるようになるか、天と地ほどの開きがあるので注意しましょう。

認知症の人には生活リハビリを

　介護者は、認知症の人の転倒のリスクを考えて、早めに車椅子等に座らせていることが多いようですが、筋肉は最後まで鍛えられる機能です。ここは大切な介護のポイントです。つまり日常生活動作の中で、それまで普通に歩いていたのを車椅子に座らせたりして生活に制限をかけるのではなく、あくまでも基本的に普通に生活をしていくことを考えます。生活の中にリハビリを取り入れていく考えが、生活リハビリというものです。限られたところで、限られたリハビリスタッフだけでリハビリをする旧式のリハビリスタイルではありません。

　認知症の人の術後1カ月が勝負です。術後は少し痛みを伴うため歩行も不安定ですが、ここは介護事業所の職員全体で共通認識を持ってケアプランを立て、手引き・見守りの強化が、この期間に集中して必要になります。ケアプランの目標「歩いてもらう」をチームで共有し、生活の中で取り入れることが大切です。

　生活空間を狭小化せずに、また、大事大事と車椅子に座らせるのではなく、生活の中に参加したいと思わせるアクティビティ（活動）を、ボランティア等の手を借りて実施していきます。

メ モ

コラム

人間の可能性への挑戦

　人間には、死ぬまで発達保障（人格等が発達する可能性）があります。また人間の肉体には自らを元通りに治療しようとするホメオスタシス（恒常性）という機能が宿っています。つまり、人間には肉体のみならず精神も向上しようとする無限の可能性があるのです。介護する者は、これらのことをいかに信じて前向きに取り組むかが大切です。

　高齢者の場合「病気＝安静」ではありません。子どもの急性期の病気とはまったく反対で、早期離床をしなければなりません。
　病院や施設では、生命の維持のみを目的に食事と排泄が管理されます。病態は慢性疾患で安定しているにもかかわらず、自ら生きる希望を喪失して、死期を早めてしまう人もあります。
　骨折して、手術・入院後、病院でのリハビリが危ういとのことで早めに戻ってきたある認知症の高齢者は詩吟が大好きで、詩吟が聞こえると、自分も吟じに行こうと手すりをつかまり歩きしながら移動し、参加していました。「心が動けば体も動く」のです。楽しいことは、自主リハビリにつながり、生活の中で無理なく取り入れられるのです。そして、いつの間にか筋力も強化され、いつの間にか独歩ができるようになり、見守り強化対象者から自立歩行者として、自由な生活が保障されていきます。

　つまり、人間は、ただ生かされているだけでは満足できないのです。人間は生物学的存在であると同時に、心理学的かつ社会学的存在でもあります。できるだけ口から美味しくいただき、排泄もできるだけ座位の姿勢で（介助があっても構いません）しっかりと排出を体感することで満足感も得られ、日々の生活が変わってきます。

「心が動かなければ体も動きません」
「食べなさいと言われても食心がなければ食欲が沸きません」

　生活史を尊重したアクティビティ（活動）、本人の人生に働きかけるケアの存在が大きいといえましょう。

Q5-5 言葉も出なくなってしまいました。もう何もわからないのでしょうか？

言葉が出なくなっても

　認知症は、脳が萎縮や変性を起こすことが原因の病気で、進行すると、失語、失行、失認という機能障害が現れます（資料　p.283～参照）。これらは、高次脳機能障害ともいわれる一連の機能障害で、いわゆる中核症状の機能障害です。

　時間、場所、人物の認識ができなくなるとともに、会話による意思疎通ができなくなってくるため介護者（家族）は戸惑い寂しく思いますが、言葉が出なくなったからといって、もう何もわからなくなっているということではありません。自分で言葉を出せなくても、相手の言葉は理解している状態から、相手の言葉の意味がまったく理解できない状態まで、さまざまな段階があります。

認知症の終末期の声かけによるケア

　認知症の人は、自分に話しかけられたことの意味は理解できなくても、相手が自分にどんな気持ちでいるかということは敏感に感じています。耳は最後まで聞こえており、認知症の人は五感で（体全体のセンサーで）すべてを感じ取り、お世話してくれている人があたたかくやさしい人か、冷たくイジワルな人か、敏感に感じとります。

　常に反応がないと、つい言葉がけがおざなりになってしまいますが、「これから着替えをして、きれいに咲いているバラの花を見に行きましょう」などと、今、していることを説明しながら行動をやさしく促すように積極的に声かけをしてください。心と心の会話はできます。

　話し方をゆっくりにして、声の調子は穏やかに、そして声も不安にさせない程度に大きく、はっきりと伝えるほうが聞き取りやすくなります。話しかけられたことをある程度理解できる状態でも、「あれをして、これをして」といった複雑な話は理解できないので、わかりやすい言葉でシンプルに伝えましょう。

　また、言葉は話せなくても、快・不快の本質的な感情は敏感に察知できます。認知症の人とのコミュニケーションは声かけだけではありません。相手の顔を見ながら、手を握ってスキンシップをするなど言葉以外の手段であたたかい心の交流を図ってください。そうすれば、言葉を失って不安になっている認知症の人の気持ちを落ち着かせ、よい方向に向かっていきます。

コラム

筆者の体験　認知症の妻と支える夫をつなぐ赤い糸

　認知症のKさんは介護保険のサービス利用は週に3回の通所だけで、そのほかはすべて夫の介護を受けていました。通所にいても「お父さん」「お父さん」と言いながら夫を探し、夫以外の介護はすべて拒否します。その間に肺炎にかかるなど何度かの入退院を繰り返して15年、最後は要介護5、寝たきりとなって施設入所となりました。

　どんなに優しい職員が食事介助をしてもKさんは口を開けてくれません。夫は、毎日訪ねては三度の食事を介助していましたが、がんが見つかって緊急手術となりました。夫の入院中は、あの手この手でKさんの食事介助を行うのですが、全く口を開けてくれません。

　施設側が点滴での栄養補給を考えていた矢先、術後2日目なのに夫が心配して病院から電話をかけてきました。「タクシーで食事の介助に行きますよ」と言うのです。そこで、リクライニングの車椅子にKさんを乗せて、面会に行きました。Kさんは、ベッドに寝ている夫の顔を10分ほど「ジーッ」と見つめていました。

　そして帰所後の夕食時のこと、「お父さんにも早く元気になっていただきましょうね」と職員が語りかけると、頑なに閉じていた口が開き、食事を摂ることができたのです。病院での夫の様子が記憶として残っていたのか確かなことはわかりませんが、「大切なお父さん」の話をすると口を開いてくれるのです。同じようなことが何度も起き、医学では解明できないものがあるのだと思った瞬間でした。私たちスタッフは見えない赤い糸につながれた妻と夫との強い愛情を感じ、深く感動しました。

Q5-6 寝たきりになって天井ばかり見ています

寝たきりになる原因

　高齢者は体力が低下して、インフルエンザや尿路感染症等の病気にもかかりやすくなります。病気や骨折により安静に寝ていると筋肉量が急速に減少し、そのまま起き上がれなくなって寝たきりになる方も多いのです。

　また、介護者（家族）が認知症の人に対して日常の世話ができず、ベッドの上で寝かせたままとなっている場合、そのまま寝たきりとなってしまうことがあります。特に在宅介護では注意が必要です。

廃用性症候群にならないよう身体的ケアに注意

　やむを得ず寝たきりになった場合でも、そのままにしておくと筋肉の減少や関節の硬化が進行し、ついには心肺機能等にも影響が出てきます。また、運動等による体への刺激がなくなるため、認知症の進行を早めることにもなります。寝たままでも腕や脚の屈伸や体全体のマッサージ等のリハビリを行い、身体機能を維持することが大切です。

　寝たきりになると体を動かすことが困難となって、同じ体位で寝ていることになります。このとき、床ずれ（褥瘡：じょくそう）が生じ、背中やお尻等の一部が壊死することがあり、また、同じ方向に肺を傾けておくと、肺炎になりやすくなります。定期的に体位変換をして、体の同じ場所が寝床に当たらないようにするとともに、肺の向きを変化させて肺炎になりにくくします。

　最も気を付けなければならないことは、足首を動かしてあげることです。寝たきりでいると、羽毛布団の重さでも足首が伸びたままになって拘縮し（尖足）、バレリーナのようなつま先立ちの脚に変形してしまいます。そうなると、もう立つこともできず、座位も取れなくなってしまうので、ベッドサイドから車椅子の移乗やトイレへ移動しての排泄もできなくなってしまいます。

　ほかにも、食物や唾液等を食道でなく誤って気管に入れてしまった場合に起きる誤嚥性肺炎の予防も重要になります。

残された機能へ働きかける

　重度の方とのコミュニケーションは、会話ができなくても文字、絵、アイコンタクト、表情、身体的な接触等、非言語的コミュニケーションによる人と人との大切なコミュニケーションツールをフル活用することです。

　寝たきりになるまでの生活史や郷土の風物史、趣味等を踏まえ、五感を刺激して交流を持つことができます。例えば、好きな音楽や朗読をテレビやビデオ、CDで流したり、好きな花の芳香を嗅いだり、季節感のあるものを食したり、窓から外を眺めさせたりして、外界との接触を保つことが重要です。

　介護者（家族）は、日常の食事、排泄、そしてリハビリや体位変換のたびに声かけをしてください。「春になって桜が咲きましたよ」「今日はいい天気ですね」など、何でもかまいません。もし、相手から返ってきた言葉がわからなくても、否定したり怒ったりせず、「そうだね。そのとおりだね」などと、心と心のキャッチボールをしてください。

　認知症の人は、寝たきりになっても心は生きています。穏やかにやさしく、たくさん話しかけてあげれば、不安が解消され、あたたかなぬくもりの中で生きている喜びを感じ、寝たきり生活もうまくいくことになると思います。

寝たきりでも俳句の先生よ！

　要介護5でまったく言語が出なくなり、寝たきりになった元国語（俳句）の先生のZさん（91歳）。同じ職業に就いていた一人娘のTさんは、できれば在宅での介護をと希望していましたが、腰痛持ちのためやむなく施設入所を選択しました。

　入所した施設では三大介護（食事・入浴・排泄）のみに忙殺された関わりで、Tさんの夫も、天井を見て過ごすばかりの介護現場（施設）に親を入れたことを後悔していました。

　看取り時の話をしていたとき、家族から「母は話せなくとも、これまで創った俳句を詠み聞かせたい」との申し入れがあり、土曜日の午後に娘さん同席にて、近隣の住民や他の施設利用者、職員、ボランティアの声かけで、俳句教室の開催となりました。

　さすがに親子の意気は一致しており、娘さんが代読する中で、Zさんは首を横に振ったり、笑ったり、しまいには娘さんが支える赤ペンで花丸をつけたりするようになっていきました。もちろん、教室開催の間、体調が平坦なときばかりではなく途中休止することもありましたが、それでも生徒たちは声かけをして先生の復活を望み、互いに生きることに励まされたときを過ごしました。

Q5-7 入所した親に毎日面会に行っているのに、嫁いだ娘の名前しか言いません

認知症の人は一瞬一瞬で生きています

　認知症もかなり進んでくると、時間、場所、人の区別がつかなくなる中核症状の見当識障害が進んできます。このため、一緒に暮らしていても、家族を自分の兄弟姉妹、死んだ親などと混同し、間違えてしまいます。間違えられた家族はショックで、「私はあなたの娘でしょ、しっかりして」などと悲嘆に暮れたり、その現実を認めたくないので否定しがちです。しかし、本人の世界では実の兄弟や親だと思い込んでいるので、それを否定されると、混乱してパニックになることもあります。

　献身的に介護している家族の落胆する気持ちはわかりますが、この場合はぐっと飲み込んで否定せず、本人の思い込みに付き合って、間違えられた人物になって会話を続ける（目の前にいる方の名前が出てこなくても、目の前で私の話を聞いてくれるやさしい人とは認識できます）のが、その場その場での時間を穏やかにします。なぜなら、認知機能の低下により識別能力が衰えて起こっていることだからです。

認知症の人の世界観に合わせましょう

　認知症の人は自分の世界を持っているといいます。筆者の長年の経験から言えることですが、認知症の人の世界には、その人なりの当たり前があり、それがその人の世界を構築しているのです。認知症の人の「思い込み＝間違っている」というのは私たち介護者側の世界からの見方であって、認知症の人の世界では「真実の出来事＝正しいこと」なのです。

　介護者の世界と認知症の世界はパラレル・ワールドだと思います。並行していて交わることはありません。それぞれに正しいと思う世界にいます。その世界をうまく行き来したケアができれば、プライドを傷つけたり、傷つけられたりすることはなくなるでしょう。

　「郷に入れば郷に従え」という言葉があります。認知症の人の世界に従う、認知症の人に母親と思われているならその「真実」に付き合うことができれば、認知症介護は大変なことではなくなります。これまでの「寄り添う介護」を一歩進めた、認知症の人の世界観を「共有する介護」という考え方と思ってください。

　認知症の症状は変化します。あるがままに受け入れましょう。認知症の人は、すべてがわからなくなったのではなく、頭の中に想起したことが、言葉になって出てこないだけなのです。

あるがまま受け入れ、その世界観を認めれば、認知症の人の不安は解消され、「自分の話を聞いてくれている」という安心感、「自分は正しい」という自己肯定感につながります。介護する側は、つじつまが合わなくとも、"その人の世界"に心を合わせる、共有する余裕を持つとよいでしょう。それはほんの数秒、一呼吸の余裕です。

認知症が重度になっても心は生きています

認知症が重度になると家族を間違えるだけでなく、家族を見ても無表情で、喜怒哀楽が出なくなってくることがよくあります。特に寝たきりになってしまうと、この傾向は顕著です。このとき、家族は再度ショックを受けて悲しみます。

しかし、認知症の人は無表情になっても、自分を労わってくれる大切な家族だと心の中では捉えているようで、筆者は重度の認知症の人と接するときに、家族にだけ見せる安堵の表情を多く見てきました。それを忘れることはできません。

心は生きているのです。昔話などいろいろなことを、反応がなくても話してあげてください。笑いかけてあげてください。手を握ったり、スキンシップをしてあげてください。あたたかい心は通じています。

コラム

嫁・姑100年戦争

結婚以来姑と同居を続け、嫁・姑100年戦争というまでに関係が不穏に発展していた嫁のYさん。その姑が100歳になったら必ず施設に入れてほしいと、周囲に懇願していました。そして、姑が98歳4カ月のとき家の中で転倒、大腿部頸部骨折となったために入院しました。

入院中も嫁であるYさんは、ベッドから降りようとする姑を説得しながらベッドに戻すなど、嫁としての義務感で毎日付き添っていましたが、「心の中では、自分は鬼嫁ではないかと思うほど、手術の失敗も祈るほどになっていた」と言います。

そんな折、姑が「今日は、あんたは早く帰っていいよ。○○（息子はすでに退職して72歳）が学校から帰ってくるから、ありがとうね」というつじつまの合わないことを言ったのですが、Yさんはこの一言で、これまでの憎しみや苦しみがすべて消えてしまったそうです。

結婚して以来、初めて「ありがとう」と言われたと、嬉し涙で筆者に電話してきました。認知症になる前には、さまざまなことが起因して表に出る言動はぶつかり合った二人でしたが、認知症になった姑にとって嫁の言動は「自分にいちばんやさしくしてくれる人」と感じられたのでしょう。

その後は、「おばあちゃん、何歳までも家で看てあげるからね。長生きしてくださいね」と、心から愛しく思え、在宅での看取りとなりました。

Q5-8 認知症になって気をつける病気は何でしょうか？

認知症の人は身体機能が低下しています

認知症の人は高齢者がほとんどですから、認知機能の低下に加えて老化に伴う身体機能も低下しています。体を動かす筋肉や骨、痛み等を感じるさまざまな感覚、物や人を見分ける視力、食物を飲み込む能力も低下してきます。

これらの身体機能が低下した結果、認知症の人はさまざまな病気にかかりやすくなっているので、気をつける必要があります。

認知症の人が気をつけなければならない病気とは

肺炎

認知症高齢者は風邪で熱が出ても症状をうまく伝達できないため、また自ら訴えることも少ないので、家族が気がついたときには肺炎になっていたということがよくあります。肺炎は認知症高齢者の死亡原因として高い割合を占めています。介護者（家族）は常日ごろから状態をよく観察して、対応するようにしましょう。

誤嚥性肺炎

認知症高齢者は食物を飲み込みにくくなってきます。また、通常は食物を飲み込むときは肺に空気を送る気道にふたがされて食道に食物が送られるのですが、高齢者の場合、気道のふたがうまくふさがらず、気管から肺へ一部の食物や唾液等が入る誤嚥（誤って飲み込む）が生じます。肺に入った食物等が原因で、結果として肺炎を引き起こします。

誤嚥を防ぐのはなかなか難しいのですが、食物を食べやすいように細かくするきざみ食や、高カロリーの流動食で対応します。また、誤嚥がどうしても治らない場合は、胃ろうなどにより対応します。

熱中症

認知症高齢者は、暑さ寒さ等を感じる機能が低下しています。そして喉の渇きを感じないことから、水分補給を怠りがちになります。また、高齢者はエアコンの使用を嫌がる傾向にあります。このため、夏の猛暑時に限らず熱中症になることが多いのです。介護者（家

族）は、エアコンの使用と水分補給に留意してください。

骨折

　認知症の人は特にあまり運動をしなくなっているため、筋力が衰え、骨粗鬆症になっている場合もあり、また、視力も衰えているので、ちょっとした段差や物にひっかかって転倒し、骨折する可能性が高いのです。

　いったん骨折して安静を強いられると、高齢者の筋肉は急速に衰えて、ついには寝たきりになってしまいます。骨折の原因となる転倒を防止するため、認知症の人の周辺環境を整えて足がひっかからないようにするなど、環境を整えることが重要です。また、常日ごろから筋力アップを図るよう、心が動けばおのずと体も動きますので、生活の中に興味のあるプログラムを用意するなど工夫していきましょう。

褥瘡（じょくそう）

　床ずれともいわれます。認知症の人が寝たきりになって、寝床の上で同じ姿勢を長期間とっていると、寝床に接触している体の部分の血行が局所的に悪くなり、壊死するものです。重度になると、筋肉や骨まで壊死することになり危険です。定期的な体位交換等で対応してください。

脱水症

　認知症高齢者は、脳の働きも低下しているために、相当の暑さであっても水分を摂らず、脱水症状になっても自覚がないことがよくあります。脱水症は夏だけでなく、冬の暖房器具の使いすぎによってもなります。認知症高齢者が脱水症になると、便秘等はもちろんですが、体内の電解質の異常により、突然わからないことを言うせん妄等がみられます。脱水とせん妄は急に重症化していきますので、特に注意が必要です。

　介護者（家族）は、本人がほしがらなくても、適宜、水分（塩分入り：経口補水液等）を補給してあげてください。

その他

　認知症高齢者は多くの場合、持病があります。生活習慣病といわれる糖尿病、高血圧、脂質異常症は身体機能に影響を及ぼすだけでなく、脳梗塞・脳出血の原因にもなり、脳血管性認知症の場合は再発の可能性が高くなります。食事や運動に気をつけて、認知症だけでなくいつもと違う身体変化を見逃さず、病気の悪化を防止してください。

Q5-9 終末期の医療をどうすればいいか教えてください

終末期の医療とは

終末期に向けての症状の変化

　認知症の人は、在宅や施設での長期療養を経る間、疾病や加齢に伴う機能低下によって徐々に心身の状態が変化します。体力や筋力の身体機能が低下し、歩けていた人も骨折等をきっかけにして車椅子や寝たきりの生活になります。

　また、食事中にむせて食物が気管に入り、誤嚥性肺炎になる可能性が高くなります。さらに抵抗力が弱まっているため、風邪やインフルエンザ、腎盂腎炎、膀胱炎、尿道炎等の尿路感染症や食中毒等、さまざまな感染症にかかりやすくなってきます。寝たきりになった場合は寝返りが打てないため、適切に体位交換や治療をしないと、床ずれ（褥瘡：じょくそう）の部分が壊死するということも生じます。

　一方、認知機能なども低下するために、周囲の人や家族が誰なのか、自分が誰なのかさえわからなくなり、喜怒哀楽を表現しにくくなります。そして、ついには死を迎えます。

終末期に医療ができること

　終末期の医療は、上述したようなさまざまな症状に対して、臨機応変に対応していく必要があります。認知症の人は自分から症状を訴えることができないため、医師は本人のバイタルサイン（生命兆候：心拍数・呼吸（数）・血圧・体温）やさまざまな検査結果から、的確に病状を診断して治療を行います。

　具体的な治療としては、肺炎を含む感染症に対する抗生物質等の投薬治療（抗生物質に対して抵抗力を有する耐性菌にも注意します）、点滴や胃ろう等による水分・栄養補給、寝たきりで生じた褥瘡の治療、痛みを緩和するための治療、呼吸困難時の酸素マスクによる吸入治療等が行われています。

看取りのときにどうするか

生命維持装置の使用と問題点

　看取りのとき、医療をどこまで介入させるかというのは大きな問題です。最近の医療技

術は、そのままにしておくとすぐに自然死となる人に対しても、生命維持装置を使って身体的には生かしておくことが可能になっています。意識のない植物状態になっていても、経管栄養法（胃ろうや経鼻栄養）で流動食を送り込み、中心静脈栄養法で静脈に直接生命維持に必要な栄養を投与して、人工呼吸器で肺を動かせば、年単位で生存できることもあります。

　胃ろうや中心静脈によって、口からまったく食べられなくなっても回復が見込める場合もあり、どこからが「延命」で、どこからが「救命」であるかの線引きは、医師にも難しい場合も増えているそうです。

　ただし、認知症高齢者や老衰による終末期の場合には、こうしたことを試みても、身体のむくみや痰の増加によって患者が苦しんでいて、その生命維持の効果がみられないこともあります。そのとき、一つの選択肢として"治療しない"ことも視野に入れた慎重な判断を、患者（このころになると患者は意思を表明することが困難になっていることが多い）、家族、専門職等にて十分討議を重ねる必要があります。

　このような生命維持装置による延命については、さまざまな社会的問題も起きています。延命治療には、月に数百万円といった莫大な費用がかかります。健康保険では高額療養費制度により利用者への請求は一定額より高くならないので、家族はあまり痛痒を感じないかもしれませんが、国全体の健康保険財政には大きな負担となっています。

　一方、生命維持装置によって植物状態のままで生かしておくことについても疑問が投げかけられています。生命は維持されているが回復は期待できない状態で生きているのは本人にとって本当に幸せなのか、管や針を差し込まれて苦しませているだけではないのか。このようなことから、人間の尊厳死のために生命維持装置を止めるべきかどうかという議論もされるようになりました。

延命措置の選択

　生命維持装置を使用しても延命を図るべきかどうかということには、今のところ結論は出ていません。回復する見込みがないのに器械によって延命することが、本人や家族にとってどういう意味を持つかということだけです。

　2006年、富山県射水市民病院にて医師が人工呼吸器を外した事件がありました。翌年、厚生労働省は終末期医療のガイドラインを整備し、「医師が一人で判断せず、患者や家族の意思を尊重するなどの条件を満たせば、刑法上の罪が問われない」と示しました。

　当時の判決には、「きちんと診断を下したうえで、本人や家族が延命治療の差し控えや中止に同意したならば、罪に問われることはない」（東京大学法学部樋口範雄教授・2016. 9.24 週刊東洋経済p.44）と明記されています。しかし、医師の「病気を治す」、「命を守る」倫理感からはなかなか抜け出しにくいため、この選択をする医師は少ないのが現実です。

病院神話

　まだまだ、日本には病院神話があります。「こんなに苦しそうに息をしているのだから、早く救急車を呼ばなくては…」「病院に入れば何とかしてくれるのでは…」「まだ生きられ

るのでは、素人の前で息を引き取らせてはならない…」等々、最後のときには医療ではほとんどすることがないのですが、懇願されると点滴の針も入らない状況になっても、意味のないこととわかっていても、医師は治療をする場合があると、東京大学会田薫子特任准教授の調査『患者、家族、専門職のため』に報告されています。

　人の死を見る機会も少なくなってきただけに、とても怖いものとして迫ってくるのも致し方ありませんが、元気で冷静な頭があるときにこれらの医療等について、専門職以外でも学習しておく必要があります。

　最近では、看取りのときに延命措置を望まない人もかなりみられるようになりました。認知症になる前に、本人が延命措置に対する諾否の意思を明確に示したり、家族があらかじめ本人の意思を確認しておくことが非常に重要になっています。

救急車を呼ぶということ

　認知症の人が終末期を迎えると、徐々に食事や水分摂取ができなくなり、自らの生命体を使い果たし、枯れるように死を迎えることができます。そして最後の一息となると、脳内にモルヒネのようなものが出て苦痛そのものは緩和されていき、眠るように逝きます。

　しかし、ほとんどの家族は、これまでに何度も説明し話し合いを重ねて来た家族であっても、こうした急変に動揺し、周りの意見に影響されて迷ったり、今までとはまったく違った方向性に進んでしまうことがあります。特にターミナルケア（終末期ケア）を得意としない医師の発言には、「医師が言っているので…」と一抹の望みをかけてきます。この一抹の望みが何を意味するのか、苦痛を除去することなのか、蘇生をさせることなのか、医師に治してほしいことの意味は何か、どんなふうな回復を望んでいるのか、緊急であればあるほど、何度も確認をする必要があります。

　救急車を呼ぶということは、「治る可能性のある病人」として扱われ、蘇生処置と延命治療へと移行することを意味します。さらに、救急車が到着する前に心肺停止状態になると、そのまま通常の死亡診断書とはいかず、不審死として警察や病院での解剖や検査ともなっていきます。

　どのような最期を迎えたいか、迎えさせてあげたいかは、元気なときから話しておくことがとても大切です。そして、どうしたいかということは、何度意見が変わってもよいのです。そのときに、介護家族に親身になってサポートできる医師や看護師や介護職等の専門職の存在が不可欠です。

コラム

介護施設での看取りと医療との関係について

　急性期に病院へ緊急入院したものの、とりあえず命を取り留め、本来は病院での療養を希望しているにもかかわらず、行く場がなく、転院するように促されて当介護施設へ戻って来るケースが多くありました。しかし、安易に「看取りのためにこの施設」を希望してくる家族がいる場合には、家族と『この施設で死を迎えることについて』の面接を重ねて決めていくことにしています。

　Y氏もその一人でした。入退院を繰り返す中で家族の心も変化し、「この施設での看取り」を希望されてきました。家族とともに、「何ができるのか」「患者が望んでいること」を考えて、ケアプランを全職員と家族で共有し、旅立ちの準備をしてきました。そうしているときに医師が変更になり、救急車騒動が起きました。

　次なる医師は、「施設での看取りは反対である、救急救命病院に行くべきだ。ここではほかに何もできない」と主張しました。救急車が搬送先を探している間、家族と医師との間で何度も調整、確認が行われ、家族の強い希望で「ここで看取りを」と懇願されました。介護老人保健施設での看取りに、専門外の医師は「他の病院への転院なら」と言いました。

　そこで筆者は、医師と家族双方の折り合いをつけたかたちで解決しました。看取り介護で当施設は近隣に広まっていることもあり、常日ごろから協力的な個人病院の院長先生の携帯へ家族も一緒に別室から電話で連絡し、事情を話し、「呼吸苦をとるために、酸素を使って、2、3日で施設へ戻しましょう」と対応してくれました。そこで、「受け入れる病院が見つかりました」と医師と救急隊員に伝え、その個人病院へ搬送し、3日後に当施設へ戻って来ました。その後、医師も覚悟が決まったのか、病院から内科医の応援も得る態勢になり、10日後すべての人の見守る中で静かに旅立ちました。
　家族が葬儀の参列者に向けて、筆者の施設での介護体験と、「心からの見送りができた」と話されたということを、葬儀後に聞きました。

　たとえ、思うような結果が得られなくとも、家族がその時間、本人のために全身全霊で悩み、結論を出されたことは、その後の人生において大きな力になっていきます。私たち介護専門職は、そうした時間を共有できたことを感謝し、家族を絶対的に肯定して支援していきます。

Q5-10 食べる量が少なくなってきました。また時間がかかり居眠りをしてしまいます

食事を摂らなくなるのは

　認知症の人が食事を摂らなくなる原因の多くは、身体・認知機能の衰えからくることが多く、自分で食べるという自立性が欠如してくる、嚥下機能も低下してくる、などが挙げられます。

　認知症が重度になるにつれて、自分で食事をとること（摂食行動）が困難になっていき、自ら食べなくなる"摂食開始困難"、途中で中断してしまう"摂食中断"、食事と認識できなくなったりして弄ぶ"摂食行動困難"などがみられるようになります。

　例えば、歯がなくなっているのに食物が硬いとか口の中に口内炎があるなどと言ったり、食べ物が何であるかを認識できなかったり、箸やスプーンの使い方を忘れたために食事を摂らなくなります。この結果、食欲が低下して食事量が減り、栄養状態が悪化します。

食事をしながら寝てしまうのは

　認知症の人が食事をしているときに、口の中に食物を入れて噛みながら眠ってしまうことがあります。このような食事では時間がかかり、まともに栄養が摂れないうえ、誤嚥による肺炎の危険性も高まります。

　食事中に眠ってしまう原因としては、2つあります。一つ目は、本人に処方されている薬の副作用からくる眠気です。睡眠薬、抗精神病薬の多剤併用により、食事をする昼間に眠くなってしまうということがあります。本人の生活を観察して、昼間の覚醒を促すためにも、医師と相談しながら薬を見直し、生活に関わる介護を目指しましょう。

　二つ目は、認知症の進行による身体・認知機能の衰退です。

　認知症の人は重度になると食事を摂るのが難しくなってきます。しかし、これを放置しておくと、体重の減少に始まって栄養失調状態になり、感染症や褥瘡（じょくそう：床ずれによる傷）になり、身体機能全体が衰えてしまいます。介護者は、食事にさまざまな工夫をして介助を行い、できるだけ口から食事をとらせる必要があります。

　認知症が重度になると、長時間座った状態で食べる行為そのものに疲れてしまい、傾眠（ウトウトしている）状態になってしまいます。このような覚醒していない状態での食事提供は、"誤飲"や"誤嚥"、そして"窒息"の原因になり危険です。

発想を変える…「口から食べる」

　「口から食べる」ことは「生きる」ことにつながります。「口から食べる」楽しさを最優先することはここでは非常に大切な考え方です。

　これまでの在宅介護や施設等での食事風景は、患者が食べやすい形態でお粥食やミキサー食が主流であり、1時間もかかってしまうか、食べないと下膳されてきました。食事時間が終わるころには、患者はもちろんのこと、介護者もお互いに苦痛の時間であったためにへとへとに疲れていました。まして、要介護者への愛情から、朝から晩まで食事を考えて一生懸命手作り介護食をつくっても食べてくれなかったりするので、その落胆は、他の介護ストレスとも重なり、愛情も徐々に憎悪に変化していきます。

　そこで例えば、体力を消耗しないように短時間で「完全栄養」（栄養調整食品、濃厚流動食品*）を先に口から食してもらい、その後、本人が食したい分だけ通常の食事を毎度の食事ごとに提供するやり方にするなど、食事提供に対する認識を変えてみます。

＊栄養調整食品（濃厚流動食品）：エネルギーやたんぱく質をはじめ、微量栄養素をまとめて手軽に少量で摂ることができます。液状とゼリー状があり、100mLと少量でも100〜300kcalを摂れるものもあります。液状なら、水分を摂らせるという点でも効果的です。通販やドラッグストア等で市販されていますので、医師や栄養士と相談し、患者の嗜好に合わせた味や形態で提供しましょう。

　介護職の一部の世代には、戦後に出てきたインスタント食品に対するさまざまな健康被害の評価がインプットされており、こうした既製品の栄養調整食品を使うことに抵抗を感じる方が多いかもしれません。しかし、世の中は進化しています。進化している物、手抜きと思われる物がすべて悪ではありません。このようなことで疲弊するのではなく、家族には最後まで"愛情"を残すために、選択を考えてほしいと思います。

　栄養調整食品（濃厚流動食品を毎食とおやつ時にプラスして食べさせる・例えば300kcal×5回、朝食、昼食、夕食のほか10時、15時の間食時間の計5回）だと、1日当たり400〜1500kcalは摂取できますので、食事量を考慮しながら調整するとよいと思います。そのほかは、季節の果物や食べたい好物を、季節感や素材の持つ触感を楽しむ程度に、一口であっても食べるとよいでしょう。食事の時間を楽しみに変えることができます。

　筆者は、こうした濃厚流動食品が食品メーカーで開発された30年前から長年現場で使用し、医療職が「1カ月もたない」と言った終末期の方でも回復に向かうことができたり、寝たきりの衰弱した臨死期に近い方も元気になったという経験を持っています。

　今はさまざまな企業から、高齢者用として口当たりのよい味つけ等、格段に進化した多種多様な製品が発売されているので、利用してみる価値は大です。食事の時間は30分以内が勝負です。そして、一度にたくさん食べることはできませんので、1日3回の食事時間以外の食事と食事の間にも、水分や嗜好品をとるようにしましょう。

　さらに、濃厚流動食品以外でも、最近は食欲がわくように、色、盛りつけにも工夫がされ、舌で嚙み砕けて食べやすくした「ソフト食」等の開発も進んでいます。新しい情報や知識にも目を向けていきましょう。

Q5-11 医師から胃ろうを勧められました。本当に必要ですか？

胃ろうとは何か

　胃ろうとは経管栄養の一つです。経管栄養とは、食事量や水分摂取の減少、体力・嚥下機能の低下、消化機能の衰え、手足の拘縮、傾眠、誤嚥性肺炎の繰り返し等の身体機能の低下によって、口から必要な水分や栄養が摂れなくなった場合に管を通して栄養剤や水分を体内に補給する医療行為で、「経鼻栄養」と「胃ろう」と「OE法」（食事のときだけ口から食道まで管を入れて栄養剤を送り、食事後外す）があります。

　「胃ろう」はお腹の上から胃に穴をあけて管を通し栄養剤を入れる栄養療法のことで、元々小児科医のガードラー博士が神経難病等の子どもたちの摂食障害の対策として開発したものでした。しかし、2000年（平成12年）に診療報酬の点数が加算されたため、終末期の看取り状況であっても簡単に胃ろうを造設するようになり、急速に増えていきました。

　いま見逃せないのは、急性期の病院での一時的な対応による、「胃ろう難民」が社会問題となっていることです。というのも、胃ろうのケアができる介護施設は限られているため、「胃ろう造設」をしたことによって、「元の施設に戻れなくなった」「施設入所の申し込みができなくなった」などの問題が生じてしまっているからです。

　延命のために闇雲に使用されてきていることもあり、胃ろうの安易な利用は、これからの終末期医療のあり方に警鐘を鳴らしています。こうしたことが社会問題となって、2014年には胃ろう造設の診療報酬が4割カットになり、医療者の中にも自然な看取りを実践する方が出てきています。

経管栄養と誤嚥性肺炎について

　認知症高齢者は、重度になってくると身体機能が衰弱して誤嚥性肺炎にかかりやすくなります。誤嚥性肺炎とは、飲み込む（嚥下）機能や咳反射の力が弱くなったりすると、口腔内の飲食物の一部や細菌が誤って気管に入り、その結果発症する肺炎です。抵抗力の落ちている高齢者にとっては命に関わるケースも少なくありません。

　このため、急性期に病院へ入院すると、誤嚥性肺炎を防ごうと口から飲食物を摂ることを止めさせて、代わりに胃ろう造設を勧められることが多いのです。その利用者数は、全国で40万人ほどいるといわれています。

しかし、重度の衰弱した認知症高齢者の経口摂取は、誤嚥性肺炎のリスクは高いですが、胃ろうや経鼻栄養でも、口の中の唾液や細菌、逆流した胃液が気管に入ってしまうので、絶対に誤嚥性肺炎が起きないというものではありません。

認知症の人の場合、向精神薬、多剤併用の副作用も見逃せません。そこで忘れてならないことは、これまで行動・心理症状が激しかったために多剤併用された向精神薬の副作用等で嚥下機能が低下していたりしないか、そして傾眠（ウトウトしている）状態が続いているために覚醒していないのか、などを見極めていく必要があるということです。覚醒していないときに食べ物を口に入れていると、誤嚥してしまうこともあるからです。

胃ろうは本当に必要なのか

胃ろう利用者が増えてきた中で、認知症になって嚥下障害が起こったときに、本人の意思確認ができずに胃ろうを造設するケースへの批判が高まってきました。胃ろうの造設は本人が望んでいる治療なのかどうか、医療・介護のコストを引き上げているだけなのではないかというのです。

胃ろうがすべて悪いわけではありません。脳梗塞や脳出血の脳血管性認知症やパーキンソン病を伴ったレビー小体型認知症の人の場合は、咽頭や喉頭の運動麻痺のために嚥下がうまくできずにむせたり誤飲したりして、食べることが困難になっていくケースもあり、早めに栄養状態を整えなければいけないときなど、有効な場合もあります。胃ろうは重度の方の摂食障害の最後の医療手段としてではなく、胃ろうを造設して元気になった後、外すことも可能なのです。

胃ろうと家族と専門職の関わり

胃ろうを造設するような状況においては、家族や周りの人が「本人が死に近づいてきている」と捉えて、少しずつ覚悟していくことも重要です。胃ろうを外して経口摂取を始めてもそのまま回復していくわけではなく、また誤嚥性肺炎を起こして、入退院を繰り返すことも珍しいことではありません。

ここで大切なことは、認知症高齢者はこうした状況で自分の要望や意見を言える状態ではないため、家族等が決断をしなければいけないということです。このとき、「親には管を付けていても生きていてほしいので…」「親の体に傷をつけても生きていてほしいと思うのはエゴではないか…」などと悩みます。そして、胃ろうをつくることを決断して造設したとしても悩みは尽きません。しかし、このような本人の"生"に対して家族が苦悩した時間は、無駄ではありません。

認知症本人の個別の疾患や病状ステージ、それを取り巻く専門職の技術と人生観・死生観は、本人のその後の残された人生に家族等も含め、大きく影響を及ぼしていきます。そして、終末期に出会った専門職の洞察力と力量、家族の置かれた環境、理解力等によって、本人と家族の生き方はまったく変わってきます。

Q5-12 胃ろうを始めたら、もう胃ろうは外せないのでしょうか？

再び口から食べる

　高齢者の場合、胃ろうを外すことができないわけではありませんが、残念なことに現時点では、病院や施設等でそうしたことに挑戦しているところが少ないのが現状です。

　嚥下リハビリをしなければ、胃ろうを外して経口摂取への移行はできません。嚥下リハビリは、意識レベルや食への意欲、食事のときの姿勢、口腔や飲み込みの状況等の"嚥下リハビリ評価"を取り入れて行います。

　意識障害を併発している方では、生活リズムを整え、筋肉・関節や心機能の低下等の廃用性症候群の症状を緩和するために、日常生活行動での車椅子・便器への移乗、排泄や洗顔・歯磨き・整髪等の身体整容を行います。そして、口腔ケアと経口摂取を反復して行い、コミュニケーション、服薬管理等を整えていけば、重度の方の意識障害も覚醒されていきます。

　特に口腔ケアは重要ですから、歯科医等と連携して行い、嚥下機能の向上にも努めていきます。このような環境がそろうことで、「口から食べる」ことができるようになっていき、胃ろうが外せるようになります。

胃ろうの効果的な活用とは

　胃ろうを行うほとんどの人が、最重度になって自分では何もできないような状況になってから処置するので、問題が起こるのです。

　誤嚥性肺炎を起こして食物を受け入れることが少し困難になり、体力が落ちる前に胃ろうを造設して栄養を補給し、体力の回復を待って胃ろうを抜去するというやり方であれば、胃ろうは効果的な役割を果たします。このやり方は群馬方式といって、群馬県の医師会の医師たちが勉強会を設けて学び、医師は施設に出向いて胃ろうを造設したり抜いたり、経鼻経管を挿入したり抜いたり、患者の状態に合わせて対応します。患者は入院することなく、医師が患者に合わせるかたちで生活の質（QOL）の向上を実現しています。

　胃ろうの効果的な活用にあたっては、患者が機能的に嚥下することが本当にできないことなのか、食形態等を変えれば「口から食べる」ことができるのか、嚥下訓練を行えば嚥下機能を回復させることができるのか、を確認します。今や口腔リハビリテーション科の専門医もいますので、まずは嚥下機能等について診察してもらいましょう。

『口から食べる』ためのアプローチ（図5-1）

経口訓練開始	STEP 1	STEP 2	STEP 3	STEP 4	STEP 5
アプローチ内容	口腔ケア	口腔ケア	口腔ケア	口腔ケア	口腔ケア
	口腔周囲筋ストレッチ	口腔周囲筋ストレッチ			
		舌圧刺激・口唇閉塞訓練	舌圧刺激・口唇閉塞訓練		
				交互嚥下	交互嚥下
					咀嚼訓練
食事内容	流動食	流動食	流動食	流動食	流動食
	お茶ゼリー	お茶ゼリー	お茶ゼリー	お茶ゼリー	お茶ゼリー
		アイス			
			おかゆゼリー		
				和菓子・スナック菓子	
					軟食
症状の変化 ・咽頭残留有 ・むせあり ・嚥下反射遅延 ・口唇閉鎖不全		嚥下反射改善			
			口唇閉鎖力改善	表情が豊かに	
			咽頭残留減少		食欲向上

図5-1　経口訓練
〔森永乳業グループ病態栄養部門㈱クリニコ冊子「口から『食べる』を支えたい　介護食品の活用法」より〕

口腔ケアは歯科医療職との連携を

　高齢者介護の現場から感じることは、口腔ケアの専門家が介護の現場に少ないことです。高齢者はほとんどが義歯ですが、その義歯の人への正しい口腔ケアの指導ができていないのです。

　2015年（平成27年）の介護保険の改正で、ようやく口腔ケアの必要性が示されましたが、まだ介護の現場では口腔ケアの重要性について認識不足があるようです。要介護度の高い重度の認知症高齢者は嚥下障害を起こすこともあり、その結果、安易に胃ろう・経管栄養に頼りがちです。口腔ケアの専門家をこうした施設や病院に導入し、歯科医師が治療的側面からだけではなく、スタッフとともに口腔ケアに関わることで、誤嚥性肺炎を起こす前の予防や摂食障害の方のケアを実践し、効果を上げている施設もあります。

多職種連携にて、「口から食べる」を支える

経管栄養になると、さまざまな機能の評価もせずに「口から食べる」ことを諦めてしまうことが多くあります。患者を中心として「食べたい」「食べさせたい」という現場では、葛藤が起きてきます。

経管栄養が造設された経過や患者の全身状態を観察すると、とても安定しており、食べる機能も残されている場合が少なくありません。思いだけでは「食べさせる」ことはできませんが、正しい口腔ケアによって実現することが可能となってきています。

患者の状態として、むせる、嚥下反射遅延、咽頭残留、口唇閉鎖不全、飲み込み困難等の症状で、安易に経管栄養になっていくこともあります。嚥下機能評価を歯科医師、医師との連携にて実施し、日々のケアは、栄養士、看護師、介護職、リハビリ職、相談員、ケアマネジャー等とチームアプローチにて、患者を中心にして実施していきます。

コラム

アイスクリームを食べて天国へ………（その1）

元教員だったBさん（89歳女性、要介護5）は、特別養護老人ホーム（特養）で寝たきりとなり、しばらくして誤嚥性肺炎を起こし、他県の介護療養型医療施設へ転院しました。その後、家族からの強い希望で介護老人保健施設（筆者の前勤務施設）へ入所しますが、入所申し込みの診断書には、「植物状態・貧血」とのみ記載されていました。

本来、老人保健施設では受け入れがたいケースでしたが、以下のような経緯から受け入れが可能になりました。

筆者とBさんとは、徘徊の激しいときから、孫娘の自殺未遂などの家族問題の調整を含めて10年の関わりがありました。家族の方からは、「寿命が1〜2カ月と言われ、施設見学もしましたが、ますますここ（筆者の施設）で死なせてほしいと思いました」と懇願されました。施設職員の評価は、「もうすぐ死ぬ人ですよ。ここを死に場所に選ばなくてもいいでしょ」というものでした。

筆者が医療施設を訪ねると、Bさんはチューブで生かされた"スパゲッティ状態"でした。1年ぶりの対面でしたが、変わり果てた姿に驚きました。Bさんをよく観察してみると、口元にかすかに何かを訴える動きがありました。そのとき、特養時代に本人が徘徊しつつも元気でいたころ、「やだ」と照れながらも、私と指相撲をすることが得意だったことを思い出しました。そこで、本人の手を握って「Bさん、指相撲しよう、もう一度『やだ』と言って」、そう声をかけると、Bさんの手が私の手を握り返したのです。家族は「手が動いた」と飛び上がり、病院の看護師長やナースも驚いて見ていました。

すぐに施設に飛んで帰り、脳神経外科の施設長へ、「少しだが反応があったこと」を報告。
「移動の途中に万が一のことが起こる可能性もある。そのことをきちんと家族に伝えて、その覚悟ができているなら引き受けよう」と、施設長は決断し、移動となりました。

コラム

アイスクリームを食べて天国へ………（その2）

　1年間経口摂取をしていないB（女性）さん。天国に行く前にクリスマスプレゼントとして大好きなアイスクリームを舐めさせてあげたいという目標を全職員で共有し、かすかに口が動くので、その可能性を試すことにしました。

　ケアの方法としては、終末期まで人の声が聞こえることを踏まえ、人がいて生活のにおいのする場所で過ごす機会を増やすことや、看護と介護が連携して協同でケアすることを明確にしました。ベッドごと階下のコンサートや催し物に参加することも増やすようにし、そのころから時折、かすかに首を動かして傾いているようにも見えました。

　入所2カ月経ったころから、訪問歯科医の指導のもと、口腔ケアに積極的に取り組むことにし、舌苔のケアも毎日行うようになると、口元や喉仏が動くようになってきました。顔には生気が出て、音楽を聴いているときなどはしっかり目を開けるようになりました。その変化が、職員を勇気づけ、ケアの方向性を力強く示唆してくれました。

●希望が叶うとき

　入所2カ月目のクリスマス前、施設長と看護師でアイスクリームをひとさじなめさせることができました。家族の方からは「お母さんは、天国にいるようだ。ここまでしていただいて嬉しい。今最期を迎えることになっても喜びが残ります」と感謝されました。これを機会に少しずつ食べる練習をして、入所5カ月後には経管を外し、重湯などを食べられるようになったのです。家族もBさんの残り少ない人生に精一杯の愛情を注ぎ、希望をつなぐことができました。

　徘徊が激しかった最初の相談時から10年が経過し、最初は長女が孤軍奮闘するだけで家族関係が複雑でバラバラでしたが、私が初めて会う姉妹も毎日施設を訪れるようになり、家族関係が再生されていきました。Bさんは、入所生活ではありますが、家族の求心力となる役割を果たしたのです。

●そして、ターミナルの日

　入所して2年目の春、深夜危篤状態になりました。医師からあと1～2時間と言われ、大急ぎで家族に連絡をしました。必要最小限の終末医療体制を整え、職員も万全を期して待機しました。

　そしてBさんは、かつて歌っていたという大好きな小学校唱歌が流れる中、安らかに旅立ちました。

Q5-13 認知症の看取りはどうなりますか？

看取りはどうする？

看取りの定義とは

　看取りの定義にはさまざまな解釈がありますが、ここでは心身の機能低下によって状態変化が起こり、死が間近に迫っている時期とします。

看取り時の介護者と専門職の役割

　死が間近に迫っている看取りの時期には、水分や食べ物の摂取量も減り、経管栄養の人も腸の蠕動運動が弱まってきます。次に心機能、腎機能の低下により不整脈が出現し、尿量の減少、浮腫の増強、呼吸機能も低下する（呼吸が不規則、息切れ等）など、さまざまな身体機能低下の兆候がみられます。さらに精神状態の変化として知能・感情・意欲等の精神活動性低下、幻覚、幻聴等も現れてきます。

　介護者はこうした変化を見逃さず、医療職も含めて、介護者がここから最後までの時間をどのように過ごすか、また、後のグリーフケア（大切な人を亡くした遺族の悲嘆を癒すための心理的ケア）につなげるための準備を始めます。

　介護者（家族）は、看取りの時期が来たときに、ここから最後までの時間をどのように過ごすか考えておくことが重要です。「これまで認知症の人がどのような生を生き、どのような死を迎えたいと考えていたのか」「死に対する考え方」を、本人と介護者（家族）が話し合ってきたかどうかで、旅立ちの準備が違ってきます。

「臨死期」での介護家族と専門職の準備

　看取りの時期すなわち「臨死期」とは、予後が数日または1週間程度と判断され、かつ表5-5の項目のうち2項目以上が当てはまる場合をいいます。

　この臨死期においてこそ、医療・介護の専門職のアドバイスが、介護家族の後の人生に大きく影響を与えてくるのです。

　初めて看取る介護家族は、容態の変化に戸惑いたじろぎ、駆けつけた親戚の言動に振り回され、これまで何度も話し合ってきたことでも一瞬にして揺らいでしまい、望んでいない見送りもしてしまいます。この「臨死期」を前にして、「救急救命をすることはどういう

表 5-5

> ①患者が終日臥床状態
> ②半昏睡・意識低下が認められる
> ③経口摂取がほとんどできない
> ④錠剤の内服が困難である

※1 現在の症状について、可能性のある改善策を考慮し尽くしていることを前提とする
※2 予後の判断は、患者に関わる多職種チームが行う
(Care of the Dying Pathway (LCP)（日本語版）〜看取りに関するクリティカルパス〜（病院バージョン）より)

ことか」「どういう状態でも生きいてほしいのか」、経済的なことも含めて、専門職は認知症本人を取り巻く家族や親族に向けて、何度も何度も確認や状況説明を丁寧に行う必要があります（**参考資料5-1，5-2**）。

後悔しない看取りのために

　何も準備していないと、救命救急病院への搬送になり本人が望んでいなかった救命医療が行われたり、病院のたらい回しになったり、介護家族は心の準備もできないまま臨終に立ち会うことになってしまい、後味の悪い「お見送り」となります。

　介護を終えた後に、「私がもう少し頑張ればよかった…あの病院（施設）に入れてしまったから…」「あの医師は何の説明もせず治療を行ったが、医療ミスだったのでは…」「かわいそうなことをしてしまった。機械的に扱われて悔しい…」などと、死が近づいていたことも否定し、寂寥感や罪悪感でうつ状態になることもあります。

　その病院（施設）の名前を聞いただけで身の毛がよだったり、終末介護の話題がテレビで放映されているだけでも息苦しくなったりと、マイナスの精神状態から抜けられなくなる家族も多くいます。できるだけ、本人の意向や希望に沿ったケアの提供や看取りができるように、早くから何度も本人や家族同士、そしてそれまでに関わった専門職も含めて話し合っておくことが必要です。

(2018年1月改訂版)

リビング・ウイル – Living Will
– 終末期医療における事前指示書 –

協会記入欄	
登録番号	
登録日	

　この指示書は、私の精神が健全な状態にある時に私自身の考えで書いたものであります。
　したがって、私の精神が健全な状態にある時に私自身が破棄するか、または撤回する旨の文書を作成しない限り有効であります。

- ☐ 私の傷病が、現代の医学では不治の状態であり、既に死が迫っていると診断された場合には、ただ単に死期を引き延ばすためだけの延命措置はお断りいたします。
- ☐ ただしこの場合、私の苦痛を和らげるためには、麻薬などの適切な使用により十分な緩和医療を行ってください。
- ☐ 私が回復不能な遷延性意識障害（持続的植物状態）に陥った時は生命維持措置を取りやめてください。

以上、私の要望を忠実に果たしてくださった方々に深く感謝申し上げるとともに、その方々が私の要望に従ってくださった行為一切の責任は私自身にあることを付記いたします。

枠内は必ずお書きください	申込日	年　月　日
フリガナ 氏　名 （自署）	男・女	年　月　日生
住　所　□□□-□□□□	TEL　－　－ 携帯　－　－	

メールアドレス　　　　　　　　　　　　　@

私が自分で、この指示書に署名したことを、以下の方が証明しました。

氏名　　　　　　　　　　私との関係（　　　）連絡先

私が自分で自分の意思を正常に伝えられない状態に陥った時は、以下の方に私の意思を確認してください。

氏名　　　　　　　　　　私との関係（　　　）連絡先

〒113-0033　東京都文京区本郷 2-27-8　太陽館ビル 501
一般財団法人　日本尊厳死協会　（Tel．03-3818-6563）

会報は今後メールマガジンとして、ご記入いただいたアドレス宛にお送りする予定です。
印刷された会報をご希望の方は、以下の☐に✔を記入してください。

会報送付　　　☐ 要　　　　☐ 不要

下記の会費欄のどちらかに✔をつけて、お申し込みください。

☐ 正会員　2千円　　☐ 終身会員　7万円

参考資料5-1（「リビング・ウイル」日本尊厳死協会 web サイトより引用）

第5章　終末期はどう迎えればいい？

```
会員様が保管する文書です

                私の希望表明書

    私は、協会発行の「リビング・ウイル（終末期医療における事前指示書）」で、延命措置を
    受けたくないという意思をすでに表明しています。それに加えて、人生の最終段階を迎え
    た時に備え、私の思いや具体的な医療に対する要望をこの文書にしました。自分らしい最
    期を生きるための「私の希望」です。

        記入日　　　年　　　月　　　日　　　本人署名＿＿＿＿＿＿＿＿＿＿＿

希望する項目にチェックを入れました。

1. 最期を過ごしたい場所（一つだけ印をつけてください）
    □自宅　　□病院　　□介護施設　　□分からない
    □その他　（　　　　　　　　　　　　　　　　　　）

2. 私が大切にしたいこと（複数に印をつけても構いません）
    □できる限り自立した生活をすること　　□大切な人との時間を十分に持つこと
    □弱った姿を他人に見せたくない　　　　□食事や排泄が自力でできること
    □静かな環境で過ごすこと　　　　　　　□回復の可能性があるならあらゆる措置を受けたい
    □その他　（　　　　　　　　　　　　　　　　　　　　　　　　）

※以下「3」と「4」は、署名者が「ただ単に死期を引き延ばすためだけの延命措置は
お断りします」という表現では伝えきれない希望や、「止めてほしい延命措置」
の具体的な中身を明確にするためのものです。

3. 自分で食べることができなくなり、医師より回復不能と判断された時の栄養手段で
   希望すること（複数に印をつけても迷うときはつけなくてもよいです。）

    □経鼻チューブ栄養　□中心静脈栄養　□胃ろう　　□点滴による水分補給
    □口から入るものを食べる分だけ食べさせてもらう

4. 医師が回復不能と判断した時、私がして欲しくないこと
   （複数に印をつけても結構ですし、迷うときはつけなくても結構です。）
    □心肺蘇生　　□人工呼吸器　　□気管切開　　□人工透析　　□酸素吸入
    □輸血　　　　□昇圧剤や強心剤　□抗生物質　□抗がん剤　　□点滴

5. その他の希望
    ┌─────────────────────────────┐
    │                                 │
    │                                 │
    └─────────────────────────────┘

【用語の説明】
＊心肺蘇生：心臓マッサージ、気管挿管（口や鼻から気管に管を入れる）、電気的除細動、人工呼吸器の装着、
昇圧剤の投与などの医療行為。
＊人工呼吸器：自力で十分な呼吸ができない状態の時に、肺に機械ポンプで空気や酸素を送り込む機器。マ
スク装着のみで行う場合もあるが、重症の際はチューブを口や鼻から入れる気管挿管を行う。1〜2週間以上
続ける場合は、のどに穴を開ける気管切開（喉仏の下から直接気管に管を入れる）をしてチューブを入れる。
＊胃ろうによる栄養補給：内視鏡を使い、局所麻酔で胃に管を通す手術を行う。その管を通して栄養を胃に
直接注入すること。

                        （発行　一般財団法人　日本尊厳死協会）
```

参考資料5-2（「私の希望表明書」日本尊厳死協会 web サイトより引用）

＊参考資料以外に、ご本人による事前指示書や終末期医療に対する希望を確認する書面が多く
の自治体や病院で用意されています。

Q5-14 施設での看取りについて教えてください

施設における看取り研修の必要性

施設における看取りの増加

　施設における看取りは、2015年から介護保険、医療保険に看取り介護加算が新設されたことを受けて取り組むところが少しずつ増えてきました。施設での看取りのためには、施設（病院等含めて）側で看取り体制の整備や職員の研修等を重ねておく必要がありますが、今、2つの方向性が出てきています。

本人中心の看取りとは

　一つは、看取り介護加算を得るために人的配置や体制だけは整えているものの、逝く方を看取るための職員の共通認識が薄く、医療職だけが過重労働になって、病院とほぼ同じことがされている、いわゆる"ネグレクト看取り"（筆者命名）になっているケースです。

　もう一つは、臨死期が予想される人の生活を中心として見守っていくケースです。身体的・精神的苦痛、苦悩を緩和するために、リビングでふかふかのクッションのソファに本人をもたれかけさせて、快く引き受けてくれるボランティアも導入するなどして、常時誰かに囲まれるようにし、利用者・職員共にみんなで声をかけたり、体をさすったりしながら、その人が老いて死んでいくまでを見守ります。

　筆者は、たまたま縁があって訪問したある特別養護老人ホームで、100歳の誕生日が看取りの時期と重なった方がいました。リビングにベッドごと横たわり、本人の大好きなモーツァルトの曲が流れ、職員たち、利用者たちが交互に声をかけ見守るなか、家族が深紅の赤いバラ100本を本人の前に持って行ったのを見学することができました。本人にとって最高の尊厳をもたらした終焉だったのではないでしょうか。

ネグレクト看取りにならないために

　介護施設での看取りが増えたと言っても、まだまだ数としては多くありません。介護職員もまだまだ経験が少ないのが現実ですから、職員への教育、旅立ちの準備における家族支援の研修、そして職員自身の心の準備もさせていくことが必要です。これらが不十分では医療職だけが本人の状態を中心とした目まぐるしい対応に追われて、介護職員が蚊帳の

外に置かれてしまう"ネグレクト看取り"になってしまうこともあります。

　介護家族は、ほとんどが初めての「死」との遭遇になります。介護職員と家族間で施設での看取りを話し合って決めていても、刻一刻と変化する病状に介護家族がうろたえないよう、介護職員（専門職）はサポートしなければなりません。その都度、介護家族へ症状の説明と処置の確認を行い、共に「死」への準備を進めていくことを怠ってはいけません。

職員全体で看取りの体制を

看取りにおける多職種連携の課題

　「施設で看取る」とは言うは易しですが、常日ごろのケアにおいても全職員が共通認識を持っておく必要があります。折に触れて、それぞれの職種の立場の限界とケアの方針と可能性を認識し、本人、家族、医師、看護師、介護職員、事務職、用務員等すべての職員で意見が一致していなければなりません。

　施設での看取りを考えたときに、一番大きな力を発揮してくれる職種は看護師なのですが、看護師の役割は限定されています。保健師助産師看護師法において「傷病者若しくはじょく婦に対する療養上の世話又は診療の補助」と規定され、療養上の世話は看護師が自ら判断してできますが、基本的に"医師の指示に基づいて"診療の補助をすることになっています。

　ところが、常駐医師がいない介護施設が多いため、施設で働く看護師は医師の指示を常時仰ぐことが困難になっています。看護師は、本人の常日ごろの状態とその変化をつぶさに観察し、医師に報告・連絡をしながらケアをしなければなりません。看取りに向けてのケアの方針が一致している場合はストレスになりませんが、そうでない場合は、現場の介護職員をも混乱させ、「人間の尊厳を持った看取り」という看取りにおける究極の理念が絵に描いた餅になってしまうこともあります。

自らの使命を振り返りチーム内で役割を果たす

　医師と看護師・介護職員等の連携や判断は、看取りの現場に大きく影響を与えます。筆者は常々、医療・福祉職は、たとえ本人にさまざまな障害が生じても、最期まで人間らしく生を全うする伴走者であるべきではないかと思っています。特に本人が臨死期にあるときに、介護職、栄養士、リハビリ職、事務職、清掃職等も含めて、どのようなことをお互いにサポートしてほしいか、またはサポートしてもらうと助かるのかを十分に討議を重ね、相互に連携できるようなコミュニケーションを取れる職場風土を構築しておく必要があります。

　例えば、医療職が本人の状態変化を察知したときには、すぐ介護職にも連絡するようにします。介護職はこれを受けて、看取りのときにその方の人生の輝いていたころを再現するというような準備も始めます。チームでやることはたくさんあります。そのための研修、シミュレーションをしておくことです。

　個々の職員が自分の職業使命を確認し、それぞれの職員の専門性を生かし、また、それ

それの専門性に敬意を払いながら、看取られる本人を中心とした終末期をどのように過ごしていくかを考えると、自らのあるべき姿が出てきます。

介護職・医療職としては、清潔の保持、呼吸の安楽、医療的処置、不動による苦痛の介助、家族へのケアなどをケアプランに落とし込んで、それぞれの職務の領域に固執することなくオーバーラップしながら、本人を中心としてケアすることも必要になってきます。

「私が看取りたい」と言った職員

いくつもの家族がさまざまな介護模様を職員に教えてくれます。介護家族が『死』への苦悩や揺らぎ、決断をする中で、「その一家らしい」看取りをしていく姿に触れ、介護する職員の態度も変わっていく様子を筆者は見てきました。終末期ケアを施設で開始したばかりのころは、多くの若手介護職員が介護という仕事に携わっていながら、なお、「死は怖いもの」という思いでいました。

どんな症状・状態を経て死へと向かうのかわからない怖さ。死に立ち会ったとき、自分がどう対処すべきかわからない怖さ。息を引き取った後、人間はどんなふうに変わってしまうのかがわからない怖さ。多種多様な怖さが入り乱れて、なおさら怖いのだというのです。

しかし幾例もの死と家族を見つめていくうちに、何人かの職員が、「同じ亡くなるなら、自分が看取れるときに亡くなってくれるといいな」とまで語るようになったときは、本当に嬉しかったものです。

死は必ずやってきます。悔いの残らないようなかたちで「死」を迎え、送り出せる準備を整えておきましょう。本人を含めた家族と専門職との間、そして家族の間で話し合い、納得しておくことが大切です。

コラム

筆者の若輩管理者時の失敗談…死は忌み嫌うもの？

　高齢者介護の分野では「死は忌み嫌うもの」として扱われ、入所時は玄関から堂々と入り、死亡退所時は裏口からひっそりと出られるのが慣例になっていました。これは筆者のひとつの体験談です。

　ある高齢者施設（通所）に通っている方の訃報が届きました。その施設に通う高齢者たちは、皆、死をより身近に感じているだけに、この訃報を伝えてよいものか職員同士で悩み、結果、伝えることなく封印しました。

　しかし、施設に通う高齢者の反応はまったく違うものだったのです。
　身近な人の死は、自分たちにもいつか迎える死であり、隠されることが最も辛く、また、大切な仲間だから一緒に冥福をお祈りしたいという気持ちであることを知りました。

　高齢者から教えていただいたこのことを糧に、昼食後、私たちは故人を偲んで思い出話とご冥福をお祈りすることにしました。
　このとき学んだことは、死は誰にでも必ず訪れる平等な現実であり、どのように生きるかも大切ですが、どのように死ぬかも大切で、決して忌み嫌うものではないということでした。

メ　モ

Q5-15 在宅で看取りはできますか?

在宅での終末期のケアはどうすればいいのか?

在宅か施設かの二者択一での正答はありません。介護家族や認知症の人の元気だったときの意向に沿ったかたちであったり、あるいは施設への入所待ちだったなど、さまざまな状況の下、在宅で終末期を迎える方がいます。

在宅で終末期を看取ることは可能です。終末期になると、元気だったころの認知症のさまざまな症状（中核症状や行動・心理症状）に振り回されることはなくなり、食事・入浴・排泄・整容等の身体介護の占める割合が多くなります。しかし、生活のすべてに介助を必要とする重介護になっていきますので、一人だけではなかなか容易なことではありません。

家族の協力やホームヘルパーによる訪問介護が必要です。また、症状や苦痛を緩和する処置や医療的アドバイスを行ってもらうために、医師・看護師の定期的な訪問診療も必要です。在宅で終末期を過ごすためには、家族とともに介護職・医療職等の多職種連携によるチームの存在は不可欠です。

終末期の在宅ケア

終末期における認知症の人の在宅ケアを行う場合は、24時間365日介護に従事する覚悟が必要です。介護者（家族）が最低限やるべきことは、衣類やおむつの交換、褥瘡（じょくそう）を防ぐための体位変換、食事の世話（胃ろうの場合は栄養剤注入）、そして気道に詰まった痰の吸引の見守り等です。

水分や食べ物の摂取量も減ってくるので、常に体調管理に心配りをしながらこれらのことを行わなければなりません。そして日常生活に必要な洗濯、掃除、炊事等があります。

ですから、家族だけで抱え込まないで、介護保険サービスを最大限利用することが大切です。専門職にお願いできることは積極的にケアプランに導入していきましょう。24時間対応の巡回訪問介護、24時間対応の訪問看護、24時間対応の訪問医療が組み込んであると、介護家族は安心を得られます。

ただし、さまざまな職種の方の出入りが常時あることで、介護者（家族）は気が休まらなかったり、人との交流が苦手な場合は重荷になったり、専門職の一言で救われたり傷ついたりして、振り回されてしまうこともありますので注意が必要です。家族と専門職がお

互いに看取りに向けてさまざまな情報交換や悩みを共有して、良好なコミュニケーションがとれるようなチームを組むことも、在宅介護を支えるうえで大切な要素になります。

家族間で看取りを共有する

　何よりも在宅で「生を全うする」ためには、介護する家族はもちろんのこと、親族等も含めて医療・福祉の専門職としっかりと細かい対応方法を詰めておく必要があります。

　家族は最後の期間にできるだけ認知症の人と関わりを持って、家族なりのベストを尽くすことです。とは言っても、「在宅で看取りを」と一生懸命取り組んでいる介護家族が先に倒れてしまったり、認知症本人が合併症を患って急変したりと非常に変化の多い時期ですので、気持ちは強くあったとしても在宅だけにこだわらず、臨機応変に専門職と連携をとって、いつでも施設や病院へ移行して構わないのです。ときには、ショートステイも上手に取り入れていきましょう。

　家族と本人の双方にとって、無理のないかたちで最期を迎えることが大切です。それまで在宅で介護を続けていたのですから、「最期は在宅で」と願っていたことが叶わなかったとしても、それは「家族なりのベスト」を尽くした"立派な"在宅での看取りなのです。

◆介護家族の声
〜残してくれたのは家族の絆です〜

　施設に入所させることなく、8年の介護生活を終えました。施設に入所させようと家族で話し合ったことも何度かありましたが、そのたびに家族の誰かが、「家で死にたいと言ってたよね」と言います。
　思い直して家族総動員で面倒を見ました。

　母の思いどおり自宅で息を引き取り、長男として死に水をとることができました。妻の介護疲れ、自分の介護疲れからの夫婦ゲンカや、徘徊で警察に頭を下げるなど、いろいろなことがありましたが、母の葬式では、言葉にならない家族の一体感があり、介護を通して絆が深まっていたのを自覚しました。

　母が残してくれたのは家族の絆です。もっと何かできることがあったのではないかと、多少の悔いもありますが、自宅で見送ってよかったと思っています。私の息子や娘の心の成長にも役立ったようです。
　　　　　　　　　　　　（介護者：息子／アルツハイマー型認知症／要介護5）

Q5-16
痰の吸引や胃ろうをするようになっても在宅で看ることはできますか？

喀痰吸引や胃ろうの処置は誰ができるの？

　社会保障制度の改正により住み慣れた地域で暮らす「地域包括ケアシステム」が提唱され、医療を受けながら在宅で暮らす高齢者が増加してきています。しかし、過去においては、呼吸を阻害する口や気道に溜まった痰や唾液の吸引は医師・看護師や直接の介護家族しか行えず、介護職は除外されていました。

　原因不明の神経難病の筋萎縮性側索硬化症：ALSの患者と家族を支援する団体「日本ALS協会」は、平成14年11月、在宅患者の喀痰吸引等が家族によって行われている状況は家族の負担が大きいため、日常生活の場での介護職の喀痰吸引を認めるように厚生労働省に要望書を提出しました。高齢者施設等でも実際に看取り場面等における研修を受けた職員等について、違法性阻却論（違法と推定される行為について特別の事情があるために違法性がないとすること）を持って実施していた施設もあります。

　またその後、社会福祉士及び介護福祉法の一部が改正され、平成24年4月より介護福祉士等による喀痰吸引等の実施が制度化され、研修を受けることにより介護職も喀痰吸引ができるようになりました。この研修では、胃ろうの研修も同時に行われています。すでに施設等では研修修了者もいますので、喀痰吸引や胃ろうの処置が必要な人でも利用できるショートステイ等の施設も出てきています。

在宅での喀痰吸引と胃ろうのケアについて

　普通の人は咳払い等によって痰を自力で吐き出すことができますが、重度の認知症高齢者は自力で痰を出せず、そのままにしておくと呼吸がしにくかったり、肺炎を引き起こしたりします。このため、口の中や気道に溜まった痰や唾液等を吸引して取り除く介助が必要になります。これが喀痰吸引です。一定時間ごとに、様子を見ながら吸引器具のカテーテル（管）を気道に差し込んで、痰を吸引します。

　胃ろうの処置は、カテーテルを通じて定期的に栄養剤を注入します。胃に注入した栄養剤が口まで逆流することもありますので、注意します。また、お腹に装着した胃からつながっているカテーテルが抜けたりしていないか、カテーテル周辺の皮膚に異常はないかなどの状況を確認していくことが必要で、異常がある場合は、すぐ担当医師に連絡して処置する

ことが重要です。
　胃ろうに使用しているカテーテルは、ある程度（1、2カ月～半年くらい）使用すると交換する必要があります。群馬県の医師会では、群馬式（p.244参照）によって患者が入院することなく胃ろうを造設したり抜いたりすることも行っていますが、すべての医師がそうしてくれるわけではありません。

多職種との連携が必要です

　最重度になっても、痰吸引や胃ろう等の医療的ケアを頑張って在宅で行っている家族もおられます。こうした在宅介護を継続している家族は、多くの場合、プロ顔負けの素晴らしい行き届いたケアをなさっており、身を粉にして認知症の人のために頑張っておられて頭が下がります。
　しかし、長年にわたって介護をされていると、介護家族が先に倒れてしまうことも珍しくありません。また、医療的ケアが充実している今日では、介護生活が10年、20年と長期になることもあります。在宅介護を行っている家族には、気分転換や休息の時間が必要です。
　介護保険や医療保険等の訪問介護や訪問看護、訪問リハビリ、居宅療養管理指導等を使いながら、介護家族が休養する時間も取ることができるショートステイ、デイサービス等の利用も考えてください。
　そして、在宅介護のためには、何かあったときにすぐに駆けつけてくれる医療職、ケアマネジャーとの連携が必要不可欠です。これらの多職種の専門職とともに、チームとして介護に関わることができる関係性を構築できるかどうかが、在宅での介護生活のキーポイントになります。

コラム

在宅で看取る

　東京でライターの仕事をするKさん（女性60代）は、新幹線で片道2時間以上かかる実家に暮らす母親（要介護5）の介護が必要になってからは、毎週末帰省し、平日に介護を担当する弟（50代）と交替する生活を10年続けていました。弟は在宅で介護をしたいとの思いから母親と同居しており、痰の吸引が必要な母のために、喀痰吸引の指導も受けて在宅で介護を続けていました。

　そんなある日、弟が脳梗塞で倒れてしまいます。手術と入院が必要になったため、母親も一時的に弟と同じ病院に入院することになりました。術後、弟は、「喀痰吸引ができなければ母と自宅に戻っても介護ができない」とリハビリに励みましたが、退院は許されたものの片麻痺が残ってしまいました。これを受けてKさんは、東京の自宅に二人を引き取る決断をしました。

　とはいっても、二人の生活をKさん一人で支えるために、仕事を辞めて介護に専念するというわけにはいきません。筆者はそんなときにKさんに出会いました。在宅で介護を続けたいというお二人の気持ちを汲み、Kさんの自宅の近隣の医療・介護機関と相談し、リハビリ、訪問看護、そしてときどきショートステイを利用するという内容で介護サービス体制が組まれ、東京での在宅介護が可能になりました。

　ほどなく終末期に入った母親について、医師はその後、「人が亡くなる状態とはどんなふうになるのか」「そのときに何ができるのか」などを丁寧に話しながら、医師、訪問看護、訪問リハビリ、ケアマネジャー、入院のできる診療所（何らかの原因による急変時のことも考え、本人も、家族も緊急入院できる病院等の確保も含めて）等でチームを組み、看取りまでの間、どのような状態を経ていくかをKさんと弟に説明していました。在宅での看取りに向けて、親子の絆を確認しながら過ごす毎日を送りました。そして、母を看取る直前、Kさんは「心はとても穏やかに看取れるの」とおっしゃられました。

　専門職と家族が共に補い合って体制を組むことで、在宅介護、そして在宅における看取りまでも可能になったケースです。

第5章 終末期はどう迎えればいい？

厚労省 在宅看取り推進へ
遠隔地から死亡診断可能に

看護師に研修、来月から

厚生労働省は、医師が直接患者の死後診察を行うことが困難な場合に、情報通信機器（ICT）を利用して看護師から情報を得て、遠隔地から死亡診断ができるようにする。不必要な救急搬送や亡くなった人を長時間放置せざるを得ない状況をなくし、在宅での看取り推進の一助としたい考えだ。死亡診断を補助する看護師の研修を来月から始め、今年度中に実施する。

死亡診断に関する規制緩和は、2016年6月に閣議決定された政府の規制改革実施計画で重点事項として盛り込まれたものだ。医師法では、医師による診察なしに死亡診断書を交付することは禁止されており、最後の診察から24時間経過して死亡した場合には、改めて直接診断（死後診察）を行わなければならない。

医師が対面で診察しなくても死亡診断書が交付できるよう厚労省の研究班が具体策をガイドラインとしてまとめた。

ポイントは看護師とICTの活用だ。医師法とICTの整理については、厚労省が1997年に発出した通知で、いわゆるICTを用いた遠隔診療について「直接の対面診療による場合と同等ではないにしても、これに代替し得る程度の患者の心身の状況に関する有用な情報が得られる場合には、医師法に抵触するものではない」としていることを踏まえ、死亡診断にも適用できるとした。

要件は5つ。①医師が死の14日前までの診療で早晩の死亡を予測②医師と看護師との連携体制があり、患者・家族も同意③死後診察まで12時間以上かかる④介護現場での3年以上の就労と5人以上のターミナルケア経験のあり、法医学等の一定の教育を受けた看護師⑤スマートフォンやテレビ電話などで死の三兆候（心停止・呼吸停止・対光反射の消失）の確認をリアルタイムで医師に報告できる――。

診察まで12時間以上かかる場合とは、離島や山間地域など移動手段が限られている場合だけでなく、関連病院で当直勤務に就いているなどの場合も該当する。三兆候の確認は十分以上あけて2回実施するなど、死亡の事実を確実に確認することや異状死を見逃さないようにするための条件も明記している。

厚労省では研究班による上記ガイドラインを踏まえ実施要綱を策定する。補助にあたる看護師への研修は来月から行い、今年度中に800人程度の研修を見込んでいる。

ICTを利用した死亡診断が可能な条件

（1）医師が、死亡前14日以内に行った直接対面での診療で、早晩死亡することが予測されていること。
（2）終末期の際の対応について事前の取り決めがあるなど、医師と看護師と十分な連携が取れており、患者・家族の同意があること。
（3）医師間や医療機関・介護施設間の連携に努めたとしても、医師が直接対面で死亡診断を行うまでに12時間以上かかることが見込まれること。
（4）補助する看護師は実務経験5年以上で、うち3年以上訪問看護か介護保険施設等で勤務し、5人以上のターミナルケア経験者。法医学等に関する一定の教育を受けること。
（5）テレビ電話やスマートフォンなどリアルタイムの双方向コミュニケーション、及び文書・画像の送受信が可能な体制が整備されており、死亡に異状がないと判断できること。

（シルバー新報2017年7月21日より）

Q5-17 自分らしい旅立ちの準備には、どのようなものがありますか？

自分の意思・希望を伝えておく

　認知症でなくても、人は皆この世から旅立たなければならないときが来ます。しかし、そのときが来たらどのようにしたいか、するべきか、ということは誰にも決められません。旅立つ本人であっても、そのときには決められない状況が多いのです。

　認知症が進行した段階になると、自分の意思も伝えられなくなります。もし自分らしい旅立ちをしたい場合には、認知症になる前か認知症初期の段階で、明確に家族や関係者に自分の意思と希望を伝えておく必要があります。

エンディングノートを活用しましょう

　自分の意思や希望を文書として残す手段としては、最近あちこちで発売されている終活ノート（エンディングノート）に記載することも有効です。これは自身の終末期の延命治療の希望の有無や死後の葬儀、墓等、家族がさまざまな判断や手続きを進める際に必要となる情報について残しておくためのノートです（**参考資料5-3，5-4**）。

　ノートには記載者本人に財産の内容を記載させる欄もありますが、遺言書のように法的拘束力はありません。相続人の誰かに特別に多く財産を相続させたい場合等は、別途遺言書を作成しておく必要があります。

家族との対話

　自分の意思や希望を記載した終活ノートを作成したら、それで終わりではありません。旅立ちのとき、将来残される家族を混乱に陥らせないためにも、自分の意思や希望を、ノートを見せながら口頭ではっきりと伝えておくことも重要です。

　家族は、介護を終えた後も、介護を担っていたときに体験した負の出来事が心の痛手となって悲嘆し、苦悩した経験から抜け出せずにうつ状態になる方もいらっしゃいます。家族の苦悩は病態によっても異なりますし、同じ家族といってもその置かれた立場や介護状況によって悩みは千差万別です。

　しかし、いずれの家族も共にそのときを過ごしたことは、後に自らの人生の礎となるはずです。このような家族の悲嘆と苦悩を緩和するためにも、それまでの人生の中で家族といて楽しかったこと、苦しかったこと、家族に感謝したいことなど、家族との対話の中で元気なときに少しでも伝えておけると違ってきます。残される家族が後に感じる後悔の念の払拭と、そして心の安らぎになるはずです。

残される家族のために

　自分が旅立った後に残された遺族がすぐに困るのは、葬儀社をどこにするか、遺影の写真をどれにするか、親族・関係者への連絡をどうするか、死亡届から始まる提出書類をどうするかなどがあります。家族を困らせないためには、本人が写真や連絡先のリスト等をあらかじめ準備しておくとよいかもしれません。

　それまで仲の良かった兄弟姉妹が、遺産相続をきっかけに仲たがいして口も聞かなくなってしまったということはよくあります。これは、遺産の多い少ないにかかわらずあるのです。このような家族・親族の紛争を避けるために、遺言書の作成が不可欠です。

　家族が困らないように、財産の目録や引き出しや金庫等どこに置いてあるかを含めて、できるだけ準備しておくことをお勧めします。

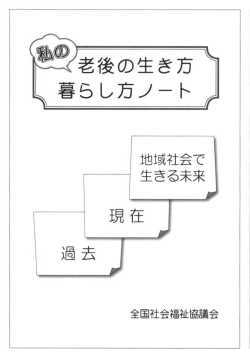
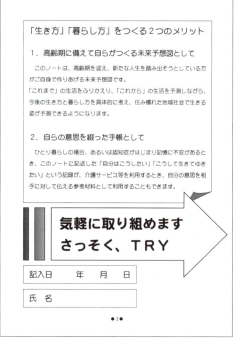
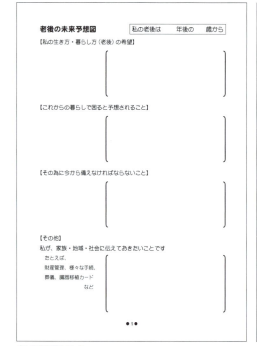
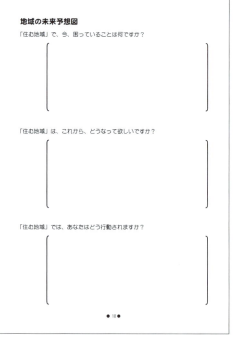

参考資料5-3(「私の老後の生き方・暮らし方ノート」全国社会福祉協議会より引用)

第5章　終末期はどう迎えればいい？

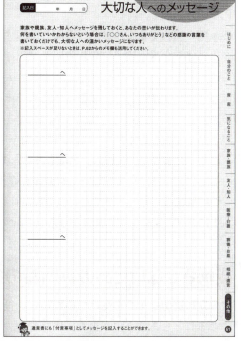

参考資料5-4（「もしもの時に役立つノート」コクヨより引用）

Q5-18 後悔しない介護をするにはどうすればいいですか?

認知症の人の介護は

　認知症の介護は何年続くと言えるものではありませんが、筆者の経験で最も長い期間は19年半でした。寝たきり（要介護5）になってからは5年半でしたが、要介護度によって「あと何年」と言えるものではありません。要介護1でもあっという間に重度化し、亡くなることもあります。一般的には、認知症の人の臨死期が突然起こることは稀です。

看取りの時期と専門職の介入

　誰もが住み慣れた地域、在宅等で最期を迎えることを希望しますが、誰もがそれをできるわけではありません。看取り時期から最後の一呼吸に至るまで、本人の病状も刻一刻と変化していきます。

　終末期の病状変化をはじめ、看取りに関する法律、倫理的配慮、全身的苦痛の緩和、病状変化に伴う介護家族への病状説明と意思確認、それに伴う親族間の調整、医師、多職種との連携、臨終期の調整と連携、そしてグリーフケア（p.271参照）等々、瞬時の対応が必要になってきます。これらが整って初めてその後、本人の「死」が生きてくることになるのです。

　豊かな「死」を迎えるためには、臨死期を豊かに迎えることです。そのためには専門職の介入は欠かせません。医療的ケアはもちろんですが、介護家族に対する看取りに向けた専門職の対応次第では、介護家族同士が関係を修正できる糸口を見つけられたり、血縁関係における問題解決のヒントを得て親族のつながりを改めて考えるきっかけができたり、自らの後の人生にプラスされるよう家族の力を引き出すこともあるのです。

後悔させないための専門職の役割

　終末期に適切なケアを受けていないと、後に残された家族は自責の念に駆られてうつ状態になることもあります。また、病院や施設、事業所等に期待していた看護や介護が行われずに亡くなったとき（予期悲嘆に伴走できない専門家も多いために起こります）には、家族の気持ちが怒りや後悔に変わることもあります。前に進むことができずにいる状態に

悩まされることもあります。

　元気な高齢者は自ら施設等を選択してそこでの看取りを希望する場合もありますが、要介護状態となった高齢者の大方は自ら希望して入所することはほとんどありません。介護に携わる専門職は、家族等がどのように関わっている中で入所となったのか、その経緯から複雑な家族関係までたどることも必要になります。

　これまで関係性の揺れが大きい家族の場合には多くを語ろうとしない方も多く、また非常に繊細な部分なだけに介護職からは聞きにくい部分もあると思います。しかし、これらのアセスメントが、その後の家族の融解、もしくは亡き後のグリーフケアにつながっていくことを理解し、家族を後悔させないための介護につなげていく支援を忘れてはなりません。

後悔しないために

　本人が亡くなった後、残された家族は多かれ少なかれ後悔の念を抱きます。「生きているときに、もっといろんなことをしてあげればよかった」「もっとやさしくしてあげればよかった」と、そのときどきの本人への接し方を後悔したり、「もっといい病院（施設）に入れてあげればよかった」と、病院（施設）の選択についても振り返って悩みます。

　家族はそれぞれに、人間関係、仕事、経済的問題等の事情を抱えています。家族が認知症の人にしてあげたかったこととできたことに差があるのは当然です。それゆえ後悔の念を抱くことは仕方のないことですが、その事情の中で、そのときどきの全力を介護に注いだはずです。在宅にしろ、施設にしろ、自分にできることの精一杯の選択をしたはずなのです。そして、終わりが近づいたその人の残された運命の中で、看取りまでたどりついたのです。

　後悔の思いが沸き起こるのはかけがえのない一人の生を見送ったその後であり、終末期に何らかのわだかまり（施設、病院、自分自身に向けて、等）を持った介護者はその結果にとらわれ、動けなくなり、立ち止まってしまいます。そして、のちに、時折フラッシュバックしてくることがあります。しかし、看取りまでの道のりを振り返って、そのときの自分を人と比べたり、否定する必要はありません。また、その過程を誰も非難することはできません。

　認知症の人の介護を始めてからこれまで、介護生活において楽しく話ができたり、反対に苦しいと思ったことも多々あると思います。でもその中で、「認知症の人ができるだけ安心して過ごせるように」という思いは変わらなかったはずです。決して自分を責めないでください。本人は安心して逝ったのです。

　看取りの経験は、誰でも、いつでも体験できることではありません。人の最期に寄り添って伴走するという貴重な体験を与えてくださった認知症の人の生を、自身の介護生活を振り返って後悔し、その後の人生を進んでいけなくなるような受け止め方にしないでください。必ず、残された介護家族（あるいは介護職）の心の成長と、その後の行動の礎になっています。

　人は誰でも死を迎えます。その最期に再び寄り添うとき、過去の看取りの体験のおかげで自分の心が豊かに成長していることに気がつくと思います。

Q5-19 心穏やかに看取るためにはどうすればいいでしょうか？

心穏やかな看取りのために

　この世に生を受けた瞬間から、誰もがゆっくりと死に向かって歩き続けています。そして親や配偶者に介護の必要が出てきたら、それは「死」というものがそう遠くない将来に見えてきたという意味でもあります。

　愛する人を失うことはとても悲しく、心の内に大きな喪失感を伴います。しかし、死は誰にも等しく訪れます。赤ん坊が誕生するときにその命をみなで祝福するように、やはり、死のときにも、介護家族、職員、関係者で見送ることができたら、しかも本人が喜ぶようなかたちで見送ることができたら、素晴らしいと私は思います。

「死」への準備

　筆者は十数年の間、高齢者福祉事業に従事し、終末期ケア、つまり看取りの大切さを身をもって学ぶ場に恵まれました。そしてそのとき、本人、そして家族が、死に備えて心の準備をするということは非常に重要なことだと学びました。

　本人に「これだけはやっておきたい」「こんな終わりを迎えたい」という希望があった場合に、それを家族が知り、叶えてあげられたときとそうでないときとでは、残された家族の悲しみの癒え方がまったく異なるのです。

　本人が幸せだと思える最期を迎えられたとき、あるいは「きっと本人は幸せと感じてくれただろう」と家族が思える最期を迎えられたとき、葬儀でも悲しみの涙は流れてきません。悲しみは、時間がかかっても、穏やかに豊かに心を昇華します。

豊かで幸せな「死」の昇華

　心穏やかな看取り、豊かで幸せな「死」の昇華について、どのようにすべきかという決まったかたちはなく、家族ごとにさまざまなかたちがあります。

　次の2つの事例に示すように、看取りに直面した家族が悩みながらも自らの希望を言葉に表し、実現する姿は、当事者はもちろん、関わるすべての人たちに看取りにおいて大切なものは何かを教えてくれます。

心の奥底に秘められた想いをかたちに

Aさんは、認知症を患った奥さんを長いこと介護し続けていました。その10年近くの間に奥さんの状態は徐々に悪くなっていき、のちに要介護5でほとんど寝たきりになりました。もうAさんのことは認識できませんし、意思疎通もままなりません。

常々Aさんは、「最後の望みは何か、妻に聞いておけばよかった」と残念そうに語っていましたが、ある日私に「もうそろそろ最期のお葬式に向けて準備をしておこうと思うけれど、かみさんの教会に連絡をしたほうがいいだろうか？」と尋ねるのです。

聞けば、奥さんは確か昔クリスチャンだったはずなのだが、結婚してからというもの一度も彼女が教会に行ったことはなく、おそらく無信心の自分にずっと遠慮していたのではないか、と言うのです。

認知症を患う以前に一度だけ夫婦でヨーロッパを旅行したとき、観光コースに入っていてたまたま訪れた教会で、奥さんはずっと手を合わせて佇み、讃美歌が聞こえてくるとニコニコと本当に幸せそうな笑顔で聞き入っていたそうです。それらが、堰を切ったように思い出されてきたというのです。

Aさんはその後、近所の教会に連絡を入れ、教会のほうも四方八方に手を尽くしてくれて、奥さんが洗礼を受けた教会を探し当てました。そして、当の教会ではないけれども宗派が同じ教会を紹介してくれた、と嬉しそうに私のところへ報告にみえました。

さらには教会とAさんの先祖代々からの宗派の住職が共に奥さんの死への準備を考えてくれ、Aさんの後悔の念も少しずつ昇華されていきました。

「かみさんとは宗教が違っても一緒に入れるお墓をつくったよ」と笑って、Aさんは帰って行きました。

コック姿であの世へ旅立った幸せ

Kさん（男性）の家族は、介護する側からすると、（言葉は悪いのですが）少々扱いづらい一家でした。Kさんを愛する気持ちが募るあまり、家族は介護の仕方に対する激しい不満や苦情を職員に対して噴出させました。やれ介護がおざなりだの手抜きだのと、責められる日々でした。

重篤な状態になって家族へ連絡をすると、中心となって何度か話し合いを重ねていた家族以外の親戚（表には出てこないモンスター家族）が現れました。救急車を呼び、搬送された病院では気持ちが揺らぎ、それぞれの意見で延命治療をする、しないを主張して、親族内でもめるような対立ばかりしていました。

筆者は、家族に呼ばれたり、医師との間に入ったりを何度か繰り返してきました。正直なところ、なぜ、この長男家族が決定できないのかと、医師も含めて専門職が振り回されるだけ振り回され、戸惑わされることばかりでした。終末期のKさんはほとんど意識らしい意識がなく、この一家のもめる様子にほとんど気づかずにいられたことを、私たち職員側は「むしろ幸せなこと」とまで思っていたものです。と同時に、おそらく一家はKさんの死に際して、心穏やかに送ることはできないだろう…とも思っていました。

ですが、実際には違いました。その後も何度かの誤嚥性肺炎を発症して入退院を繰り返したのですが、なぜか筆者の施設へ再入所を希望してきます。その都度、もう今は終末期であることを説明し、今後のことについて、モンスター家族も入れて話し合いを持ちました。

病気になるまでには、一人ひとり生きてきた道があります。コックだった父親と長男はそれまで絶縁状態が続いていましたが、父親が介護状態になった今になって、お店を継ぐことになったそうです。

そんな中、まさに「臨死期」を迎えたのです。関わってきた全家族、専門職を緊急に招集して、今後のことを話しました。これまでの流れから考えると、家族からは「病院へ転院を」と要望が出るかと思っていたのですが…、店を継ぐことにした長男が口を開きました。

「今日明日という状況もこれまでの入院生活を見てわかっています。ですので、ここで死なせてください。そして一つだけお願いがあります。私たちは、医療法とか難しいことはわかりませんが、親父がつくっていたスープを真似してつくって店で出していますので、舐めるだけでも味見をしてもらいたいのです。万が一のことがあっても、私たちの責任にしてください。自己満足でもよいのです。お願いいたします」と。

話し合いの末、翌朝、息子さんが30種類以上の食材を15時間も煮込んだスープを、大切に抱えてやってきました。そして、Kさんは部屋に招集した全員の見守る中でティースプーン1杯分のスープを味わうことができ、そのKさんの目からは涙が落ちました。

その後3日目に、Kさんは静かに息を引き取りました。死亡診断書は「老衰」でした。

清拭を終え、通常なら経帷子（きょうかたびら）を死装束としてまとうところでしたが、Kさんが生涯をかけて頑張り抜いた仕事…料理人の姿で送ることを家族は申し出てきました。「経帷子姿はお父さんらしくない」と。そして、Kさんは純白の凛々しいコック服を着せられ納棺されたのです。

棺はまっすぐ葬儀場へ向かうこともありませんでした。町の小さな中華屋を営んでいたKさんは、その中華屋に家族と一緒に帰り、一晩を懐かしい場所で愛する家族とともに過ごしてから、旅立ちました。

お見送りのさまざまなかたち

ある音楽家は現役時代の真っ赤なドレスを着て葬送曲の流れる中、また和装をこよなく愛していたある女性はお気に入りの着物に身を包んで、またある中学教師はテニスウェアと教え子の写真と涙とともに、それぞれ納棺され旅立たれました。

このように、誰もが同じ死装束にするのではなく、自らの旅立ちの準備としてそれぞれの死装束を用意してもらうことで、自分らしい旅立ちができ、そして残された家族が「本人は幸せだった」と思い、その後を心穏やかに過ごせることもあるのです。

Q5-20 遺族へのグリーフケアはどうすればいいでしょうか？

グリーフケアとは？

　グリーフケアとは、親、子ども、親族等、自分の大切な人を亡くし悲嘆に暮れている遺族に対する、心理的サポートを行うケアのことです。医師・看護師や臨床心理士等により、遺族がその事実を受け入れて前に進む生き方を見出せるようにしていきます。

遺族へのグリーフケア

　死から学ぶことは「死への恐怖」や「抵抗感」ではありません。私たち介護専門職は、職業を通して人の命の尊さを学びます。生きることの時間を共有することにより、利用者の方は恩師のような存在となります。しかしながら、生前に良好なコミュニケーションがとれていないご家族は、死後になって後悔したり、懺悔をしたり、罪悪感から立ち直れなかったりします。

　ここで重要なことは、家族が看取りの後に後悔することがないように、さまざまな社会的制約を受けながらも、家族のそれぞれの立場において、「精一杯自分なりに関わった」と満足していただくことではないでしょうか。

　私が施設の管理者であったときは、看取り後のご家族、ご親族に「○○さんはご家族に守られて幸せでしたね。お世話になりありがとうございました」とお話しすることにしていました。ケアに携わる私たち介護専門職は、一人の死を通して、人生の終焉という大切なときと場を共に過ごすことができたことに感謝し、大きな学びを与えてくださったご本人とご家族に心からお礼を申し上げたいと思っています。ですから、全職員が玄関でお別れの挨拶をします。このような遺族へのグリーフケアは、遺族の心を癒し、前に進ませる原動力ともなります。

　死は恐れることではありません。人間には、生物としての生と、スピリチュアルな生があります。このスピリチュアルな生こそ、死後も霊的生となって家族の中で一体となり、癒し、励まし、勇気づけてくれるものであることを、家族と看取りを共に過ごした職業人として、家族に伝える必要があるのです。

（日本大学歯学部紀要38: 107-114, 2010, 服部安子改編）

メモ

資 料

1 認知症の基礎知識

2 医療・福祉の専門職へ向けて（著者の講演記録）
- BPSD：ケアの実践―認知症の方のアセスメント―
（「第18回認知症を語る会」講演集より転載）
- 日本における認知症政策の状況と課題、展望
（H.C.R.2014 国際シンポジウム報告当日原稿を一部改変）

3 認知症介護家族の心のメッセージ
「家族として、最も介護がつらかったこと（だった）出来事はどんなことですか？」
（「認知症介護家族の心のメッセージ集」より）

認知症の基礎知識

Q1 そもそも認知症って何ですか？

認知症（dementia）とは

　正常に発達した記憶、学習、判断などの脳の知的機能（認知機能）が後天的な脳の器質的障害などにより持続的に低下し、日常や社会生活に支障をきたす状態をいいます。

　国際疾病分類第10版（ICD-10）による認知症の診断基準では、①記憶力の低下、②認知能力の低下、③上記①と②により日常生活での動作や遂行能力に支障をきたし、その状況が6カ月以上継続していることで診断します。介護保険法では、アルツハイマー病、脳血管性その他の要因に基づき、脳の器質的な変化により日常生活に支障が生じる程度まで記憶機能およびその他の認知機能が低下した状態をいいます。

　認知症は、その病態・症状によって、アルツハイマー型認知症、レビー小体型認知症、前頭側頭型認知症、脳血管性認知症などに分類されます。その比率は報告によって差がありますが、最も多いのはアルツハイマー型認知症で全体の50〜60％、次いで脳血管性認知症20％、レビー小体型認知症15〜20％、この3つが全体の90％以上を占めるため3大認知症とも呼ばれます。

・アルツハイマー型認知症（Alzheimer-type dementia / Alzheimer's disease: AD）

　1906年ドイツの精神科医のアロイス・アルツハイマー博士により初めて報告されたことから、アルツハイマー病の名称が付けられました。何らかの理由でアミロイドβというタンパクが発症の20〜30年前から脳内に蓄積することが発症に関わると考えられていて、これはアミロイド仮説と呼ばれ、現在、アルツハイマー病の主要な病因の一つと考えられています。脳の側頭葉内側や頭頂葉部の萎縮がみられ、初期は、いわゆるもの忘れの記憶障害から始まり、言葉のやりとりが困難（失語）、料理の段取りができなくなる（実行機能障害、中度になると、道に迷う（失見当）、洗濯機が使えない（失行）、衣服の着方がわからなくなる（着衣失行）、重度になると、家族や配偶者の顔がわからなくなる（相貌失認）、食事や排便にも介助が必要になって、ついには言葉も通じなくなってきます。緩やかな介護を受けた人は、発症から5〜15年くらいで寝たきりになり、死に至りますが、5〜15年くらいというのは、介護度でもなく、その時の他の疾病や介護状況によっても全く変わってきます。筆者は、徘徊時の家族の大変な時から植物人間から復帰、最高で19年半のお付き合いをした方がおります。人それぞれです。

　アルツハイマー型認知症は、記憶障害を発症することが大きな特徴です。記憶障害は、近い記憶から（短期記憶）から忘れ、病気になる前の昔のことはよく覚えている（長期記憶）などです。例えば、食事など直近の体験を忘れたり、出かけて戻って来られなくなる徘徊なども、ときにみられるようになります。

・レビー小体型認知症（dementia with Lewy bodies: DLB）

　1976年に日本の小阪憲司博士らによって発見されたびまん性レビー小体病を病態基盤としており、αシヌクレインを主要構成タンパクとするレビー小体という特殊な構造変化が大脳皮質全体に出現することが知られています。

　レビー小体型認知症は、必ずしも初めからもの忘れなどの記憶障害が目立つわけではなく、REM睡眠行動障害（夜中に夢を見て突然大声を張り上げたり、ウロウロと歩き回ったりする）、無気力のような症状が長く続き、初期には便秘、立ちくらみ、血圧の変動、手が震える、動作が遅くなる、表情が乏しくなる、パーキンソン症状のようなすり足歩行などの症状が出ます。また、そこにないものを見たり感じたりする幻視（庭に子どもが来ている、兵隊が来た、虫がいる）、誰かがうちに来ている（幻の同居人）などという症状が出てきます。

　頭がはっきりしているときと、ぼーっとしているときがあり、この状態を繰り返しながら病状が進行していきます。

・前頭側頭型認知症（frontotemporal dementia: FTD）

TDP-43というタンパクが病態に関わることがわかっていますが、詳細な機序はまだ解明されていません。脳の前頭葉と側頭葉の脳変性疾患によって人格障害や行動障害を起こすために、周りの人の苦悩や介護負担は大きくなります。例えば、人前で成人向けの本を堂々と見たり、知らない異性に抱きついたりする性的逸脱行為や、財布にお金が入っていても万引きなどの反社会的行行動をするようになることがあります。10年以上かけてゆっくり進行します。

前頭側頭型認知症では、脳の萎縮に伴い集中力や自発力がなくなります。加えて、外出したときにも一つのところが気になって何度も同じところを行ったり来たりして戻って来たり、同じものを何度も買って来たりするなどの常同行動（同じことを繰り返し）や、異常食欲（特に甘いものを好み、暴飲暴食となる）なども多くなります。

・脳血管性認知症（vascular dementia: VD）

脳の血管が詰まったり（脳梗塞）、脳の血管が破れて出血したり（脳出血、くも膜下出血）することによって、神経細胞が破壊されるため生じる認知症です。脳のどの部分の血管が障害されるかによって症状は異なりますが、片麻痺や言語障害、排尿障害を伴うことも多くあります。初期は前頭葉機能の低下により意欲低下や自発性低下などがみられます。また、脳梗塞などの発作は繰り返して起きることが多く、発作のたびに認知症の症状が急激に悪化していくのが特徴で、アルツハイマー型に次いで多い認知症です。

脳血管障害に伴う歩行・言語障害などから、意欲低下や自発性低下により動作が緩慢になり、動きたがらないことがあります。また、怒りやすくなる（感情失禁）のも特徴の一つです。

脳血管性認知症は、脳梗塞などの再発発作が生じるたびに段階的に悪化していきます。また、脳の血流状態により、記憶や判断について調子のよい日とよくない日があり、認知機能はまだら状（段階的）に悪化します。

・その他の認知症

脳の変性・萎縮関連では、前頭葉と頭頂葉に強い萎縮がみられる「皮質基底核変性症」や、脳がスポンジ状になる「クロイツフェルト・ヤコブ病」などがあります。また、事故による脳挫傷、脳炎、脳腫瘍などが原因で発症する場合もあります。

・認知症と紛らわしい症状

うつ病やせん妄などは高齢者に起こりやすく、認知症と紛らわしい症状が出現します。認知症のような精神状態がみられても、この疾患の鑑別をすることが重要です。これらは治療すれば完治する場合もあり、早めに専門医の診察を受けることが必要です。

Q2 認知症はどのように診断するのですか？

どのように診断するか

認知症の診断は、まず本人と家族への問い（問診）によって行われ、その内容は、「認知症であるかどうか」「認知症の原因疾患」「認知症の重症度」に分けられます。認知症の知的・精神機能の状態、介護家族の情報から総合的に判断されます。

認知症の専門医は、診察の前に、認知症高齢者と介護家族の会話に耳を傾け、高齢者の精神診査をしていきます。「設問にはっきり答えられるか」などの意識の状態、自発的な言語の表出、感情の表出、認知能力の検査、

見当識について、理解・判断力の検査等を丁寧に質問します。

認知症であるかどうかの基本は、本人または家族による訴えで、具体的には記憶の障害、認知機能障害、生活の障害の3点で、これらの結果と画像検査（CT、MRI、SPECT、PETなど）で判断します。

認知症の評価スケール

臨床の現場で診断の効率化を図る評価スケールとして代表的なものに、①長谷川式簡易知能評価スケール（HDS-R）と②Mini-Mental State Examination（MMSE）の2つがあります。

①長谷川式簡易知能評価スケールは、1974年に精神科医の長谷川和夫博士が開発・発表したもので、1991年に改訂版（HDS-R）が発表されました。これは、認知症の判別に最も日本で汎用されている知的機能を判定するテストで、比較的簡単に、多くの人に短時間で行える利点があります。内容は30点満点で、20点以下で認知症の疑いと判断します。

②MMSEは、認知症の簡易判定検査として、1975年にアメリカ人のフォルステインらが開発したものです。見当識、記憶力、計算力、言語能力、言語、組み立てなどの設問があり、30点満点のうち23点以下で認知機能の低下と判断されます。現在ではMMSEが世界標準になっています。

また、③時計描画検査（clock drawing test: CDT）は、視空間認知・構成能力をテストするのに優れ、数の概念、言葉の理解・記憶能力なども評価できる方法です。この検査は、レビー小体型認知症や中期以降のアルツハイマー型認知症で顕著な視空間構成能力の障害を有効的にテストすることができます。

画像診断の普及・進歩

最近の医学は、日進月歩で進歩しており、画像診断の技術は著しく進歩しています。これまで初期の段階でのレビー小体型認知症や前頭側頭型認知症等は診断が難しく、誤診されることもありました。今では上記の各種画像診断に加え、DATスキャン、アミロイドPET、MIBG心筋シンチグラフィ、タウPET等の開発により、早い段階から正しい診断ができるようになってきています。

Q3 認知症は治る？ 遺伝する？ 予防法は？

認知症はそのタイプによって治癒可能な場合もあります

認知症は不可逆的な疾患です。一度起こってしまうと元に戻らないのが特徴です。現代の医学では薬物で進行を遅らせることはできても、完全に治癒することはできません。

原因疾患によっては治癒可能な認知症（treatable dementia；正常圧水頭症、甲状腺機能低下症などの原疾患の治療により回復の可能性がある）もあります。慢性硬膜下血腫や正常圧水頭症、糖尿病、慢性呼吸器疾患、甲状腺機能低下症、ビタミン欠乏症、アルコール依存症、うつ病などが原因である場合は、背景にある疾患を治療することで、認知症の悪化を抑えることができます（図・1）。

- 慢性硬膜下血腫
- 正常圧水頭症
- 甲状腺機能低下症
- せん妄
- 糖尿病
- ビタミン欠乏症・薬の副作用
- アルコール依存症
- 慢性呼吸器疾患
- うつ病

図・1　認知症のような症状が出る病気

・特に慢性硬膜下血腫は注意が必要！

　特に高齢者の場合、注意したい病気は「慢性硬膜下血腫」です。転倒などで頭をぶつけても外傷がないからと見過ごしてしまいがちです。しかし、無症状あるいは頭痛程度の症状しか出ないため、病院を受診しない場合がほとんどです。慢性硬膜下血腫の場合、頭蓋骨の内側で脳を包んでいる硬膜と脳膜の間に徐々に血液が溜まって血腫ができ、脳を圧迫します。これにより、言語障害や半身の麻痺等の認知症に似た症状が出てきます。

　家族に迷惑をかけまいと、高齢者は転倒しても外傷がない限り家族へ言うことをためらったり、隠したりします。しかし、早期診断・治療により認知症に移行しないで済む場合もあります。

さまざまな認知症の治療

・薬物治療

　抗認知症薬として現在、ドネペジル、リバスチグミン、ガランタミン、メマンチンの4種類の薬剤があり、いずれもアルツハイマー型認知症の進行抑制に用いられます。ドネペジルはレビー小体型認知症にも効果が認められています。リバスチグミンは貼付剤です。

　また、不安、怒り、無気力などの認知症の症状を緩和するために、抗精神病薬、抗不安薬、抗うつ薬などが用いられます。

・非薬物治療

　現在の抗認知症薬は根本治療薬ではないために、その効果は限定的であることから、非薬物療法にも期待と関心が寄せられています。たとえば回想療法、音楽療法、アートセラピー、作業療法、アロマセラピー、ブレインフードやサプリメントの摂取などです。いずれも治療効果にはさまざまな議論があります。

認知症の遺伝は心配しなくても大丈夫です

　認知症の遺伝に関してはまだ研究途上ですが、40〜50歳台で発症する若年性アルツハイマー型認知症では、家族が持っている特定の遺伝子が子孫に引き継がれて認知症を発症する場合があります。ただし、その割合は若年性アルツハイマー型認知症の5％程度と低く、ごく稀なケースです。

　一方、認知症の原因となる脳梗塞、脳出血のリスク要因である糖尿病、高血圧、脂質異常症などには遺伝リスクがあります。生活習慣病とは深い関連があり、注意して観察する必要があります。

認知症の予防には、まず生活習慣の改善を！

　高血圧や糖尿病などの生活習慣病は、認知症のリスク要因の一つです。つまり、生活習慣病を予防することは認知症の予防にもつながります。これには、栄養バランスのとれた食事と適度な運動が有効です。心臓やその他の内臓疾患の予防にももちろん有効です。また、脳を活性化するためには、自分の趣味を持つことや人との付き合いを維持していくことが大きな助けとなります。

　認知症を予防するには、インターネットやテレビ等の情報を鵜呑みにして特定のものばかりを摂取するのではなく、毎日の食事をきちんとバランスよくとり、お酒も適量を守り、適度な運動、脳の活性化によい習慣などを常日ごろから心がけ、実践しましょう。

Q4 中核症状と行動・心理症状（BPSD）について教えてください

認知症の症状とは

認知症の症状は、中核症状と行動・心理症状（BPSD: Behavioral and Psychological Symptoms of Dementia）の2種類に区分されます（図・2）。

中核症状は脳の萎縮や変性など脳の障害により直接起こる症状で、認知症患者には必ず生じる症状で、記憶障害と認知機能障害があります。認知機能障害には、見当識障害、失語、失行、判断力や理解力の障害、実行機能障害があり、その中でも見当識障害は、時間、場所、物、人の区別がつかなくなり、誤った判断をしてしまうようになります。

BPSDは行動症状・心理症状に二分され、周辺症状ともいわれます。軽度を過ぎるころから顕著になってきて、中核症状に付随して生じる二次的症状です。BPSDの行動症状は個人差が大きく、これには暴言・暴力・徘徊・拒否・不穏行為・性的逸脱行為等があり、心理症状には抑うつ・不安・幻覚・妄想（物盗られなど）・睡眠障害等があります。これは、中核症状のようにすべての認知症の人に出現する症状ではありません。生活環境や対人関係、認知症の人の心理状態等によっても、起こる場合と起こらない場合があります。

すべての認知症の人に起こるわけではないのですが、BPSDの中で対応が困難な症状に「徘徊（wandering）」があります。

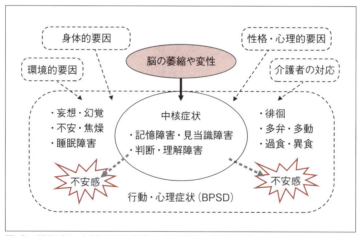

図・2　認知症の中核症状と行動・心理症状（BPSD）

認知症の症状緩和には介護者の適切なケアが重要です

認知症の悪化に伴い、介護者や周囲の人の対応は変わることが多いですが、認知症の人はそれに敏感に反応し不安や混乱が生じ、一つ一つの言動に自信をなくしていきます。

BPSDの発現には、何らかの「きっかけ」があります。心理的要因や身体的要因、環境的要因がある場合が多く、介護者の不適切な対応で起こることも少なくありません。そのため、認知症の人の介護では、ハードとソフトの両面から、本人が生活しやすい環境を整えることが大切です。

認知症の専門医は、認知症のケアは「医療が2割、ケアが8割」と言います。認知症になってしまったから

といって、何もできないわけではありません。本人の声に耳を傾け、どこに生活の不自由さを感じているか、そのポイントを把握し、支援することで、普段どおりのその人らしい生き方・生活ができるのです。

まず認知症の人の言動を受け入れることから始まります

認知症の人の生活の不自由さを改善することが、認知症によるさまざまな症状の改善につながります。まずは認知症本人にとって安心で快適な環境（ハード・ソフト共に）を整えること、そのためのケアを目指すことが最も重要になります。

BPSDへの対処方法は、その言動を否定しないことから始まります。頭ごなしに否定するのは好ましくありません。認知症の人の世界を理解し、その人の世界に波長を合わせることにより、認知症の進行を遅らせることができます。

Q5 通常のもの忘れと認知症のもの忘れは違うのですか？

もの忘れとの違い

「物の名前が思い出せない」「2階に来たが、何を取りに来たのか忘れた」といった誰にでも起こる「もの忘れ」と認知症の「もの忘れ」の決定的な違いは、「行為そのもの全部を覚えているか、いないか」です。行為そのもの全部を覚えていない（忘れる）のが認知症のもの忘れの特徴です。

「もの忘れ」は年をとると多くなりますが、通常の老化に伴うもの忘れは、例えば「3日前の夕飯に何を食べたか忘れてしまった」など、言葉として思い出せない「想起障害」です。もの忘れは老化現象だけでなく、仕事が忙し過ぎたりストレスを抱えたりすることでも起こりますが、当時の様子をたどっていくと思い出すことができます。

認知症の人は、新しいことを脳内に記憶として留めることができません。認知症の「もの忘れ」は、例えば何を食べたかではなく夕飯を食べた行為そのもの自体を忘れてしまいます。エピソード記憶の低下なので、それで「自分は夕飯を食べていない」と押し通すことになるのです。

認知症の人の「もの忘れ」は、「もの忘れ」だけにとどまらず、計算ができない、時間や場所の見当がつかない、判断がつかないなどと進行していき、生活に支障が出てきます。

「もの忘れ」が、半年くらいの間に急速に出てきたときには注意が必要です。認知症に特有の症状が出てくるまでに、通常10～20年くらいかかるといわれています。早期発見が難しい理由はそこにあります。

軽度認知障害（MCI）という言葉が最近話題を呼んでいます。軽度認知障害は認知症予備群ともいわれ、そのまま認知症へ進んでいく人が約半数いるといわれています。この状態の段階で、進行を遅らせる対策をとる必要があります（後述のQ8参照）。

Q6 認知症とうつ病はどう違うのでしょうか？

認知症とうつ病の違い

高齢になると、定年退職や親しい人との離別、子どもの独立などいくつもの喪失体験が重なり生きがいが感

じられなくなる「空の巣症候群」になることがあります。これが「うつ病」の原因になることも少なくありません。

介護をするストレスから気分が落ち込み、うつ病に近い症状が現れることがあります。

うつ病では、ものごとに対して興味がなくなったり、何かしようとする意欲が失われたりしていきます。記憶力や判断力も低下するので、認知症と混同されがちです。認知症の初期にはうつ状態になることもありますが、症状は似ていても、うつ病と認知症は違うことをよく理解してください（表・1）。

認知症は完治しないといわれていますが、うつ病は治療法が確立されています。うつ病の人は、抑うつ気分、意欲の低下、不眠・早朝覚醒、食欲低下、便秘等の身体症状（不定愁訴）を感じ、悲しいと訴えたり、寂しさを感じる場合が多く、自分が病気ではないかと異常に心配したり、家族に対しての不平不満も多くなります。うつ状態の人は、朝に症状がひどく、午後になると軽快する日内変動があります。

一方、認知症の場合は、「私は困っていません」「私はもの忘れはしません」と言うなど、うつ病の人とは反応がまったく違い、虚勢を張って話し、認知機能検査では「わかりません」を繰り返します。認知機能低下の自覚がなく、答えられない場合は質問をはぐらかすことが多いです。ただし、うつ病から認知症に移行、あるいは認知症にうつ病が合併する場合があります。

表・1　うつ病（仮性認知症）と認知症の鑑別

	うつ病（仮性認知症）	認知症
発病	うつ状態が先行 比較的急に起こる	認知機能低下が先行 緩徐・ゆっくり
うつ感情	前景に出て、持続的	著しくない、動揺性
認知機能	記憶低下が主要 誇張して訴える 病感がある	記憶低下にとどまらず判断障害がある 無関心か、隠す傾向
テストへの態度	答えが遅い、あるいはあまり考えずに「わかりません」と答える傾向	質問を避けようとする はぐらかす 正しく答えようとしない
希死念慮	しばしばみられる	少ない
日内変動	朝方に増悪	夕方に増悪
身体の症状	不眠、頭痛、食欲不振	少ない

（長谷川和夫著：認知症ケアの作法－よりよいケアを目指して－，ぱーそん書房，2013より）

若年性認知症について教えてください

若年性認知症とは

認知症は一般に高齢者（65歳以上）が発症する場合が多いですが、より若い世代（18～64歳）でも認知症になることがあります。この世代に発症する認知症を「若年性認知症」と呼び、多くは30～50歳台で発症します。

若年性認知症の現状

わが国の若年性認知症患者は、厚生労働省の調査（2009年発表）では全国で約3.8万人おり、50歳以上での発症が約85％を占めています（表・2）。平均発症年齢は男女とも約51歳で、男性の方が女性より多く発症しています。

資料1　認知症の基礎知識

表・2　若年性認知症の有病率と推定患者数

年齢	人口10万人当たり有病率（人）			推定患者数（万人）	患者比率（%）
	男	女	総数		
18-29	17.7	5.3	11.7	0.084	2.2
30-39	20.5	9.0	14.8	0.139	3.7
40-49	52.1	31.8	41.9	0.331	8.8
50-59	212.6	120.1	166.8	1.617	42.8
60-64	222.1	155.2	189.3	1.604	42.5
計				3.775	100.0

（厚生労働省：「若年性認知症の実態と対応の基盤整備に関する研究」の調査結果の概要, 2009年3月を改変）

原因となる疾患では、脳血管性認知症（39.8%）、アルツハイマー型認知症（25.4%）がほとんどで、頭部外傷後遺症（7.7%）やアルコール性認知症（3.5%）もみられます。そのうち、アルツハイマー型認知症の場合は遺伝的な疾患の可能性が指摘されています。現在、世界で600以上の家系が報告されており、多くは30～50歳台で発症します。

ポイントは、まだ若くても「もの忘れ」がひどくなってくる！

若年性認知症で介護家族や本人が最初に気づいた症状は、もの忘れ（50.0%）が最も多く、次いで行動の変化（28.0%）、性格の変化（12.0%）、言語障害（10.0%）となっています。

日常生活や仕事に支障をきたすようなもの忘れや行動の変化が出てきても、まだ年齢が若いという理由で、病院に行ってもうつ病や更年期障害と間違えて診断されることもあり、早期発見はなかなか難しい面があります。専門の相談所・病院で診察を受けることをお勧めします。

迅速な対応が求められる若年性認知症

・介護保険と事業者の選択

若年性認知症の人には介護保険が適用されますが、介護サービスを利用するときは介護事業者選びがポイントになります。高齢者が多くいるデイサービスを利用するときには、高齢者の方と同じように扱われるところではなく、若年性認知症になった方は、「まだまだ病気になっても働きたい」という意欲を持っている人が多いので、その意欲（進行が速いので、同じ作業等が長く続くことは難しいですが）と状態をよく理解し、上手にサポートしてくれる事業所選びがポイントになります。

Q8　軽度認知障害（MCI）について教えてください

認知症にまでは至っていないが健常者とはいえない、いわば両者の中間的な状態にある場合を軽度認知障害（Mild Cognitive Impairment: MCI）といいます。MCIの定義は**表・3**のとおりです。

表・3 軽度認知障害（MCI）の診断基準

1. 記憶に関する訴えがあること（本人以外の家族からも訴えがある）
2. 客観的な記憶障害があること（年齢や学歴の影響を加味）
3. 一般的な認知機能は保たれていること
4. 日常生活能力は基本的に維持されていること
5. 認知症でないこと

（厚生労働省「認知症予防・支援マニュアル」分担研究班：認知症予防・支援マニュアル（改訂版），平成21年3月より引用改変）

もの忘れが頻繁になってきたと思ったら、思い切ってテストを受けましょう

MCIを放置すると認知症への進行が急速に進み、5年間で50％の人は認知症になるといわれています。MCIは、認知症の予備群といえる存在なのです。

厚生労働省の調査では、2012年時点で65歳以上の認知症の人は462万人、MCIの人は約400万人で、合計すると862万人となっています。つまり、65歳以上の4人に1人が、認知症またはその予備群ということになります。

MCIや認知症を早期発見できるテストもいくつかあります。家庭でできる市販のテストもありますので、"おかしい"と思ったら、まずチェックしてみましょう〔「長谷川式簡易知能評価スケール」と「MMSE検査」など〕。

Q9 記憶障害とはどのようなものですか？

記憶障害とは

さまざまな原因で脳の記憶をつかさどる部分が損傷を受けると、「記憶障害」が現れます。「もの忘れ」は認知症の初期に最も多くみられる症状ですが、すべての記憶が失われているわけではありません。

記憶の分類

新たな経験の内容が脳内に保存され、その経験が意識や行為のなかに再生されることを記憶といいます。記憶は脳の海馬で一時的に保存された後、大脳新皮質へと送られて長期的に保存されます。記憶は、記銘（脳内で処理可能な形で符号化する）、把持（貯える）、想起（再生する）の3つの過程からなると考えられています。

記憶は、記憶保持時間、記憶内容によって分類され、記憶保持時間による分類では、即時記憶（短期記憶と作業記憶）、長期記憶（近時記憶と遠隔記憶）に大別されます。記憶の持続時間は、作業記憶（注意力）は数秒から数分、近時記憶は数分から数年（2年以内）、遠隔記憶は数時間から数十年といわれています。また、記憶障害の発症を起点として新しいことが覚えられない「前向健忘」と、認知症になる前の知識や思い出はしっかり覚えている「逆向健忘」があり、逆向健忘は認知症の進行とともに病気になる前の新しい時代から、記憶が消えていきます。

記憶内容による分類では、陳述記憶と非陳述記憶に分けられます。陳述記憶は、エピソード記憶（いつ、誰が、どうした）と意味記憶（地球は丸い、など）に分けられます。非陳述記憶（海馬は関与せず、基底核、小脳が関わる）は、手続記憶（体が覚えているやり方の記憶、水泳や自転車に乗れるなど）とプライミング（無意識な見覚えのある記憶で、先入観が影響する記憶）です。「リンゴ」「ミカン」を、無意識に「リンゴ」「ミ

カン」と読み違えることです。

記憶障害の症状

　記憶障害では、「新しいことが覚えられない」「自分の体験したことを忘れてしまう」「昔のことしか覚えていない」など、さまざまな症状が出てきます。これらの記憶障害は認知症の進行度合に応じて進んでいき、重度になると言葉も忘れ、「あれ」「それ」など指示詞しか言えなくなり、ついにはしゃべることができなくなってしまいます。

　「新しいことが覚えられない」「自分の体験したことを忘れてしまう」という例としては、「ご飯はまだなの？」と何度も聞いてくる、などの言動に表れます。さっきご飯を食べたのに本人にはその記憶がすっぽり抜け落ちているので、こういうことが起きます。

　「昔のことしか覚えていない」というのは、自分の人生経歴の記憶が現在から過去に向かって徐々に消えていくからです。例えば、ある男性が認知症初期のころ、子どもに対して言った「お母さんが…」という言葉は自分の妻のことでしたが、後期になったときの「お母さんが…」という言葉は自分の母のことだった、ということがあります。子どものころの記憶しか残っていなかったからです。

　悲しいことですが、自分の家族の名前から始まって、最終的には家族かどうかもわからなくなるときが訪れます。

　ただし、家族だとわからなくても、自分の味方であるか敵であるかは、認知症の人は瞬時に察することができます。適切な対応をしていけば、認知症の人には友好的な関係であることがわかり、穏やかな振る舞いもできます。

Q10 見当識障害とはどのようなものですか？

見当識障害とは

　見当識とは、時間や場所、人物など周囲の状況を正しく認識する能力のことです。見当識障害では「今はいつか？」「この人はだれか？」という状況を判断できなくなります。この見当識障害はこの能力が脳の萎縮や変性に伴って低下してくるために生じるもので、記憶障害などと同様、中核症状の一つです。

　今の年月、日時がいつなのかわからなくなる「時間の見当識障害」、自分のいる場所がどこなのかわからなくなる「場所の見当識障害」、そして相手が誰なのかわからなくなる「人物の見当識障害」などがあります。認知症が進行するにつれ、「時間」→「場所」→「人」の見当識障害と進んでいきます。

見当識障害の3つの症状

・時間の見当識障害

　時間の見当識障害の症状としては、"時間の観念"が薄れてきます。このため、予定に対応した行動ができなくなります。例えば、「今日は朝10時から病院だよ」と本人に言っておいても、時間がわからなくなっているので、自分からは行動できません。

　認知症が進行すると、時刻だけでなく日付や季節、年もわからなくなり、自分の年齢も答えられなくなります。何回も「今日は何日でしたか？」と聞き返すようなことも起こります。

・場所の見当識障害

　場所の見当識障害は、時間の見当識障害より遅れて出現する場合が多く、まず方向感覚が低下してきます。

外出すると家の近所でも迷子になったり、さらに進行すると自分の家などのよく知っている場所でさえも、トイレなどの場所がどこにあるのかわからなくなったりします。この状態になると、日常的な介護が必要です。

・人物の見当識障害

人物の見当識障害は、認知症のタイプによって異なります。認知症の多くを占めるアルツハイマー型認知症では人物の見当識はかなり長期にわたって維持されますが、レビー小体型認知症では比較的早期から見当識が消失し、家族を間違えるとか、誰だかわからなくなる状態になってきます。記憶障害で昔の自分が若いときの記憶しか残っていない状態では、娘を自分の妻と間違えるようなことも起こります。

Q11 実行機能障害とはどのようなものですか？

実行機能障害とは

実行機能とは、物事を順序立てて考え、状況を把握しながら行動に移していく能力のことです。実行機能障害とは、脳の萎縮や変性に伴ってこの能力が低下してくるために生じる症状で、中核症状の一つです。日常生活に必要な掃除・洗濯や買い物・料理など、段取りが求められる行動ができなくなります。

実行機能障害の症状と具体例

実行機能障害の症状は日常生活のさまざまな場面でみられます。日常生活の家事には掃除・洗濯・買い物・料理などがありますが、これらの家事はいずれもやることを考え（目的）、必要な道具・物を選び（計画・段取り）、道具や物を使ってその家事をする（行動）という一連の高度かつ複合的な判断機能が必要となります。

・料理

家事の中では、料理が最も複雑な手順を必要とする行動です。初期症状としては、料理は今までどおりできているが、味つけが前より濃かったり薄かったりと安定しなくなってくる、洗い物をしても茶碗や皿などの汚れがほとんど落ちていない、などがみられます。また、例えば煮物を作るには、具材の皮むき・切り分け・鍋でゆでる、出汁取り・味つけなど多くの段取りがありますが、実行機能障害になると、具材の皮をむいたら次に何をしたらよいのかわからなくなり、途中からはそれ以上できなくなります。

・掃除・洗濯

掃除をするという意思（目的）は固まっても、掃除機を使うのか雑巾で拭くのかという判断（計画・段取り）ができなくなります。また、家庭の電化製品の使い方がわからなくなり、どのボタンを押せば電源が入るのかという単純なこともわからなくなるので、掃除機や洗濯機を使えないということがみられます。

・日常生活

操作ボタンが複数付いているリモコンは、どのボタンを押せばどういう機能が実行されるのかがわからなくなるため、リモコンで操作するテレビやエアコンなどの操作ができなくなります。最新の設備・機器は、元気なときには、時間を有効活用し、生活に潤いを持たせるものです。火事などを危惧して、IH機器やボタン一つでお風呂が沸く装置等を導入することも多いのですが、認知症の人の場合、どのように使用したらよいのかわからなくなって、自分の行動に自信が持てなくなって、行動が消極的になり、そこからうつ状態のように何

もできなくなってしまうこともあります。

Q12 幻覚、妄想について教えてください

幻覚、妄想とは

　認知症の人の幻覚には、そこにあるはずのない人や物が見える幻視、そこで聞こえるはずのない音や声が聞こえる幻聴があります。また、自分の体や皮膚の中に虫がいるといった感覚を訴えることもあります。認知症の種類の中で、脳内に異常タンパク質が蓄積されて発症するレビー小体型認知症では、初期のころからこの幻覚がよくみられます。アルツハイマー型認知症の人でも、幻覚がみられることがあります。

　また、幻覚は本人の眼や耳の機能が低下していると起こりやすくなります。例えば、眼がよく見えないと壁のシミを虫や人だと思ったりしますし、耳が遠くなると聞こえた何かの音を誰かが話していると捉え、妄想に発展したりします。

　妄想は認知症の人にかなりの頻度で出現します。その多くは被害妄想で、自分の大事な財布や通帳が盗まれたという「物盗られ妄想」が多く、アルツハイマー型認知症で最もよく発現します。自分の家ではないから帰る、といった「帰宅妄想」もよく現れます。また、家族や近所の人が自分の悪口を言っていると思い込む「被害妄想」などもみられます。ただし、うつ病の場合、ときには認知症に似た症状を示す場合があります（うつ病性仮性認知症）。

幻覚、妄想の症状

・幻 覚

　幻覚のうち、幻視で見えるものはさまざまですが、人間や動物などが多く、自分の家族や親族、なかにはすでに亡くなっている両親や配偶者などが現れたりします。自分に話しかけていると思い込み、誰もいない所に向かって話したり、誰もいないのにお茶やお菓子を出したりという行動をします。

　幻聴としては、「家族（夫、妻、子どもなど）の誰かが私のことを呼んでいる」とか「家に帰って来るようにと言っている」など、自分が安心したいための願望が、幻聴として聞こえてくることもあります。

・妄 想

　妄想の中で最も多い「物盗られ妄想」は、財布、通帳、印鑑など大事なものをどこにしまったか忘れてしまい、周囲の人が盗んだと思い込むもので、女性に多くみられます。この妄想では、家族や介護者など近くにいる人に疑いを向け、「財布がなくなったのはお前が盗んだからだ」などと詰問したりします。

　「帰宅妄想」では、今、自分のいる所が見当識障害により自分の家ではないと思い込み、タイムスリップした昔の家（居心地の良かった所）に帰ろうとします。そばに人がいないと妄想のままに外出し、徘徊につながります。

　また、「家族や近所の人が私の悪口を言っている」といった、さまざまな被害妄想が現れます。

幻覚、妄想への対応（表・4）

　認知症の人の幻覚や妄想は、本人には真実として認識されています。ですから、否定したり説得したりしようとしても、かえって興奮や怒りを増大させ、事態の悪化を招きます。幻覚や妄想について決して否定・説得しないようにしてください。

例えば、幻覚で「今、そこに知らない人がいたよ」と言われたら、「さっき来た配達の人かな」などと対応し、それでも怖がって「知らない人が入ってきた」などと言う場合には、「こら！出て行きなさい！」「警察に連絡しますよ！」と、同調した対応をするとよいでしょう。

また、妄想で、「財布がなくなったのはお前が盗んだからだ」と言われたら、「それは大変。一緒に探しましょう」などと対応します。さらに、「返せ！泥棒」と追及がひどくなったら、「ほかを探してきます」といったん席を外して気をそらすなど、臨機応変に対応しましょう。

幻覚や妄想は、引っ越しやショートステイなどによる認知症の人が住み慣れた環境の変化、薬の多剤投与、介護者・家族を含む周囲の人が本人の話を聞かなかったり、本人の不安感を増長させたりすることなどで起こります。高齢者では、薬剤によって生じる場合もあります。

幻覚、妄想がみられた場合は、早めに認知症に詳しい専門医を受診することです。もちろん、本人の孤独感や不安感を和らげるようにすれば、症状は改善していくはずです。また、症状に応じて付き添うなど、安全の確保には十分留意してください。

表・4　幻覚・妄想時の対応

- 早めに認知症に詳しい専門医を受診する
- 幻覚や妄想について否定しない、説得しない
- 本人の幻覚や妄想の話を受け入れ、話を聞いたり、共感して一緒に悩みを解決する姿勢を示す
- ソフト・ハード共に安心な環境を提供する
- 安全の確保

参考資料

- 長谷川和夫著：名医に学ぶ認知症診療のこれまでとこれから，改訂第2版，永井書店，2010
- 長谷川和夫著：認知症ケアの作法―よりよいケアを目指して―，ぱーそん書房，2013
- 日本認知症学会編：認知症テキストブック，中外医学社，2008

医療・福祉の専門職へ向けて-1

BPSD：ケアの実践 ─認知症の方のアセスメント─

服部安子　浴風会ケアスクール校長

(「第18回認知症を語る会」講演集. Geriatric Medicine 53(8): 875-903, 2015 より改変引用)

1 これから求められる認知症ケア

厚生労働省の高齢者介護研究会「2015年の高齢者介護」[1]は、団塊の世代が65歳となりきるこの年までに実現すべきことを念頭に置いて「高齢者の尊厳を支えるケア」の実現に向け、求められる高齢者介護の姿を描き、医療モデルから「人間全体を見るケア」と言われています。

暮らしの中で起きる認知症の行動・心理障害について、私たち専門職は、この「高齢者の尊厳を支えるケア」をどのようにケアに具現化していくかが求められています。

2 暮らしの中で起きるBPSDへの対応

認知症高齢者の半分は在宅で暮らしており、認知症高齢者および家族・施設等での暮らしの継続を困難にするのは、認知症の行動・心理症状 (以下、BPSDという。Behavioral and Psychological Symptoms of Dementia、1999年国際老年精神医学会にて提唱) であります。

BPSDの対処方法には、「薬物療法」と「非薬物療法」があります。薬物の吸収・代謝・排泄機能は加齢によって低下してくるため、高齢者では副作用が出現しやすく、また、認知症の症状は、薬物の副作用で悪化する場合が多くあります。そのため、認知症高齢者には適切なケアを中心に適切な薬剤を小量短期間で併用することが最善の策であると言われることは、私の20年余に及ぶ現場での実践からも確信するものであります。

私は、不穏状態で入所してきた認知症高齢者であっても、抗精神病薬の処方を求めることなく医療・看護・介護が一体となって適切な対応を行うことで、不穏状態が10日前後で消去したケースを数多く経験してきました。

認知症ケアについて確立していない40年前くらいの医療・介護施設等では、認知症に伴うBPSDへの対応は介護の仕事ではないと早々と退散し、医療に解決を求めることが多くありました。そのため、医師も認知症医療が確立していない時だったために、対応に困り、やむなく抗精神病薬を用いており、臨床研究でも抗精神病薬を用いた研究が数多く行われてきておりました。

しかし近年は、BPSDに対する薬物療法の是非について[3]、例えばBallardの研究結果の報告にもありますように、BPSDの増悪脱落例の比率に差はなく、生存率に関して言えば、プラセボ群のほうが高かったと報告しております[4]。介護職員によるBPSDへ支援 (非薬物療法) に関するさまざまな研究結果[5]からも、アプローチ方法は異なっていても、介護者の関わり方・態度等によってBPSDが軽減された報告が増えてきていることがわかります[6]。

認知症のBPSDの非薬物療法には、それぞれの療法の中に「支援に必要な要素」＝共通の「関わり方」が隠されております。非薬物療法は、今流行の「○○ケア」のみが魔法の杖のように喧伝されておりますが、魔法の杖ではありません。認知症ケアの神髄は、「人としての尊厳の保持」を具現化することです。古今東西において、これまでも先人たちが築いてきた優れたケアの質、方法論も含め、共通の関わり方、認知症の方の一人ひとりへ向かう認知症ケアの哲学を現場で共有していくことを再学習し、応用力をつけることが急務であります。

3 「作られた障害」をつくっていませんか？

BPSDの中でも介護が困難な「怒り」を例に挙げて考えてみると、介護職員 (医療職・ときに家族も含めて) の対応に問題がある場合があります。

ある職場で、ある若い職員が頬杖をつきながら、認知症高齢者の話を聞いていたとしましょう。認知症高齢者には、「また同じ話！」と内心馬鹿にしたような職員の態度がわかってしまうのです。その時に怒りのスイッチが入り、今まで穏やかに過ごしていた認知症高齢者は、突然激怒して職員を怒鳴りつけたり、小突いたりしてきます。

私たちの日常で、目上の方が目下の人に一生懸命

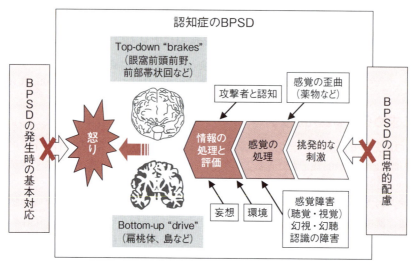

図1 認知症患者における怒りのプロセス　　　　　　　　　　　（文献7より改変）

話しているときに、目下の人が頬杖をつきながら話を聞かれれば、目上の人は当然、誰もが怒る（表層に出すかは別として）当たり前の反応です。しかし、ここからが専門職として大切なケアになってきます。認知症の人が怒っていると、その姿だけが際立つため、原因結果は自らの言動にあるのですが、介護職員は自分の言動を棚上げし、その人を「よく怒る人」とラベリングしてしまう。ここに問題があるのです。これは専門職によって、新たに"作られた障害"であることを現場が共通の認識を持っているかによって、大きく認知症ケアの質が違ってきます。認知症高齢者の怒り＝BPSDを誘発した要因は、介護職員の傲慢とも言える態度だったと気づかなくてはなりません。多くの場合、介護者の不適切な対応（言動）・環境（ソフト、ハードも含め）がBPSDを引き起こしているということに気づく必要があります。

4 BPSDのメカニズム

BPSDを誘発するのは、①生理学的要因、②心理・社会的要因、③環境的要因、④人間関係上の要因など様々な要因があります。最も重要なことは介護者自身がBPSDを誘発する要因とならないことです。

「頬杖をついて小馬鹿にする」職員の態度は、まさに挑発的な刺激となって、脳のtop-down "brakes"（眼窩前頭前野、前部帯状回）、bottom-up "drive"（扁桃体、島等）を刺激し「BPSD」の「怒り」を出現させました[7]。怒りへの対応を誤ると認知症ケアはますます困難になっていきます。

患者家族・医師・介護者など認知症高齢者に関わる多くの人々は、認知症介護は薬ではないとわかっていても、その声が共通認識となっていない現実があります。

認知症では、中核症状に加えBPSDが伴うため、何もわからなくなってしまった人と思われがちですが、認知症研究の大家、新井平伊教授（順天堂大学大学院医学研究科精神・行動科学）は、認知症の人の脳の95％は正常に機能していると言っています[8]。

認知症ケアの現場では、正常な脳の機能、すなわち今ある能力にアプローチするよりも、BPSDの表面的な症状の消失や緩和を目的とする対処療法に目が奪われてしまい、図2[9]に示すような悪循環に陥っているのではないでしょうか。

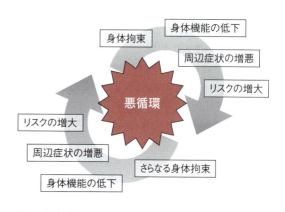

図2 認知症ケアの悪循環　　　　　　　　　　　（文献9より）

厳しい言い方になりますが、看護・介護の現場には、専門職によって"作られた障害"があります。入院・入所前には少しはできていた歩行や排泄行為等に対して、危険だと決めつけて禁止する。拘束やおむつ着用は、高齢者の尊厳を傷つけ、不安や混乱を増幅させBPSDを悪化させる。つまり、二次的な症状を専門職がつくっていると言えます。

BPSD発生の要因として、不満・不安・まわりの過剰な心配等によって、認知症高齢者本人のプライドが傷つけられる心理的要因が多く存在しています。専門職の支援とは、認知症高齢者の「何ができるのか」という残存能力に関するアセスメントはもちろんのこと、その人が「どんな生活」を過ごしてきたのか、生活史、文化、プライド、価値観、その人らしさ（個性）、暮らし方等々をきめ細かくアセスメントし、プライドを傷つけない、不安感を増幅させないケアが最も重要であると言えます。

また、認知症高齢者ということで、一括りにしていなく、一人ひとりに紡いできた人生があるのですから、オーダーメイドができているかを常に考えることが大切です。例えば、教育歴の非常に高い人では、他の人と同じプログラムを拒否することもあります。

施設内のBPSDでも、薬に頼らずに環境を変えることで、攻撃的な言動、徘徊、介護への抵抗など、83.5％に改善が認められたとの報告もあります[3]。最近、良質な非薬物療法の実践結果・研究報告が数多く出てきたことを忘れてはなりません[10, 11]。

5 日常的配慮とBPSD発生時の基本的対応

ご存じの方も多いと思いますが、オーストラリアのクリスティーン・ブライデンさんは46歳で認知症と診断され、自著の中で、「物理的な環境を振る舞いやすいものにしてください。振る舞いやすい対人関係を準備してください」と述べています[12]。

認知症ケアで最も重要なことは、BPSDに対する日常的配慮とBPSD発生時の基本的対応であります。日常的配慮とは、①高齢者の肯定的心理を活用した支援、②役割形成、③人間関係の形成・維持、④集団行動や個別対応による日常生活の活性化です。基本的対応とは、BPSD発生時の安全確保とBPSDに対する受容的対応です。これらを職員が身につけているか否かが、介護の質に影響を与えます。

自分たちのケアそのもの、関わり方や接し方、あるいは語りかける言葉そのものの影響、その結果はどうであったか。これらを省みることがなければ、薬物療法に頼りがちになります。

6 認知症ケアは、『人』『時』『場』を得ること

認知症高齢者のアセスメントでは、「その人らしさ」を洞察することに意味があります。長年認知症のケアを実践してきた見地から、「その人らしさ」は『「人」、「時」、「場」を得る』ことで発揮できると考えます。

・全国老人福祉施設協議会
　全国600箇所の特養対象の調査（2011）

介護への抵抗	30.4%
徘徊	25.3%
妄想	24.7%
昼夜逆転	22.8%
帰宅願望	22.1%

・日本認知症型グループホーム協会
　会員施設1000箇所に対する調査（2012）

不安	54.3%
攻撃的な言動	45.8%
依存	38.0%
介護への抵抗	35.6%

→ 改善

改善事例の量的調査　322事例
（BPSDの種類の改善事例一つ選択）

帰宅願望	108事例（33.5%）
攻撃的言動	63事例（19.6%）
徘徊	60事例（18.6%）
介護への抵抗	38事例（11.8%）

この4つを合わせただけで322事例の**83.5%**の改善

図3 介護現場のBPSD

（文献21より）

①「人」を得る

まず、「人を得る」です。具体的な例を示して説明いたします。

ある病院の院長が重度のアルツハイマー病（AD）であると診断され、筆者が以前勤務していた老人保健施設に入所しました。老人保健施設には点滴をしている方が多く入所していました。その医師は居室をまわって入所者の点滴針を次から次と抜去し、放尿をし、易怒性の「困った患者」となって介護職員は音を上げました。ミーティングの機会を設け「なぜ点滴を抜くのか」を考えました。

点滴を抜く時の元医師は、温和な表情で患者に話しかけ、額に手を当てたりしながら現役の医師になりきっていました。そこで、家族の方に聴診器を持ってきてもらい、元医師の首に聴診器を掛け、スタッフと一緒に他の入所者の居室を見回ることを日常生活の中で行いました。

スタッフは、そのADの元医師にノートとペンを渡してこう言いました。「先生は大先生なので下々の者がやりますよ」。こうした言動により元医師のBPSDは激減しました。認知症高齢者本人の「人生」を踏まえ、「人」を得た事例であると言ってよいでしょう。（p.80 コラム参照）

②「時」を得る

次に、「時」です。ここで言う「時」とは「一瞬の時」、「瞬間」です。

「目は口ほどにものをいう」という諺にもあるように、人間は言葉より顔の表情、視線、身振り、服装等の非言語的コミュニケーションで多くを伝えています。例えば入浴を拒否されると、職務と時間に縛られている職員は、早く入浴させようと必死になります。温かく見守るアイコンタクトはなく、職員は目が引きつり、鬼のような「形相」になってきます。このような姿を見せられると、誰でもが不穏になるのは当然でしょう。介護職員が必死になればなるほど、抵抗されてしまいます。

認知症の病態とBPSDのメカニズムを理解し、ケアの心得のある（援助技術の優れた）専門職は、「あら先生、お会いできて嬉しかったわ！先生にお世話になったので、背中流させて下さい」などと、この時、この一瞬を見逃さずに対応を図ることができるのです。親近感と相手を敬う援助技術を体全体で表現できているか、その専門職の自己覚知の高低が優劣の分かれ道となります。認知症ケアは、人間に関わることですから、当然、人間と人間の触れ合いの好きな方がまず、職業の選定条件として欠かせない要件です。そして「I Love You！」の面持ちと心意気で接してほしいと、これが古今東西で行われている認知症ケアの哲学です。

③「場」を得る

次に、「場*」です。認知症高齢者が、本当に安心できる場所を提供していくことが重要です。つまり、場所が変わったことで落ち着かないのではなく、今いる場所が安心できる場所ではないから落ち着かないのです。

筆者は、平成17年度、リロケーションギャップについての検証を得る機会を得ました。認知症の徘徊・暴力等にて通常の施設からお断りされている方30人を区報で募り、筆者も当日初めて顔を合わせる方々を5通りのグループに分け、小規模の認知症ケアの良い施設に午前・午後、その間ファミレスにて食事、引率の職員グループごとに1人という、少し無謀（筆者は、全く大丈夫と長年の経験値であったが）に見えるプロジェクトを実施しました。ほとんどの方が、徘徊すると3日も居なくなったり、重度で大声を張り上げている方ばかりでした。大声を張り上げていた歩行もおぼつかなくった方は、重度の方のみを受け入れている小規模のデイサービスでは、大声も張り上げることもなく、徘徊の方は、そこでは筆者の手を引き、出ていこうとしていました。午後には、全く反対の施設では、徘徊が激しい方は、ゆったりと食卓に着き、入所されているグループホームの方とアイコンタクトをされていました。もちろん昼食も、どの方も初めて行くファミレスでしたが、

---

*場の理論：レヴィンの生活空間のアイデアは『場の理論（トポロジー理論）』とも呼ばれる。『場の理論』の建設的な意義は、人間の行動が『生理的な欲求・本能的な願望』という動機だけで決まるわけではないことを示し、『環境の変化・他者の反応』といった環境要因との相互作用によって人間の行動が規定されることを説明した点にある。レヴィンは生活空間の『安定した均衡』の崩れによって人間の行動が生起しやすくなるとしたが、ここでは人間は安定した均衡を取り戻すことを目的にして行動するというモデルが採用されている。
　つまり、喜怒哀楽の感情といった『人間（P）』の要因が変わったり、他者や情況の変化といった『環境（E）』の要因が変わった時に、均衡回復のための新たな『行動（B）』が生起してくるということである。

ゆったりと職員1人でも対応できました。そうすると、初めて来た場所だから、不穏になると片付けていたことではないことがお分かりと思います。見えない「佇まい」（室伏君士氏の言う）『馴染みの関係』は、生活の中で看過できない視点です。認知症の進行状況に応じて合う施設（＝合う対応方法）と合わない施設（＝馴染めない対応方法）もあります。つまり、ケアマネジャーによるミスマッチング、リロケーションギャップ（環境の変化によるストレスから認知症の症状悪化を引き起こすこと）が生じるような場合、専門職であるわれわれが整えた「場」（環境）に問題があるのではないかと反省すべき点もあります。

あるADの弁護士は、デイルームに連れてくると大声を出します。そこで、古い六法全書と小さな机をデイルームの一角に設けました。それだけで落ち着くことを経験しています。

一人ひとりの人生が違うのだから、個々を尊重した一人ひとりのオーダーメイドのプログラム・場（対応の空間）の提供が必要なのです。

かつて大工だった方が、われわれの施設に通所してきました。午前中の活動は、体を動かすプログラムが多かったので、場所の設営のために椅子を運んだりすることは、本人も喜んで一生懸命参加していました。ところが、昼食の時間になると、帰宅願望、暴言・暴力が出る。なぜこういった状況になるのか考えていたところ、「こんなもの食えるか、うちは金がないんだぞ」と叱り出す。その人の生活歴を考えたら合点がいき、会席膳のような昼食をお弁当箱に詰め替え、「奥さんが持ってきたよ。一緒に外で食べようか」と言うと、「持って来てくれたのか。よかった。弁当なくて心配していたんだ」といったやり取りがありました。

アセスメントを行う際には、その方がどのような暮らしや人生を紡いできたのか、「人」「時」「場」での評価がとても重要になります。

7 BPSD対応のケアと非薬物療法

非薬物療法によるBPSDケアの基本は、心地よいと感じてもらえる環境の整備と、自尊心を尊重するケアが重要だと考えます。

専門職でも三大介護（食事・入浴・排泄）イコール介護と捉え、業務に追われてしまい、本来求められる仕事の内容を忘れかけている方も多いようです。しかし、もう一度、認知症ケアの求められている専門職としての仕事は何か、考えてみましょう。そこで生きていることは、その人の生活の継続性があり、生活の継続性にはその人なりの生活の佇まいがあり、その佇まいの中に「今日も生きていて良かった」という快感情が生まれ、自らの生を肯定的・自律的に受け止められる。そのような時空間の支援が必要なのです。

認知症ケアでは、生活している中で、人としてどうやって向かい合い、人としての尊厳をどう保っているかということが重要といえましょう。

認知症高齢者が、この場所に生きていてよかった。ここで病気になっていても私は私である、と思える介護こそが真の認知症ケアではないでしょうか。

8 専門職としてBPSDを起こさない職場づくり

BPSD支援の質を高める大きな要因は、自己効力感を引き出すことだと言われています。BPSDの出現が少ない現場及び改善された現場は、職員の自己効力感が高く、介護の質が高いという報告も数多くあります[13-18]。このような現場では、職員が自信に満ちた表情で、余裕をもって認知症高齢者に接するようになるので、安全や安心、看取りケア、グリーフケアといった面からも家族と良好な関係を築き上げられるようになっています。

また、専門職であるわれわれができることは、家族に対する支援です。

家族の支援で忘れてはならないことは、最後には人は必ず亡くなり、介護が終わる、ということです。亡くなるという視点、つまりグリーフケアから考えていく必要もあるのではないでしょうか。

おわりに

認知症になっても、人間として生きていて良かったと思えるように接していきたいと考えています。病気になったことは、高齢者、家族双方にとってはマイナスかもしれないが、介護者を含め、関わりを持つすべての人に新たな発見や絆が芽生え、人間力を高めていけるのではと考えています。

認知症のBPSDのケアは、宝伏君士氏が言うように、「情緒的な温和な心の交流」「やさしい融和的な好ましい目」「共感的な分かり合う同意の表情」「穏

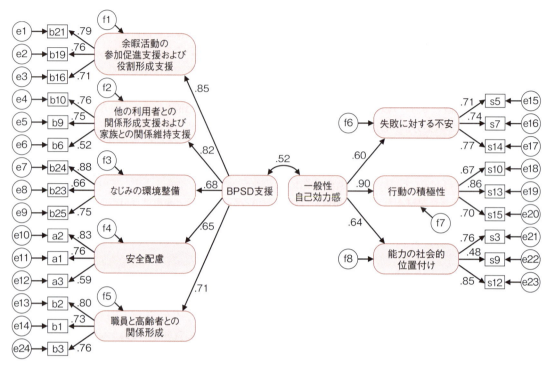

X2(df)=512.800(243) GFI=.931 AGFI=.915 CFI=.950 RMSEA=.044

図4 BPSD支援に関する基準関連妥当性の検討（標準化解） （文献21より）

やかで許容的な心の受け止め」「頼りになる支えの感覚の手」「敬愛的な挨拶の交わり」[19]の波長合わせをすることが、求められています。

われわれの仕事は、認知症という病気をもった人と接し、"その人がその人らしく生きられるようその「人格」を支えていく仕事"だということを再確認し、これからのケアに役立てていきたいと思います。

文 献

1) 「2015年の高齢者介護〜高齢者の尊厳を支えるケアの確立に向けて〜」高齢者介護研究会（厚生労働省老健局長私的研究会）(2003)
2) 「痴呆の行動異常と他の症状との関連：アルツハイマー病の妄想を中心に」『老年精神医学雑誌』池田学 (2002)
3) 「アルツハイマー病非薬物療法」山口智晴，山口晴保（日老医誌 012-49）
4) Ballardの研究：ナーシングホームにて3カ月以上の抗精神病薬の投与100例
（実薬とプラセボ切り換え群にてBPSDの増悪の脱落例の比率の差なし．中止した方が生存率が高かった）
5) 「特別養護老人ホームにおける認知症高齢者の原因疾患別アプローチとケアの在り方調査研究」公益社団法人 全国老人福祉施設協議会 (2010)
6) 「第10回日本認知症ケア学会プログラム抄録集」山口敬士・山田純ほか（ワールドプランニング）
7) 「認知症のBPSD」高橋智（日本老年医学会雑誌48巻3号 (2011, 5)）
8) 「毎日がアルツハイマー」企画・製作・監督・撮影・編集：関口祐加 (© 2012 NY GALS FILMS)
9) 「高齢者虐待防止と権利擁護―いつまでも自分らしく安心して暮らし続けるために―」東京都福祉保健局 (2009)
10) 「特別養護老人ホームにおける認知症高齢者の原因疾患別アプローチとケアの在り方調査研究報告書」全国老人福祉施設協議会 (2011)
11) 「グループホームの生活単位が及ぼすケアの質への影響に関する調査研究報告書」日本認知症グループホーム協会 (2012)
12) 「私は誰になっていくの？」クリスティーン・ブライデン著，桧垣陽子訳，クリエイツかもがわ発行 (2003, 10)

13) 『特別養護老人ホームにおける「介護職員の業務に関する意識調査」報告書』黒田研二，張允，京都市老人福祉施設協議会 (2008)
14) 「共分散構造分析 [Amos 編]；構造方程式モデリング」第2刷，豊田秀樹，東京図書 (2008)
15) 「中堅教員の自己効力感の形成要因に関する基礎的研究 (2)『日本教育心理学会総会発表論文集』鈴木眞雄・松田惺 (1998)
16) 「中堅教員の自己効力感の構造と形成要因に関する基礎的調査研究」『愛知教育大学研究報告 教育科学』鈴木眞雄・松田惺 (1999)
17) 「特別養護老人ホームにおける介護職員の仕事の有能感に関連する要因；利用者との関係と職場内の人間関係に焦点をあてて」『社会福祉学』蘇珍伊，岡田進一，白澤政和 (2007)
18) 「精神科看護師の自己効力感と自己効力感関連要因」『金城学院大学大学院人間生活学研究科論集』野田貴代，出口睦雄 (2004)
19) 「認知症高齢者に対するメンタルケア」『老年精神医学雑誌』19 (1) 室伏君士 (2008)
20) 「手探りで切り開いた認知症ケア きのこエスポアール病院の30年」NHK厚生文化事業団 福祉ビデオシリーズ 認知症ケア
21) 「介護職員による認知症高齢者の行動・心理症状 (BPSD) を改善するための支援およびその質を高める要因に関する研究」大阪市立大学大学院生活科学研究科生活科学専攻 鄭 尚海 (2012)
22) DVD 事業所見学会「認知症の方の快適な居場所を発見しよう」(2006, 1, 28) 編集・企画：服部安子
23) 室伏君士：日社大大学院特別講義より

第18回 認知症を語る会

開催日：2015年2月21日（土）15：00～
場所：エーザイ株式会社 新宿パークタワー23階
世話人：新井平伊（順天堂大学大学院医学研究科精神・行動科学）

〔講演Ⅰ〕
認知症と睡眠時無呼吸症候群の関与
座長：順天堂東京江東高齢者医療センターメンタルクリニック 一宮洋介
演者：順天堂大学大学院医学研究科呼吸器内科学 塩田智美

〔講演Ⅱ〕
糖尿病性認知症
座長：順天堂東京江東高齢者医療センターメンタルクリニック 一宮洋介
演者：東京医科大学高齢総合医学分野 羽生春夫

〔講演Ⅲ〕
中核症状：認知リハビリテーション
座長：順天堂大学大学院医学研究科精神・行動科学 新井平伊
演者：東京学芸大学教育学部総合教育科学系教育心理学講座 松田 修

〔講演Ⅳ〕
BPSD：ケアの実践－認知症の方のアセスメント－
座長：順天堂大学大学院医学研究科精神・行動科学 新井平伊
演者：社会福祉法人浴風会本部ケアスクール 服部安子

●医療・福祉の専門職へ向けて-2

日本における認知症政策の状況と課題、展望

服部安子　浴風会ケアスクール校長

（H.C.R.2014　国際シンポジウム報告当日原稿一部改変）

I 「オレンジプラン」を中心とした日本の認知症政策の最新状況

1．認知症と長寿社会

人口の高齢化と認知症の問題は、今や世界的な課題となっています。

WHO[1]によれば世界の認知症の患者が2050年までに1億1540万人に達するといわれております。2013年12月11日、G8（主要8カ国）の閣僚級が話し合う世界で初めての「認知症サミット」がロンドンで開催されました。臨床医、研究者、企業等の垣根を越え、各国が協力して、学際的にこの問題の解決策、対処方法を構築していくことで、意見が一致しました。

日本は、世界に類を見ない長寿国となり、団塊の世代が65歳以上の高齢者になる2015年には、高齢化率は26.8％になると推計されています。しかも、高齢者は大都市部に集中します。また、人口減少も起きており、2040年には「超高齢化」とともに人口が1億人を割り込んでしまうと言われています。2050年には、高齢者1人に対して、現役世代（20～64歳）が1.2人となり、一対一で高齢者を支える「肩車社会」に向かうとも言われております。

さらに、国民の暮らしを支える税金・社会保障制度費は増加の一途で、高齢化の進展とともに年金・医療・介護給付の伸びは大きく、厳しい財政状況になっております。このままでは、今の医療や介護の水準は維持できません。また、大都市を中心として特別養護老人ホームの待機者は、増加する一方です。しかし、行政には介護施設を増設する余裕は殆どありません。

介護保険が始まった頃の家族介護を主体とした家族形態とは違い、非婚化・晩婚化や老老介護・介護離職等、高齢者世帯等家族を取り巻く環境も変化してきています。

日本の認知症の数は、2013年の厚生労働省研究班の調査報告では、認知症の有病率を15％として、約462万人が認知症、軽度認知症を約400万人と推計しており、65歳以上では、4人に1人が認知症の予備群となります。高齢化と認知症は誰もが避けて通れない社会問題です。

2．日本の認知症政策　厚生労働省の動き

厚生労働省は、2025年を目途に、高齢者の尊厳の保持と自立生活の支援の目的のもとで、可能な限り住み慣れた地域で、自分らしい暮らしを人生の最後まで続けることができるように、住まい・医療・介護・予防・生活支援が一体的に提供される地域包括ケアシステムの構築を推進しています。

さらに、厚生労働省は2012年6月に【今後の認知症施策の方向性について】を示し、その具体的な方策として同年9月に【認知症施策推進5カ年計画（オレンジプラン）（2013年～2017年）を発表、数値目標を掲げ、今年は2年目になります。

この施策の中心は、【認知症になってもできるだけ住み慣れた地域で暮らし続けること】です。在宅ケアの充実を図り、標準的な認知症ケアパスの作成・普及、早期診断・早期対応、初期認知症高齢者宅の訪問、一般病院の医療従事者に対する認知症対応能力向上研修など、認知症本人や家族に対して地域で医療や介護、日常生活支援サービスなどを包括的に提供できる体制づくりを目指しております。今後取り組みが加速されていくことが望まれます。

II 地域で認知症患者を支えるための日本の取り組みの状況、今後の方向性

1．認知症高齢者の居場所

認知症高齢者の要介護認定者の約6割が認知症日常生活自立度Ⅱ以上で、その半数が自宅で暮らしていることから、「認知症になっても本人の意思が尊重され、できる限り住み慣れた地域の良い環境で暮らし続けることができる社会」を目指しています。

地域では：安心して地域で暮らすために各地域で、住民と認知症の方、介護家族、専門職等での実践的な見守り支援等、さまざまな取り組みが広がってきております。また、認知症の人の家族に対する支援

の推進の一つとして「認知症カフェ」や高齢者個人に対する支援の充実とそれを支える社会基盤の整備とを同時に進めていく、地域包括ケアシステムの実現に向けた手法として「地域ケア会議」なども普及しつつあります。

一方、都市部を中心として新たな問題が浮上してきております。要介護高齢者の特別養護老人ホームの待機者は、厚生労働省の調査によりますと、2013年に52万人超で、4年間で10万人以上増えています。東京は、日本一待機者が多い地域として知られています。

待機者の現在の生活の場は「自宅」が4割弱、「施設」や「病院」が5割強、85歳以上、単身世帯、配偶者は65歳以上の老老世帯、年収は300万円以下の割合が多くなっています。申し込んでいる理由では、「同居家族等による介護が困難になったため」55.6％、「現在介護する人がいない」「日中独居」「ひとり暮らしなど、在宅に不安」「家族の健康状態が良くない」等の理由を示しております。現在の在宅介護への不安の声の反映とも取れるのではないでしょうか。上記のように、日本の認知症の地域支援やケアの対処方法にも、安心して暮らせる地域づくりに向けて町ぐるみ、事業所の質の向上を目指して取り組んでいる市区町村もあります。一方、都会の中で、孤立感を深め、悪戦苦闘しながら行政のスローガンが絵に描いた餅になっているところもあり、まだまだ、地域格差が生じています。

ちなみに、EUの状況などを調べますと、同じような高齢化率でも日本のように病院の入院や施設の偏重は見られず、大方が在宅で暮らしております。EUと日本では、なぜ大きな違いがあるのでしょうか。

もちろん、制度や社会保障や文化なども違うので一概には言えませんが、この問題は、まさに老人福祉法制定時（1963年）から日本では認知症処遇がどのように扱われていたのかを歴史にさかのぼって考える必要があります。

2. 認知症の歴史

1960年代は、生活習慣病による脳卒中（脳梗塞や脳出血）からの社会的入院も含め「寝たきり老人20万人」とも言われ、そのための予防施策が打ち出されておりました。認知症のケアは、特別養護老人ホームの処遇には適切な介護の方法もなく、「オムツいじりをする不潔行為をする人」や「大声を上げる・暴力行為をする人」等に対して拘束着や抗精神病薬にておさえる対処療法でした。重度の認知症は、介護職の範疇と捉えることは少なく、ほとんどが精神病院へ入院、医療として対応されていました。

1970代には、有吉佐和子氏の『恍惚の人』が話題となり、「認知症になったら大変。何もわからなくなる」と偏見や脅威が助長されていきました。当時の日本では、認知症のケアは確立されておらず、何よりも根底にある認知症の捉え方、ケアの考え方が間違っていました。認知症の人の行動・心理症状は、認知症になると表出する「問題行動」と言われて、最終的には「精神病院や施設を利用し、抗精神病薬や身体拘束を使用するしか方法がない」「すべてが分からなくなった人」と捉え、対処療法に懸命に努力してきました。

その結果、非人間的な扱いから環境の悪循環へと陥り、認知症の行動・心理症状も重度化し、本人も介護家族も苦悩した介護生活を過ごさざるを得ないことも多くありました。

1980年には認知症介護家族の苦しみを国家に訴えていった家族の組織「呆け老人を抱える家族の会」（後に「認知症の人と家族の会」と改名）が結成されました。当時は、日本でも行政の『痴呆性老人対策』はなく、社会的関心も薄く、認知症に対する偏見や差別もありました。介護家族は、孤軍奮闘しつらさに耐えておりました。

2000年には、要介護高齢者の増加、介護の長期化、核家族化の進行、家族形態の変化等から高齢者の介護を社会全体で支え合う仕組みとして、社会保険の介護保険が導入されました。また、2004年に、『痴呆』は侮蔑的な用語と問題視され、『認知症』へと変更され、認知症の施策が推進されてきております。

私は、30年の現場経験のなかで、残念ながらこうした先輩たちの苦い過去を見てきました。医療、福祉の専門職によって、むしろ増悪した不穏状態をつくってしまう処遇に対して、私は、新たに「作られた障害」と考え、現場で闘ってきました。

そうした認知症のケアが確立されていない暗黒の時代でも、それでも、認知症の方に真摯に向かい合ってこれまでの【認知症ケアの在り方】を疑問視する動きが、各地で草の根的に広がりました。日本では40年前から室伏君士医師は、「理にかなったケア」を唱え、認知症高齢者のメンタルケアを確立し、ほ

ほえみの交わしや温かいまなざしの交わしにて落ち着いていくことや、上川病院等の拘束廃止にて行動・心理症状が落ち着いてきたなどの実践をされてきた先人たちがおりました。海外では「バリデーションケア」や「パーソンセンタードケア」「ユニマチュードケア」です。マスコミでは、魔法とも言われておりますが、これは、魔法のようで魔法ではないのです。認知症の方へのより良い対応方法、環境づくりの手法として、認知症ケアに流れる根底の理念は共通するものがあります。また、日本の現場では、先人たちは、制度に先駆けて認知症の方が安心して過ごせる居場所として宅老所や、後の施策でグループホーム、小規模多機能居宅介護施設がつくられました。つまり、認知症という病を持った方の行き着くところは、精神病院や施設ではなく、認知症の方の認知機能障害によって生活のしづらさからくる行動の裏に隠された声にならない声や欲求を察しできる思考回路、人として向かい合う姿勢でした。こうして、医療・福祉の先人たちの「実践・検証の努力の芽」が結び、認知症のケアの方向転換「ケアの流れを変える」に繋がってきました。

3. 認知症ケアパス

介護保険は、「個人の尊厳の保持」「自立支援」を提唱し、「認知症になっても本人の意思が尊重され、できる限り住み慣れた地域で良い環境で暮らし続けることができる社会」を目指しています。医療・福祉の先人達が「ケアの流れ」を変え、果敢に挑戦し続けてきた結果であり、これを「認知症ケアパス」として構築することが今後の認知症施策の方向性として示されました。

「認知症ケアパス」は、認知症の人が認知症を発症した時から、生活機能障害が進行していくなかで、その進行状況に合わせて、いつ、どこで、どのような医療・介護サービスを受ければよいのかをあらかじめ決めておくものです。

制度的にはEUの認知症施策と同じ方向性が示されましたが、残念ながら日本では、すべてが標準化しているのではなく、医療・福祉の専門職のなかでも認知症の対応のレベルは二極化しております。認知症の対応の良い施設においては、BPSDや抗精神病薬に頼ることもなく、利用者も職員も生き生きと暮らしを展開しており、離職率も少ないという介護労働センターの調査からも報告されております。が、一方、用務に追われ、BPSDの出現率が高く、抗精神病薬、多剤併用が目立ち、利用者も職員も共に疲弊しております。認知症になっても地域で暮らしていくことは、介護力・医療対応・受け皿等の介護体制・地域環境等も地域差が大きく、今後医療関係者・介護関係者の対応のレベルの認識を深めていかなければならないと考えております。

認知症への理解を深める啓発活動や研究成果などから、認知症の方の十分なアセスメントを行い、適時・適切なケアにて医師をはじめとする医療・福祉の専門職の成功体験から症状の改善が見られるケースも増えてきております。認知症の行動・心理症状の予防には、臨床知の高いある認知症専門医は、ケアが9割、医療が1割と断言しております。

そして、2014年6月18日「地域における医療及び介護の総合的な確保を推進するための関係法律の整備等に関する法律」(医療・介護総合推進法)が成立しました。これは、医療法を改正し、入院期間を短縮し、地域支援事業を拡充し、病院・施設以外で暮らせる「地域づくり」を促進していくことになりました。

次に、今後、地域で認知症になっても安心して暮らせるには何が必要かを考えてみましょう。

Ⅲ 現場が抱える課題と提言

日本は、今後、大都市に集中する高齢者と過疎化する地方での高齢者の問題が、同時に到来します。人口は減少し、介護の人材不足、財政上の問題から公的施設の整備は見込めず、いまだ経験をしたことがない超高齢社会の問題が浮上してきます。しかし、それでも、持続可能な介護保険制度を確立し、安心した地域づくりを実現していかなければなりません。

今回、私見も入りますが、現場を30年走ってきた者として、5つの課題と提言を話してみたいと思います。

1. すべての人へ…認知症の病を持った「人」としての理解と啓発

認知症について医学的理解や心理学的理解、生きていくための不自由さ、介護家族の心理と行動などへの理解を深め、正しく認識する必要があります。「認知症になっても『人』としての尊厳を保持して生きている」ことを共通認識する必要があります。

2. 認知症の事業者などの管理者へ…人材不足から人材育成へ

　人口減少に伴って、将来の介護人不足が懸念されております。世の中の景気と密接に関係しております。景気が良くなると確かに人がとりにくくなっているのは、昔も今も同じです。「人を募集しても集まらない」と福祉関係者は嘆いております。平成23年の介護労働安定センターの「介護労働実態調査」によれば、介護職の出入りが問題視されておりますが、他の産業と比べて、訪問介護員の離職率13.8％、施設系16.9％、産業計14.4％と遜色ありません。介護保険後、この業界は急速な伸びを見せて2010年までに134万人近く伸びています。一方、介護福祉士の資格保持者で他の産業に従事している方も多いのも特徴です。

　ここで、一つ考えなければいけない大切なことがあります。

　介護分野の人手不足感は否めませんが、もう少し事業所の詳細をみてみますと、現に正規、非正規を問わず、量、質共に確保できている事業所は少なくありません。地域別、事業所種別にみても、制度や報酬体系だけではなく離職率が二極化しておりました。こうした良い循環の施設・事業所等は、組織の大小ではなく、顔の見える関係で、スタッフがやりがいを持って働けるような人材育成のマネージメントを行い、地域との協働を自ら実践し、より開かれた事業所運営を行っているところと報告されております。管理者の人材マネージメントによるところが大きい業界でもあります。認知症の方の一人ひとりの個性を尊重することは、すべての働く一人ひとりの人を大切にすることにもつながっていくものと思われます。

3. 医療・福祉の専門職へ…認知症のケアパスの普及と研修のあり方を見直し、家族支援をする

　厚生労働省から認知症の「ケアの流れ」を変えるために、7つの視点からの取り組みが打ち出されました。行動・心理症状の増悪や介護者の事情（家庭・地域・施設での対応困難）等から、未だ精神病院や施設に頼らざるを得ない状況が続いています。認知症のため精神病院に入院している患者数は、平成8年には2.8万人、平成20年には5.2万人と大幅に増加しております。

　2014年の「認知症の人の精神科入院と在宅支援の在り方に関する研究会報告書（案）2014年」によると、認知症の人の入院は、医療的な支援も重要であるが、住環境や介護による生活支援等の果たす役割は大きく、適切な介護により、精神病院への入院を回避できる可能性が高いと報告されております。制度としては、「認知症初期集中支援チーム」や「身近型認知症疾患医療センター」や「地域ケア会議」などが整備されてきております。今後、認知症になっても地域で安心に暮らしていけるかは、これらの運用の専門職のスキルにかかってくるものです。

　その専門職のスキルの大切な要素は、介護の理念『尊厳の保持』を現場でどのように具現化していくかではないでしょうか。専門職の形には見えない「思考回路を高める」"内省力と洞察力と創造性"が問われてきます。

　介護保険になって「尊厳」がキーワードになって、身体拘束が減算の対象と示され、身体拘束される人の数は少なくなってきました。

　が、身体拘束は「ゼロ（0）」か「イチ（1）」では、介護の質は違ってきます。

　私の経験ですが、元病院の院長が認知症で以前勤めていた施設に入所してきました。当初、放尿やほかの利用者の方の点滴を抜くなどで、職員が困って、「朝のいそがしい時だけ、拘束を許してほしい」と言ってきました。私の上司の脳神経外科医は「絶対に拘束は許さない。ほかに方法はないのか？考えるように」との指示だけでした。職員が一生懸命考えた末、聴診器とミニノートを用意して本人に持たせ、「大先生は、回診に一緒に私たちと回ってください。処置は、私たち下々がやりますので」と。すると、放尿・点滴外しはおさまりました。そこから生活に応じた時間軸の見直し等も行われ、行動・心理症状がなくなり、職員の後をついて「大丈夫か？」と心配してくださり、お元気な当時もそうだったように、柔和な医師としてのプライドを持った表情で過ごされていました。（p.80コラム参照）

　私が、研究にて調査した拘束ゼロに取り組んでいる施設・事業所は、「ゼロ」を達成することが目的ではなく、結果的にゼロになったのだと言います。そして、さらに進化した取り組みをしているところでは、『少し待っててください』等「言葉の拘束をしていないか？」と検証しているといいます。拘束ゼロを目指すことは、数値ではなく、「なぜ、その

方が立ち上がろうとしているのか？」「人を拘束することは、どういう心身への弊害があるのか？」「拘束ゼロを目指すために、人間として誰からも束縛されない生存権の"自由"という権利を侵害していないか？」等をプロとして介護の倫理や老年学や「生」への畏敬について議論を交わし、エビデンスを探り、人知を尽くした現場が存在いたしました。

当然、認知症のケアにも学ぶものがあります。

EUでは、この初期対応ができる人材のトレーニングを医療・福祉共に国家認知症戦略の重点施策として育成し、間違ったケアの方法が行われている医療・福祉の現場にも出向き、助言しているといいます。日本でも各地で先進的に取り組んできたたくさんの好事例があります。こうした方々の英知を結集し、研修の講師や現場での実践実習で、「認知症のケアのぶれない教育」を展開する必要があると思っております。認知症のケアのできる人材育成の研修そのものを見直さなければなりません。余談になりますが、医療・介護現場にも問題があるのですが、認知症専門医と言われている人ですら、抗精神病薬漬けという実態を変えていかなければ、「笛吹けど…」になってしまいます。

また、認知症は、本人だけの苦悩ではなく、介護家族も苦境に立たされていきます。各地で認知症介護家族会が立ち上がってきました。ここでも「立ち上がったものの、人が集まらず…」との実態も多く見かけます。医療・福祉の専門職は、介護家族のさまざまな心理状況を受け止めましょう。そして介護家族には一人で悩まずに、ピュアカンセリングにて多くの介護家族と悩みを共有しあうことで前に進めることを啓発し、支援していくことが大切です。認知症介護は、本人だけではなく、家族も支援することで、初めて救われていきます。

4. 地域で支える…地域資源の発掘と活用

介護業界の人手不足感から、今後海外からの介護人を採用していこうという動きがあります。しかし、団塊の世代が定年を迎えた今、企業戦士として働いてきた世代だけに地域とは縁遠いものの、体力、知力、技能等を持て余している方が多いといいます。

介護の世界は、昔、3K（きつい・きたない・きゅうよがやすい）といわれ、若い人でしか勤まらないといわれました。ここにも、「人」として向かい合う介護ではなく、「業務」として向かい合う間違った介護が存在しておりました。介護方法の見直し、認知症ケアの流れを変えた事業所は、多種多様な人材を採用し、地域のボランティアや商店街などとも縦横無尽に交流を広めており、高齢者の雇用も積極的に活用しております。

私もかつての施設では、高齢者をスタッフとして多く活用してきました。人生の先輩としての経験や知恵が、認知症高齢者との関わりのなかで開花することも多くありました。高齢者の雇用などについても社会情勢のなかでは、私見ですが、高齢者の雇用と生きがい活動が、労働法や社会保障費の制度のはざまでうまく機能していない。生涯現役で長寿社会を目指す時に、必ずしも、労働法の最低賃金法を適用することはどうなのであろうか（高齢者を安く使うのかと異議を唱えられるところであるが、ここでは今日は議論を避けるが、地域貢献と社会参加、地域協働社会のなかで、もっと、議論されるべきであり、働き方を杓子定規でなく、その方の状況に応じた選択肢が広がる方法を社会で検討できればと思っております）。当たり前に暮らすことは、介護保険だけではできません。病気になる前からの暮らしを継続するには、地域のあらゆる人々との交流、支えが必要になってきます。地域の存在する施設や病院などは、地域の一市民としての自覚があって、はじめて共に支えあうという関係が培われると思っております。経営者・管理者は、ここを意識しなければなりません。

5. インクルージョン…「お互い様」・地域コミュニティの再生と構築

誰もが高齢期を迎え、認知症になるかもしれません。新しい福祉の流れは、地域づくりからです。社会保障費や公的サービスには、限界があります。地域の特性を重んじた、地域のなかで暮らすさまざまな困難を抱えた人も、他分野で別の力を発揮して他者の支援に繋がっていける「ソーシャルファーム」をつくることです。認知症になっても障害を持たれても、誰かと繋がり、人のために役立つことが生きがいづくりとなり、将来的に「地域で暮らす安心」に繋がっていけるのではと思います。地域包括ケアシステムは認知症の地域実践から始められるのではないでしょうか。「お互い様」で実践できると新たなコミュニティへとつながっていくのではないかと考えております。

最後になりましたが、今、私のところでは、それの

一つとして「認知症カフェ」を発展させた形で、「コミュニティカフェ」を定期的に開いております。

認知症介護家族や若年性認知症の方、精神障害者の方、特別支援学校の方々（夏休みには小中学生も含めて）などと、誰もが集え、共に支えつつ、支えあう関係を目指して「止まり木」を展開しております。

以上が、私どもが取り組んできた課題と提言の一部です。

文 献

1) 2012.4.11　WHO 報告書「Dementia: A Public Health Priority」

参考資料

- 『2013 認知症国家戦略に関する国際政策会議(個別課題のおける各国の推進状況)』平成 25 年 11 月，公益財団法人東京都医学総合研究所
- 『G8 認知症サミットの結果(概要)』平成 25 年 12 月，大臣官房国際会議
- 『今後の認知症施策の方向性について』平成 24 年 6 月，厚労省認知症施策検討プロジェクトチーム
- 『英国のキャメロン改革と社会保障制度～コミュニティ、ケア政策～』平成 24 年 6 月，一般財団法人保健福祉広報協会
- 『認知症ケアの作法』平成 25 年 6 月長谷川和夫，ぱーそん書房
- 『介護労働実態調査』平成 23 年，介護労働安定センター
- 『少子高齢化社会へ向けての法施策』平成 17 年，ジュリスト
- 『介護職場における人材確保』平成 24 年，Business Labor Trend
- 『介護労働市場の現状と課題－採用・離職と過不足感をめぐって．JILPT 研究員堀田聰子』平成 24 年，Business Labor Trend
- 『アルツハイマー病治療薬－服薬指導のためのQ&A』平成 25 年 2 月，新井平伊，フジメディカル出版
- 『自宅で安らかな最期を迎える方法』平成 25 年 5 月，高瀬義昌，WAVE 出版
- 『認知症の人といっしょに生きる』DVD 平成 20 年 9 月，服部安子，中央法規
- 『働きながらできる家族の介護(NO.1～NO.3)』平成 23 年 3 月，服部安子，IEC
- 『介護職員初任者研修テキスト・職務の理解』DVD 7 巻，平成 25 年 1 月，企画・編集：服部安子，長寿社会開発センター

H.C.R.2014　国際シンポジウム報告
「ヨーロッパ諸国の認知症政策の現状を踏まえ、課題に挑む」
～認知症への理解拡大と日本の支援活動の充実のために～

2014年10月2日（木）
東京ビッグサイト会議棟　6階会議室（東京・江東区有明）

＜講師＞

【講　演①～ヨーロッパ諸国の状況報告】
ジョージ・W・リースン氏
オックスフォード大学 高齢者研究所副所長、
同大学ケロッグカレッジ 上級研究員、コペンハーゲン大学 客員講師

【講　演②～日本の状況報告】
服部 安子氏
社会福祉法人 浴風会 浴風会ケアスクール校長

＜チューター＞
近藤 純五郎氏
一般財団法人 医療経済研究・社会保険福祉協会 理事長、
弁護士、元厚生労働事務次官

認知症介護家族の心のメッセージ

家族として、最も介護がつらかったこと（だった）出来事はどんなことですか？

（「認知症介護家族の心のメッセージ集」服部安子編集改編）
カッコ内は（介護している方の立場／病気名／要介護度）

●病気別の悩み

認知症はさまざまな病気で起こる症状です。
病気の特徴として、表れる行動・心理症状は異なってきます。

アルツハイマー病

- 段々と認知症の症状が進んできて段々会話が成り立たなくなってきた。（介護者娘／アルツハイマー／要介護4）
- 人格が壊れていく姿を見ていくこと（治らぬ病気、どう接してよいか判らない）。
（介護者夫／アルツハイマー／要介護5）
- 毎日数十回「帰る」と言って外に出ていこうとするので目が離せない。大声、物を投げる等の対応に苦慮。
（介護者夫／アルツハイマー／要介護3）
- 物取られ妄想が激しくなると暴言を浴びせられ対応できなくなる。（介護者娘／アルツハイマー／要介護1）
- 夜眠らない、夜中に外に出たがる。（介護者娘／アルツハイマー／要介護4）
- 老後の貯蓄がなくなっているのに気づき、その後アルツハイマーと診断されて3年になる。
（介護者妻／アルツハイマー）

脳血管性認知症

- 発病後9年を経てそれなりに病状が進んでいることはわかる。会話で時には健常者風発言になり喧嘩が起こる、相方"切れる"、私も"怒鳴る"。（介護者夫／アルツハイマー／脳血管性／要介護1）
- 失禁するようになり、だが尿パッドは嫌と言って使ってくれない。（介護者妻／脳血管性／要介護5）
- 床に戻ってもまたということの繰り返し。睡眠不足でフラフラ、思考もまとまらないありさま。
（介護者妻／脳血管性／要介護5）
- 母は熱中症のような症状から急に動けなくなった。急に状況が変わるということを体験した。家の中で転倒する。夜中のトイレなど心配した。（介護者娘／脳血管性／要支援1）

若年性認知症

- 自分のことは自分でやりたいと本人が希望しデイサービスへ行くことは拒否し、毎日植木の手入れをして過ごすだけ。（介護者記載なし／若年性／要介護1）
- ケアマネからデイサービスを勧められたが、自分の親と同じくらいの年齢の人ばかりで、夫が一人で放っとかれている姿を見て悲しかった。（介護者妻／若年性）
- 人格が変わったようになった夫といつも夫婦喧嘩ばかりしていたが、今思うと病気の初期であったと思う。
（介護者妻／若年性）
- 妻の下着を買う時、下着売り場で職務質問されてしまった。（介護者夫／若年性）
- 一見外見的には普通に見えるので、病気により退職して家にいると、近所の人からジロジロ見られたり、いろいろな噂話も聞こえてきた。（介護者妻／若年性）
- 子どもが小学生だったので、夫が病気と言われても子どもは受け入れられず、大声で怒鳴られたり、怯え

- ながら育ったように思う。(介護者妻／若年性／要介護4)
- 仕事の打ち合わせを忘れて異動になったが、一人で通えなくなり、結局早期退職に追い込まれて、経済的に大変だった。(介護者妻／若年性／要介護2)
- 妻に家事を一切任せていたので、家事、子育て、仕事に追われて、子どもや同僚にあたっていた。(介護者夫／若年性／要介護1)

レビー小体型認知症

- レビー小体型のお薬のコントロールについて詳しく知りたい。(介護者娘／レビー／要支援2)
- パーキンソン症状が出て来て足元が悪くなっているのにもかかわらず外に出ていこうとした時、寝床でストッキングをお互いの手に縛ったことや玄関に小さな家具を置いたりしたこと、1年間くらいでしたが3時間おきくらいに夜起きる。レム睡眠状態だったよう。本当に夜寝れないことは辛かった。(介護者妻／レビー／要介護4)

前頭側頭型認知症（ピック病）

- 真面目な夫がコンビニで万引きをして退職しなければならなくなった。(介護者妻／ピック病)
- お風呂に入っていると舅がお風呂を覗いてきた。その数日後洗濯物を干している時に抱きついてきた。夫にも子どもにも言えないが悩み、後でこの病気と知ったがその恐怖で舅を殺したいと思ったこともあった。自分のそうした気持ちにうつ状態にもなった。(介護者嫁／ピック病／要介護3)
- 毎日のように同じ物を買ってきて、冷蔵庫がいっぱいになり、やめてと言うと怒り出した。(介護者娘／ピック病)
- 電車で女性を触ったと警察より電話があり、迎えに行くと平気な顔をしていた。警察官の方から「精神科に行かれたほうが良いのでは」と言われ愕然としたが、今となっては感謝している。(介護者妻／ピック病／要介護1)

●介護者の悩み

認知症介護は、介護家族も巻き込みます。ストレス反応は目に見えない形で心や体をむしばみます。また、その苦悩も介護の立場別で異なってきます。

介護者の心身の状態

- 疲れていたり気分がすぐれない時でも笑顔で接しなければならず、ストレスがたまる。
(介護者夫／アルツハイマー／要介護3)
- 進行している同じ病気の方の話を聞いて進行した姿を想像すると、不安と悲しみに押しつぶされそうになる。
(介護者娘／アルツハイマー／要介護1)
- 見舞ってくれる人も減っていき、介護者を支えようとする雰囲気もなくなって孤立無縁と感じること。在宅介護等（特に夜）生き地獄で己が怒り狂っての後の申し訳なさ、慚愧の気持ちを味わった。
(介護者夫／アルツハイマー／要介護5)
- やはり一緒に暮らしていないと介護のことはわかってもらえない。(介護者娘／アルツハイマー／要介護1)
- 何かのきっかけで思い込みのスイッチが入り言い合いになり、自分の世界をぶつけてくる。介護の怖さいつまで続くのか…、言葉がない。(介護者娘／アルツハイマー／要介護3)
- にっちもさっちもいかなくなって、これからの数時間をどうやってしのごうか、と思う段階になれば笑顔など出ないし、家族の絆どころではない。「誰でもいいから助けて！」と叫ぶと思う。
(介護者娘／アルツハイマー／要介護2)

近親者の理解がない

- 介護本人の兄が見舞いに来たとき、介護の実情を認識させることが難しかった。
（介護者息子／アルツハイマー／要介護5）

妻の立場から

- 介護、育児は女の仕事なのか？いつまで糟糠の妻を演じればよいのか？離婚したい。
（介護者妻／脳血管性／要介護5）
- 専業主婦をして今まで何の苦労もなかったのは夫のお陰と初めは思っていた。しかし長期戦となると首を絞めたくなる。そのまま放置して逃げ出したい。（記載なし）
- 病気と知ってもつい大声で怒鳴ってしまい、夫から何度も暴力を振われ、怖くて仕方ない。
（介護者妻／アルツハイマー／要介護3）

夫の立場から

- 妻が病気になるまでは性格の違いから疎ましく思うことも多かった。しかし、発病を機会に考え方を180度変え全てを妻のために捧げようと思った。しかし、辛いと感じることが多くなった。
（介護者夫／アルツハイマー／要介護3）
- 夫としては当然なことと思っている。ただ体力がなくなってきている自分が辛い。炊事、洗濯、買い物などが辛くなってきている。（介護者夫／アルツハイマー／要介護3）
- 認知症の人への接し方は「優しく」に決めて実行すること。といっても100％の実行は難しいが常に意識する。叱ったり、追い込むのは自分が悪いと決める。（介護者夫／アルツハイマー／脳血管性／要介護1）
- 家族会で介護者としての介護に対する気持ちについて話し合ったことあり、その時の私の答えは愛情とか義務感という気持ちではない、「私の場合は"男or亭主"としての男の意地ですね」と回答した。今もそう思っている。ところが、あるところで同じく妻を介護しているクラスメートとこの話をした時、彼は「俺は警察沙汰にならないようにと介護しているよ」とのこと。（介護者夫／アルツハイマー／要介護3）
- 本人は一日何もしないで過ごしている。社会から見捨てられたような気がしている。最近はツイッターで同じような立場の人と話せて、ホッとしている。（介護者夫）
- 今日あるのも妻のお陰と感謝しているが、今トイレに行ったかと思うとまた失禁したり、廊下から異臭がしたり、夜中何度も起こされていると感謝の気持ちを忘れ殴ったこともある。その後自責の念にかられる。毎日その繰り返し。（介護者夫／アルツハイマー／要介護3）
- 家事が思った以上に大変。毎日のおかずを考えるのに苦労している。（介護者夫）

娘の立場から

- アルツハイマー病にかかった母の心境や混乱を正しく理解できなかったこと。
（介護者娘／アルツハイマー／要介護5）
- 認知症と診断される以前、母の様子が変わって行くことに対して私自身なかなか認められず母を責めたり、からかわれているのでは…と思ったり、葛藤のストレスが辛かった。（介護者娘／アルツハイマー／要介護1）
- 日々介護漬けのような父なので、同じような境遇の方のお話をお聞きし、新たな気持ちや新たな視点を持ってほしいと願っている。（介護者娘）
- 母が認知症と診断されて、病気であるとわかっていても病気を理解出来ずに常にイライラしていた。一つ一つの言葉、おかしいな（と思っていた）行動にも、本当は母のどうにも出来ない思いがあり、意味があったのだと知ったのは、随分時間が過ぎてからだった。（介護者娘／脳血管性／要介護5）
- 辛かったことは、母が認知症と診断されて病気であるとわかっていても病気を理解できずに、常にイライラしていた。（介護者娘／脳血管性／要介護5）

- 初期のころ、優しい介護から一番遠い所で母を疎ましく感じる自分を責めて、それがまた母の状態を悪くするという悪循環を繰り返していた。（介護者娘／脳血管性／要介護5）
- 「娘だからよかったね」と近所の人に言われると辛い。小さい時から母親に支配されてきた人生の辛さに、さらに向かい合わせられた人生が悔しい。（介護者娘／アルツハイマー／要介護3）
- 何でも母親のためにと思って結婚も辞めたのに、「あなたはきつい人ね」と言われると、悔しくて何度も泣いた。（介護者娘／アルツハイマー／要介護3）
- 昔から兄には優しく何でもしてあげ、私は女だからと進学も諦めさせられた。そして介護は「あなたしかいない」と頼られると優しくできない。（介護者娘／脳血管性／要介護2）

息子の立場から

- 「小さいときから母親はどんな時でも優しく見守ってくれていた。認知症という病気だから仕事を辞めて当然と思う…」と始めた介護だが、母親が別の人間になっていくのが悲しい。（介護者息子）
- 手当たり次第食べまくり、冷蔵庫に何も置けない。毎日買い物、掃除、洗濯で終わる自分の人生は何なのか…。（介護者息子；46歳／アルツハイマー）
- 父親が理不尽なことで暴力をふるってくる。認知症とわかっていても殺したくなる。（介護者息子；18歳／若年性認知症）
- 家の中に垂れ流し、汚れたものを隠して知らんぷりの母親。問い詰めると近所の子どもが隠していったと言う。言い争いになり、母を突き飛ばして…、後で後悔するが、その繰り返しの毎日。（介護者息子）
- 早期退職をしたが、この先お金がいくらかかるのか先行きが見えない。（介護者息子）
- 妻と離婚して介護一辺倒になったが、壊れていく母親の介護をしていると妻の苦労がわかり、離婚しなければよかったと思っている。（介護者息子；52歳／アルツハイマー）
- 母親が大便、小便を漏らすたびに、全身で抵抗されて全ての洋服（自分も）を着替えることになり、洗濯しながら涙が出てくる。（介護者息子；41歳／アルツハイマー）

嫁の立場から

- 仕事をしながらの義父母の介護で、本人が困らないように全て準備わかりやすくしていたつもりが何一つできていない。思いもよらない行動の連続だった。夫に話しても黙っていることが多く、ストレスは溜まるばかり。（介護者嫁；義父母の介護／脳血管性／要介護3）
- 「嫁は当然するもの」と思って、夫や兄弟、姉妹、家族からも理解されない。（介護者嫁）
- 近くに姉と妹がいるのに、糖尿病の私が入院することになったときに「お母さんはどうするの？」と言われて悔しくなった。（介護者嫁）
- 兄弟がお見舞いに来てくれるが、毎日寝不足なのであまり来てほしくない。どうせ来るならオムツの一つでも変えてほしい。家の掃除などされると嫌味に感じる。（介護者嫁／脳血管性／要介護5）

●家族会の存在

同じ体験をしたものでないと言えない苦悩があります。
心が疲れたとき、介護に迷った時に助け合う仲間がいると救われます。
自分に合った"とまり木"のような居場所を見つけましょう。

- ここに至るまでには、本当に多くの方のご親切をいただいた。特に家族会の方々には、私の吐け口になっていただき感謝している。一人で悩むより多くの方たちに相談してほしい。（介護者妻／アルツハイマー／要介護3）

- 自分一人で悩まない。いろいろな家族会があるので、そこでお互いに悩みを打ち明け愚痴を聞いてもらうことが第一。その他にも有益な情報が入手できる。（介護者娘／アルツハイマー／要介護3）
- この先生に出会ったことが心の支え、一番大きな支えだった。介護家族会に参加させていただき、皆さんに支えられたことが介護の柱だった。これがなかったら自分はダメに、身も心もボロボロだと思う。
（介護者妻／脳血管性／要介護3）
- 私たちは悲しいこのような経験をしているが、私は今までと違う人に対する優しさが少しは人間として得られている。（介護者妻／レビー／要介護4）
- よく「一人で抱え込まないで」という言葉を聞く。この場合の「一人で抱え込まない」とは「介護はプロにゆだねる」ことだと理解している。介護家族同士、友人、親戚などでも介護に対する思いはさまざまで、互いに愚痴り、訴えあっているうちに考えが合わないことに気づいたり、説教されたりして不愉快になることがある。私の場合、生産的なことは殆どなかった。（介護者娘）

●事業所の対応について

施設や事業所に預けたから介護が終わったのではありません。良い事業所に出会えば認知症の本人、家族も救われます。"介護はプロへ、愛情は家族" 言い古された言葉ですが、事業所選びは大切です。

- 徘徊がひどく、それで断られるケースもあった。（介護者嫁／アルツハイマー／要介護5）
- 病気が進んできて、夜騒ぐからとショートステイにも断られて、自らの術後も翌日まで自宅で付きっきりでみていたこと。（介護者妻／アルツハイマー／要介護3）
- 徘徊が激しいので、集団行動を乱すため「ここの事業所では看れない」と切り捨てられた。
（介護者妻／アルツハイマー）
- 大声を張り上げるので、精神病院に入院してくださいとピシャリと断られた。（脳血管性／要介護4）
- ケアマネの対応が千差万別。能力差が大きい。（介護者娘／アルツハイマー／要介護2）
- 月1回のケアマネの訪問時の確認だけで、家族の相談に乗ってくれそうな雰囲気がないので、頼りにならない。（記載なし）
- 今まで家で不安定ながらも歩行して排泄していたが、私が急遽入院となり、緊急ショートで救われたが、その日からオムツにされ、歩き回り転倒するからと胴体ベルトをされていたら、歩けなくなった。
（介護者妻／脳血管性／要介護3）
- 「オムツしかありません」と言われて入所するが、家族がクレームを言うと「他の施設に行ってください」とやむなく他事業所に入所。すると、トイレ誘導してくれ、帰宅できるまでに落ち着いてきた。
（介護者妻／アルツハイマー／要介護4）
- デイサービスでの思わぬ転倒事故、しかし現実には大腿骨骨折しているのを隠され、手渡された母の姿…、逃げる施設側。そして市に提出された事故報告書は家族に明かした話とは違いがあり、家族に承諾を得たこともないまま一方通行のまま提出。事故があったことを怒っているのではなく、施設の、保険者の対応に疑問を持っている。（介護者娘／アルツハイマー／要介護3）
- グループホームは誤嚥性があるとダメと断られた。特養はもってのほか、（待っても待ち人数が多く入所できない）老健は入所と同時に退所を言われ3カ月、追加で3カ月で追い出された。行くところがない。経済的負担が大きく心細い。（介護者妻／アルツハイマー／脳血管性／要介護3）
- 介護保険は支払うばかりで利用できない。納得いかない。在宅での介護ができない場合、行くところがない。疲れ限界になった。一時しのぎの施設は何にもならない。お金が底をついたら2人で死ぬしかない。
（介護者妻／アルツハイマー／脳血管性／要介護3）

施設入所

- 施設に入所してから1年になるが、一緒に生活している時のような大変なことはないが、体調を崩したりして入院したりすると心配になる。しかし、園の方も病院も大変良くしていただいている。でも気の休まる時はない。実の父とは10年だが、義理の母（癌）、義理の父（アルツハイマー）、実母（癌）と順にお世話させていただいた。結婚してからずっとだ。（介護者娘／要介護4）
- 日々の介護の中でフッと暖かい気持ちになることはあるが、やはり楽しんでいられるうちは介護ではない。フロアの家族会などでも、とても楽しそうに介護を語る家族がいるが、それも施設にお預けしているからできることである。（介護者娘）
- 私の現在の心境はやはり主人のことが心配で気にかかるが、一応主人も落ち着きを見せてくれるので、在宅のような毎日が戦争のような日々ではない。（介護者妻／アルツハイマー／要介護3）
- 私が体調を壊してショートステイに預けても、職員から「夜中大声で騒ぐ」と電話がきた。こっちの事情を察してもらいたい。仕方なく翌日引き取ったが、自分が治るまで地獄の日々だった。（介護者妻／脳血管性／要介護4）

受診に関して

- 本人が受診・治療拒否。（介護者夫／アルツハイマー／要介護5）
- 発症から2年程度医療機関を2カ所通院したが、診断がつかなかった。（介護者娘／アルツハイマー／要介護5）
- 施設の職員の方のお医者様でも、本人の目の前で「認知症」という言葉を使われる方がいる。もう少し配慮がほしいと思うことがよくある。（介護者娘／アルツハイマー／要介護4）
- 専門医受診に繋げられる方法や日常生活における助言があればお願いしたい。（介護者息子／アルツハイマー／要支援1）
- 認知症病院が受け入れ拒否。（介護者娘）
- 本人の目の前で「認知症です」と告知する医者がいるが、告知後のフォローは「私の仕事ではない」というもの忘れ外来もある。（記載なし）

●その他

介護を終えた後も自責の念にかられたりする方もおります。また、看取ってみてからわかることもあります。自ら関わった介護生活を誇りに思ってほしいと思います。

経過の中で

- ある日突然、前触れもなく事態は悪化する。「早い時期から介護のプロと連携を持つ」ことが大切だと思う。「今はまだ大丈夫そう」と思っているとどうにもならなくなる時がくる。勤めをしていると時間がないが、まめに情報を得、施設をまわって備えておくことが大切だと思う。事態が急変した時にはその対応に追われ、施設を回ることもできなくなってしまうからだ。（介護者娘）
- 10年以上に及んでいて、後半7〜8年はプロの手に任せている。母の認知症に関わる色んな出来事は過去のことで、今は穏やかな終末を迎えてほしいという気持ちで一杯。敢えて言うなら過去の感情は今は思い出したくない。（記載なし）

地域の中で

- 認知症について広く知られるようになってきたが、今も「可哀そう」と言われることがある。誰もがなりえる病気だと若年でもなることをわかってほしい。しんどくて面倒かもしれないが、当事者と関わってほ

- しい。（介護者娘／アルツハイマー／要介護1）
- 「認知症になっても安心して暮らす」と各地でサポーター養成講座等があるが、本当は外出時のトイレ等にて「見てあげましょうか」との声かけがほしい。（記載なし）
- バス等でジロジロ見られる。（記載なし）
- 「誰でもトイレ」を利用時、一緒に妻とトイレに入ると警備員さんが駆けつけて大事に！（介護者夫／若年性）

看送ってみて

- ご多分に漏れず精神安定剤が手離せなかったり、電車の中でも走っているような忙しさだった。（介護者娘／アルツハイマー／要介護5）
- 平素から介護・看護していただいている皆さんの信頼関係を築いていることと、延命措置について家族間で意見をまとめておくことが大切だと思っている。（介護者夫／アルツハイマー／要介護5）
- 母の遺品整理をしていたら、ノートの中に「わからない、怖い」と何度も書かれていました。自分が自分でなくなる不安、どんなに辛かったろうか。認知症の本人が一番苦しんでいることを知っていただきたい。わからないからと疎外感を持たさないよう、心を寄り添って日々を過ごしていただきたい。（遠回りの介護を振り返って）（介護者娘／アルツハイマー／要介護5）
- 自分一人で抱え込まないこと。人の手を借りて、自分の今までやっていたことはできる範囲で続ける。（介護者妻／アルツハイマー）

その他

- 母の成年後見人（弁護士）が、介護と医療についての知識がなかった。（娘／アルツハイマー／要介護5）
- 地方で一人暮らしをしている母に認知症がはじまった。母に対して近所から役所へ連絡があったようで、娘として何を考えているのかと叱られてしまった。介護保険は独居の人には使えないのかと憤りを感じた。結局呼び寄せたが、こちらに友だちもいないし、マンションで引きこもりになり寝たきりになってしまった。（介護者娘／脳血管性／要介護3）

<フォーラム>
「認知症介護家族の心のメッセージ～知ってほしい、家族のことも～」
平成25年9月28日（土）13時15分～16時
於：東京大学伊藤学術研究センターS2階

おわりに

「21世紀は人権の時代」といわれています。

知的障害者の家族会運動から生まれたノーマライゼーションの理念を受け、高齢者福祉でも、だれもが地域で当たり前に暮らすかたちが模索されてきました。そして今、医療・福祉の改革のなかで地域包括ケアシステムが推進されています。

たとえ、心や身体の状態が不自由になっても、人は最後まで個人の人格を尊重された関わりを受ける権利を有しています。しかし、自分が重度の認知症や重度の要介護状態になったとき、意思疎通ができて、自ら終の棲家（施設・病院・在宅等）を選択できる力を持ち合わせていることは、残念ながらほとんどありません。

また、介護家族にとって介護は「突然やってくる」ことが多いため、適切な知識や情報を収集する間もなく介護生活に突入する方が少なくありません。突然訪れる介護生活は、道しるべとなる介護職との関わりに依るところが大きくなりますが、日本では残念ながらまだ介護の質が均等ではないために、介護職との出会い次第でその後の介護生活が大きく左右されてしまう例も見受けられます。

私は、30年以上高齢者福祉事業に従事し、虐待や、介護家族の悩み、ターミナルケア、認知症介護の最前線に身を置き、地域一番店等を立ち上げてきました。当初は、認知症介護についての文献も少なく、ケアも体系化されておらず、法人の老人部門統括長としての私は、利用者、職員、家族、地域の方々とともに、ときには泣き、ときには笑いながら試行錯誤の連続で、切磋琢磨して体得してきました。そこから、多くのことを学ぶ機会に恵まれました。

私が、家族との相談で最も大切にしてきたことは、介護生活の限界を訴えてきたとき、介護家族が「もう、声も聞きたくない、顔も見たくない…」となる寸前に、心情を汲み取ることです。そのうえで、介護される人を取り巻く家族関係の、これまでに紡いできた歴史を鑑み、人生の中で介護が負の財産にならないように、必要な場合は適切な施設・事業所・病院等を勧め、今後の介護生活等についてアドバイスをしています。

介護者が男性の場合は、介護生活の限界を訴えられず隠しておくことが多くあります。訴えがない場合は、ことに声なき声を傾聴し、介護者の言動（非言語・態度）や介護家族の環境等から推察し、「大丈夫と言っても、顔は曇っている、声のトーンが低いかな？無理して強がっているのでは？」と思ったときには、限界になる前に声をかけます。「もう嫌だ」「情けない」と介護意欲を失うと、介護の放棄、虐待、心中、殺人につながる場合もあります。一歩間違うと拒否的になり、孤立し、事件になりやすいので、介入には、特にここはさりげなさを装い、細心の注意を払いながら対応をしていきます。

施設に入所したからといって、介護が終わりでないこと、最後まで家族の絆を保てるように、心からの葬送ができるように、『死』を意識して支援していきます。それは極力スト

おわりに

レスを抱え込むことなく、双方が、今まで元気で自立していたときのように100%の暮らしの実現ができなくとも、フィフティ・フィフティで「自分らしい暮らし」を送りながら介護する、されることがそれぞれの生を生きること、人生を全うすることだと思っているからです。

　人にはそれぞれの生き方があります。その生き方や考え方を大切にしようとすると、どういう介護が望ましいのか。100人いたら100人の介護があります。その観点で介護のかたち・ありようがあってもよいのです。

　認知症になっても「その人らしさ」に向かい合う真摯な態度、姿勢で支援する医療・福祉の専門職・施設・事業所・病院等と出会えば、苦しい場面に直面しても、認知症本人、そして介護家族は病気と闘っていけます。本書が目的とするところは、このことに尽きます。

　現代の家族の在り方は、核家族や独身独居などの少人数で、なおかつ共働きなどによる慌ただしい生活を送っているのが一般的です。そんななか、突然介護生活は始まり、目の前に起きた出来事に対応するだけで精一杯で、あっという間に疲労困憊し、藁にもすがる思いで医療・福祉の専門職に助けを求めます。

　しかし、不本意なことに家族や認知症本人の希望する内容とは違っても一方的に押し切られ、ケアが不十分であっても声を押し殺しながら我慢を強いられることも散見されます。介護家族は、後悔や自責の念に駆られ、立ち直れなくなってしまう実態も、非常に残念ながら、まだ見受けられるのが現状と言えます。

　超高齢社会となって、自分らしく生き、自分らしく死ぬことも容易ではない時代となってきました。また、2025年以降の後期高齢者が増えるにあたって、医療や介護の問題がクローズアップされ、2040年には165万人の多死時代を迎えます。

　私が現場で得た結論は、人生の総決算の死をどう迎えるか、どう迎えたかで、その方の人生が生かされるということです。

　お金のある人が必ず幸せな死を迎えるとも限りません（お金はないよりは、あったほうがよいかもしれませんが）。また、家族関係が円満であるからといって、必ずしも幸せな死を迎えられるとも限りません。一方、親子関係がいつの日からか断絶状態であったとしても、必ずしも不幸な最期を迎えるとも限りません。

　現役時代から横暴でワンマンだった某会社のK社長は、都心にビルを建てられるほどの財産を持っていましたが、要介護3、杖歩行（95歳）になっても横暴さがあり身内や会社へあたるなどしたため、会社ぐるみで睡眠薬を飲まされて他県の人里離れた施設に軟禁され、経済的虐待も受けたため1円も自由にならないこともあり、裁判を経てようやく解放されました。このような事態を経験しても周囲への態度は相変わらずに横暴で横柄な振る舞いをし続けたため、今では、孫までも離れて行ってしまい、孤立を深めています。

　一方、5年前までは徘徊で一時も目が離せなかったのが今は寝たきりとなった父親（要介護5）、リウマチの母親（要介護2）、知的障害者の兄と弟（共に作業所通い、30代）が

2Kのアパートで暮らしていました。経済的にもぎりぎりの中、介護費用を切り詰めながら、夜の体位交換等は、すべて障害の兄弟にて、最後は訪問診療、訪問看護、短いデイでの入浴サービスにて在宅で関わったチームで看取ることもできました。また、そうした環境でぎりぎりの状態で、愛情と憎悪が交錯して、虐待や、無理心中も起きてしまうこともあります。

　最後まで、その人らしい、尊厳ある死に方をだれもが望んでいます。
　最後のステージをより豊かに過ごすためにも、意識が鮮明なうちに（意思表示ができるうちに）、万が一体が不自由になったとき、どのように介護や看護をされたいか、日ごろから意識し、話題にしておくことが必要と考えます。よく話し合い、自分の希望を明確にしておくことは、周りの方が施設や病院を選ぶ際の判断基準としても反映されます。
　介護保険制度施行以降、介護施設には要介護度の高い高齢者が入所してきており、看取り加算の導入により「ターミナルケアの実施」に向けて検討する施設も多くなってきました。しかし、ここでのターミナルとは、施設での死を受け入れるか否かの議論であり、他職種との連携により最後の一息までの生活の支援をどのように行うか、家族も含めた「生の伴走」についての議論は少ないように思います。「医療的な死」を迎えるだけのターミナルになるのではと、私は危惧しているのです。医療職は、職務を全うするためにも「生命」を第一に考えるのは当然です。しかし、医療職を含めた専門職は、多くの高齢者の死は「生活」の延長にあるということが抜け落ちてはなりません。人は、必ず衰え、摂食・嚥下機能が低下し、平等に死を迎えます。

　介護には、これという正解はありません。
　なかでも認知症介護は、認知症本人も、介護家族も、心理状態や身体状況、環境等が一刻一刻変化していきます。決して、いつもやさしく対応できるときばかりではなく、認知症介護が始まった当初は、その巨大なエネルギーに振り回されて、共に辛い日々を過ごすことも多いのが特徴です。
　最後は寝たきりで人生の終末期を迎えることが多くなりますが、このときには、当時の巨大なエネルギーとの葛藤が懐かしくなったり、介護者も認知症の理解が深まり客観視できるようになったり、愛おしくなったり、認知症という病気のおかげで家族会や地域や医療・福祉の専門職等との新たな出会いから、想像していなかったような新しい生き方を見つけたり、世界が広がっていくこともあります。渦中にいるときには見えなかったものが見えてきます。山あり、谷あり、決して平たんではありません。

　看取り後に残された家族の心のケアのため、「ああすればよかった。こうしてあげればよかった」という後悔の念ができるだけ生じないようにすることも重要です。
　私たち専門職は、その都度、利用者、介護家族等と話し合い、専門職もお互いの叡智を出し合い、認知症の人を中心とした人生の最終章を共に創り上げることでしょう。

おわりに

　人生の総決算である死。その瞬間をどのように迎えるのか？どのように家族に自分の死を悼んでほしいのか？できることなら、親や配偶者、近親者がお互い元気なうちに望みを聞いておけると、いちばんよいのではないかと思います。

　そして死への歳月が、家族の絆を確かめ合いながら、介護生活において後悔のない、介護する人、される人それぞれの幸せの形を育めるよう、人生に有意義なものであってほしいと思います。そして看取る側にも看取られる側にも、双方にとって「幸せだった」と思えるような介護生活が送れるよう、願ってやみません。

　介護の日々が、みなさんにとって鮮やかな思い出となってよみがえってきますように…。

　本書が、認知症介護に日々研鑽を積んでいる医療・福祉の専門職、日々悩みや苦悩しながら頑張っておられる介護家族、地域の支え合いの方々にとってお役に立てたらとても嬉しく思います。そして、筆者もこれからも身近なところで適切な援助者として邁進していきます。

　最後に、本書を書くように勧めてくださった順天堂大学医学部・大学院医学研究科教授、順天堂医院メンタルクリニック科長の新井平伊先生、遅筆の筆者を辛抱強く待っていただき、数々の助言・指導をいただき出版の労をとっていただいたフジメディカル出版社長の宮定久男氏、校閲等で協力をいただいた稲葉由美子氏、そして何よりも理想の現場に向けて昼夜問わず筆者と共に共闘してくれた脳神経外科医の故 篠原猛氏、看護師の故 戸水富美子氏、准看護師の山口節子氏には深謝を申し上げます。さらにこれまで筆者の理念を理解し共に支えて働いてくれた職員、お一人お一人の認知症の方、介護家族の方、地域の方々、すべての方々に対し、ここに記して深甚なる感謝を申し上げます。

服部 安子

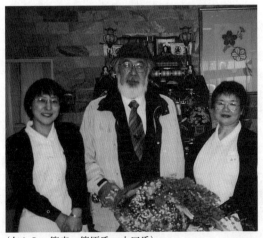

（左から、筆者、篠原氏、山口氏）

索 引

【欧文】
BPSD ………………………… 278, 287～
IT機器 ………………………………… 127
MCI …………………………………… 281

【あ】
アルツハイマー型認知症 ……52, 61, 78, 85, 274
言い訳 …………………………………… 6
家 ……………………………………… 38
居心地 ………………………………… 86
意思確認 ……………………………… 29
異食 …………………………………… 84
居場所 ………………………………… 43
胃ろう ………………………………… 242
　　―ケア …………………………… 258
嘘 ……………………………………… 6
うつ（病）………………………… 140, 279
運転免許証返納 ……………………… 95
遠距離介護 …………………………… 126
エンディングノート ………… 262, 264, 265
お泊りデイ …………………………… 168
むつ …………………………………… 220
親子関係 ……………………………… 134

【か】
介護うつ ……………………………… 140
介護家族の心理 ……………………… 108
介護休業 ……………………………… 115
介護殺人 ……………………………… 140
介護支援専門員 ……………………… 160
介護施設の違い ……………………… 203

介護専門職 …………………………… 21
介護中バッグ ………………………… 92
介護のかたち ………………………… 182
介護費用 ……………………………… 29
介護への備え ………………………… 28
介護保険の苦情 ……………………… 162
介護離職 ……………………………… 114
介護老人保健施設 …………………… 164
買い物 ………………………………… 58
帰りたい家 ……………………… 38, 40
鏡徴候 ………………………………… 70
覚悟 …………………………………… 100
隠す行為 ……………………………… 36
傘 ……………………………………… 16
過食 …………………………………… 56
家族会 ………………………… 49, 111, 157
合併症 ………………………………… 234
株取引 ………………………………… 8
還付金詐欺 …………………………… 8
記憶障害 ……………………………… 282
着替え ………………………………… 10
虐待 …………………………………… 198
虚勢 …………………………………… 25
近隣関係 ……………………………… 138
グリーフケア ………………………… 271
グループホーム ……………………… 212
車の運転 ……………………………… 94
ケアマネジャー ……………………… 160
敬意 …………………………………… 19
経管栄養 ……………………………… 242
経口訓練 ……………………………… 245

索 引

軽度認知障害	281
傾眠	240
幻覚	66, 285
幻視	66
見当識障害	44, 55, 283
後悔しない介護	266
口腔ケア	106
後見制度支援信託	65, 149
交通事故	94
行動・心理症状	19, 23, 278, 287〜
誤嚥性肺炎	234, 242
告知	26
孤軍奮闘	120
心構え	100
心の動き	108
骨折	102, 224, 235
ゴミ	12
―屋敷	17
コミュニティカフェ	110, 157

【さ】

財産管理	148
在宅介護	178, 194, 196
探し物	14
詐欺	8, 63
―防止対策	8
サービス付き高齢者向け住宅（サ高住）	164, 204, 207
死	268
支援機関・組織	156
歯科医療職	245
識字能力	12
施設選び	206, 211, 213
施設介護	178, 194, 196
施設の見分け方	208
自尊心	18
失衣	2
失禁	75
失語	2
失行	2, 11
実行機能	10
―障害	49, 60, 284
失書	2
嫉妬妄想	72
失認	2
自分の時間	118
社会的介護	120
若年性認知症	280
周回	50
終活ノート	31, 262, 264, 265
収集癖	16
重度認知症	232
終末期	216
―医療	236
―の症状	218
―の声かけ	228
―ケア	216, 256
宿泊	91
受診拒否	24
小規模多機能型居宅介護施設	164
常同行動	50
初期	2

索引

食事	52
―ケア	55
―制限	54
褥瘡	235
ショートステイ	168
親戚	146
身辺整理	15
睡眠障害	68
生活リハビリ	226
生前贈与	153
性的逸脱行動	81
成年後見制度	8, 149, 150
世界観	232
摂食困難	240
尖足	230
前頭側頭型認知症	50, 85, 275
せん妄	37, 66
早期診断	20
早期発見	20
相談機関・組織	156
備え	30

【た】

体調変化	101
脱水(症)	20, 235
立場別の苦悩	134
ダブルケア	122
短期記憶障害	4
痰吸引	258
男性介護	104
地域社会	121
チェックシート	21
中核症状	278
昼夜逆転	68
治癒可能な認知症	276
治療拒否	102
罪滅ぼし	104
デイサービス(デイケア)	186, 190
出かけてしまう	38, 42, 44
手続き記憶	10
電話	8
トイレ	74
―拒否	76
同居外家族	121
統合失調症	86
糖尿病	54
特別養護老人ホーム	164, 174

【な】

肉親介護	129
日常生活の変化	2
日内リズム	42
入浴	60
尿失禁	222
尿漏れ	75
認知症	274
―の症状	278
―の初期	2
―の診断	275
―の知識	100
―の治療	277
―の予防	277

索引

認知症カフェ……157
認定調査……25
認認介護……132
寝たきり……230
熱中症……234
脳血管性認知症………53, 61, 79, 85, 275

【は】

肺炎……234
徘徊……39, 46
　　―ケア……43
　　―捜索……47
排泄……78
　　―ケア……76, 79
排尿機能障害……74
廃用症候群……230
パーソナルタイム……119
扶養義務……144
振り込め詐欺……8
紛失……36
便失禁……222
法定相続……152
訪問販売……63
暴力……88
誇り……18

【ま】

迷子……46
慢性硬膜下血腫……277
看取り……236, 248, 268
　　在宅での―……256, 260
　　施設での―……252
見守りネット……9
妄想……72, 285
物隠し……36
物盗られ妄想……14, 34
　　―への対応例……35
もの忘れ……279

【や・ら・わ】

夜間せん妄……66
遺言……152
夕暮れ症候群……42
有料老人ホーム……204
要介護認定調査……158
よくふう語ろう会……111, 113
離職……114
リハビリ……225, 226
リビング・ウィル……250
旅行……90
臨死期……248
隣人……138
レスパイトケア……166
レビー小体型認知症……61, 67, 79, 85, 274
弄便……76
老老介護問題……136
私の希望表明書……251

メモ

メモ

メモ

著者プロフィール

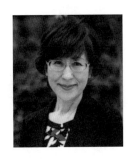

服部 安子(はっとり やすこ)
社会福祉法人浴風会本部　浴風会ケアスクール校長
社会福祉士、精神保健福祉士、介護支援専門員

●「地域で暮らしていく」そして「ノーマライゼーションを具現化する」。その2つを目指して、制度に先駆け「施設」から「地域」へと、障害児福祉の地域実践、その後、老人福祉施設の立ち上げ、運営責任者として実践に30年以上携わる。
●特別養護老人ホーム・介護老人保健施設の開設本部長、法人老人部門統括長(兼務)相談室室長(兼務)、運営部長(兼務)、施設管理者(兼務)、副施設長(兼務)、等を経たのち、日本社会事業大学専門職大学院一期生を経て、現職。
●日本大学歯学部医療人間科学教室非常勤講師、日本社会事業大学専門職大学院非常勤講師、東京都認知症指導者養成講座公開研修講師、東京都生活支援コーディネーター指導者研修カリキュラム委員・講師、杉並区第一層生活支援コーディネーター生活支援体制整備協議体委員、「介護労働者のキャリア形成に関する研究会」・「訪問介護員養成研修カリキュラム検討委員会」・「介護事業所における中間管理者層育成のためのリーダー研修に関する研究会」・「認知症介護におけるストレス対策研修に関する研究会」等委員(いずれも公益財団法人介護労働安定センター)など、多くの要職・新聞等の取材・官民の講演会等の講師・企画を務める。

＜著書・テキスト＞
「働きながらできる家族の介護NO.1～NO.3」、IEC、2011年
「介護導入研修テキスト」、国際厚生事業団、2013年
「認知症の人といっしょに生きる」DVD企画・編集、中央法規、2009年
「介護職員初任者研修テキスト」DVD 7巻編集・企画、長寿社会開発センター、2013年
など多数。

服部安子が応える！
認知症ケアの真髄

2018年9月20日　第1版第1刷発行

著　者　服部 安子
発行人　宮定 久男
発行所　有限会社フジメディカル出版
　　　　大阪市北区同心2-4-17　サンワビル 〒530-0035
　　　　TEL 06-6351-0899 / FAX 06-6242-4480
　　　　http://www.fuji-medical.jp
印刷所　奥村印刷株式会社

装　丁　安東 由紀

Ⓒ Yasuko Hattori, 2018
ISBN978-4-86270-167-1

- JCOPY ＜(社)出版者著作権管理機構委託出版物＞
  本書記載記事の無断複製を禁じます。複製される場合は，そのつど事前に(社)出版者著作権管理機構(03-3513-6969, FAX 03-3513-6979, E-mail: info@jcopy.or.jp)の許諾を得てください。
- 本書に掲載された著作物の無断での転載・引用等を禁じます。
- 落丁・乱丁本はお取替えいたします。
- 定価は表紙カバーに表示してあります。